ISBN 978-3-9524713-5-7
Santé Nature Innovation – Am Bach 3, 6072 Sachseln – Suisse

J.-M. DUPUIS

SANTÉ NATURELLE

L'INTÉGRALE 2016

Santé Nature Innovation

Introduction

Santé naturelle : comment tout a commencé

C'est il y a près de 7 ans que j'ai commencé à publier des billets de blog intitulés *Santé & Nutrition* puis *Santé Nature Innovation.* Les textes que vous avez entre les mains sont les plus récents que j'ai écrits, au cours de l'année 2016.

Ma passion de la santé naturelle remonte à ma plus tendre enfance. Ma grand-mère paternelle, parisienne, avait ouvert en 1946 une « maison d'enfants » dans un hameau reculé des Hautes-Alpes, pour accueillir les enfants malades des villes.

Elle avait choisi pour cela une vallée préservée, où la nature sauvage offrait à chaque saison un feu d'artifice d'essences de plantes aromatiques et médicinales. Ayant une solide expérience de l'éducation, elle aidait les enfants à recouvrer une santé robuste grâce à un mode de vie sain.

Les enfants se nourrissaient de légumes et fruits qui poussaient sur place et buvaient l'eau pure de la montagne. Ils gambadaient dans les prés et profitaient des rayons bienfaisants du soleil déjà méditerranéen dans ces contrées.

Ils jouaient dans les foins, dévalaient les sentiers pierreux, construisaient des cabanes, grimpaient sur des poneys.

Ils construisaient des barrages dans les torrents, cueillaient mûres et framboises le long des chemins. Ils respiraient l'air chargé d'odeurs de pin, de thym et de lavande. Ils participaient aux travaux des champs. La montagne résonnait d'éclats de rire de ces joyeuses bandes qui découvraient la liberté et l'aventure. En quelques semaines, ils retrouvaient couleurs, muscles, joie de vivre et santé.

Avec les normes de sécurité qui apparurent dans les années 1970, la gestion se compliqua. Il fallut embaucher des éducateurs spécialisés, des assistantes sociales diplômées, des psychologues. Les repas furent soumis à des contrôles d'hygiène si rigoureux qu'il n'y eut un jour plus le choix que de passer par les services de la municipalité, bientôt sous-traités à la Sodexo (une multinationale de la restauration collective). Le coût de la maison d'enfants explosa. L'utilité recula. Les enfants malades furent progressivement redirigés vers des structures médicalisées dans les banlieues de Lyon ou de Marseille.

Mais ma grand-mère continua à accueillir ses nombreux petits-enfants jusqu'à son décès en 1998 dans ces lieux paradisiaques, et je fus parmi ceux qui en profitèrent le plus.

C'était du côté de mon père.

Du côté de ma mère, mon autre grand-mère vivait d'une façon sans doute encore plus traditionnelle. Installée dans une maison campagnarde entourée d'un grand potager où poussaient tous les légumes nécessaires à sa grande famille, ma grand-mère élevait en outre poules, oies et canards tandis que mon grand-père s'occupait du verger, des petits fruits, des fleurs, des grands arbres, des tontes, des tailles et du compost.

Outre ses talents de cultivatrice, ma grand-mère était experte en confitures, pâtes de fruits, conserves, tartes aux pommes et terrines, en un mot : des bonnes choses. De mes séjours chez elle je me souviens surtout des rires et des bons moments passés à table. C'est ce qui m'a toujours fait considérer avec méfiance les approches extrêmes de la santé naturelle.

J'aime la cuisine sans lait… *quand elle est savoureuse.*

J'aime la cuisine sans gluten… *quand elle est délicate.*

J'aime la cuisine végétarienne… *quand elle est succulente.*

J'aime le cru… *quand les saveurs, les textures et les parfums sont là.*

J'aime les oméga-3... *quand ils viennent de bons poissons sauvages fraîchement pêchés et bien accommodés.*
J'aime les antioxydants car on les trouve en masse dans les aliments qui ont le plus de goût (le chocolat, le vin rouge, les groseilles, le cassis...).
Mais je ne suis pas sûr que je recommanderais la santé naturelle et la cuisine saine si la conséquence était de se priver de plaisirs et d'éloigner ses amis. C'est là je pense une des signatures qui fait la popularité de *Santé Nature Innovation* : nous cherchons à vivre sain, mais avec intelligence, humour, sans fanatisme, et sans jamais oublier les vraies valeurs, ce qui fait que la vie vaut la peine d'être vécue.

Santé globale

Cet art de vivre qui marqua toute ma jeunesse ressurgit en moi au début des années 2000, alors que j'exerçais la profession de rédacteur. Le développement d'Internet puis la multiplication des blogs offraient à chacun un moyen nouveau de partager ses expériences de vie, et ouvraient au grand public les sources scientifiques qui avaient été réservées jusque-là aux seuls professionnels, médecins et chercheurs.
J'avais constaté que, dans le domaine de la santé naturelle et de la vie saine, on ne trouvait que :

1. des sites encyclopédiques peu accessibles au lecteur non-médecin ;
2. des sites financés par l'industrie pharmaceutique et destinés à promouvoir l'usage de médicaments, auprès du grand public ou des professionnels ;
3. une profusion de blogs développant les théories les plus variées et parfois les plus ésotériques, souvent réalisés par des personnes seules, peu organisées, publiant de façon irrégulière des articles parfois d'excellente qualité, parfois peu fiables.

La mode était aussi aux méga-sites de « forums » type Doctissimo où les créateurs n'avaient pas hésité à laisser les utilisateurs créer eux-mêmes leur contenu, au risque que chacun y aille de sa petite histoire, son anecdote personnelle, hors de tout contexte contrôlé. Pour sympathiques et amusants qu'ils soient, ces sites sont malheureusement très

peu fiables et, de plus en plus, encombrés de publicité pour des médicaments eux aussi. Où est l'indépendance ? Où est le sérieux ??
Mon projet fut donc de combler une lacune : publier de façon régulière et suivie des informations sérieuses et innovantes sur la santé naturelle, dans un discours accessible, sans jargon, tout en étant intraitable sur la rigueur et la fiabilité.
C'était pour moi une démarche indispensable à la diffusion d'enseignements sur la santé naturelle. Peu de personnes ont la patience de lire des traités scientifiques rédigés dans une langue complexe, avec des symboles et abréviations obscurs tels qu'on les trouve dans les revues médicales. Mais, à l'inverse, les discours « vulgarisés » sur la santé naturelle n'inspirent pas toujours confiance, parce qu'ils émanent de sources trop peu institutionnelles.
Ce phénomène entraîne beaucoup de confusion, d'incompréhensions, de gâchis. Des personnes s'égarent, empruntent de fausses pistes et passent à côté d'une approche, d'un remède qui aurait pu les sauver. Une foule d'acteurs, plus ou moins sincères, cherchent à attirer les « clics », les « likes » et les « pages vues » générateurs de revenus publicitaires sur leur site. Et cela semble parfois justifier tous les excès, toutes les fausses promesses.
« *À combien de fripons la hardiesse n'a-t-elle pas tenu lieu de mérite ?* », se demandait le marquis de Sade[1]. Car ce sont bien sûr les slogans les plus accrocheurs, les promesses les plus hardies, qui éveillent le plus la curiosité des internautes.
Face à ce phénomène, nous avons choisi au contraire l'absence totale de publicité pour des tiers. Notre seule « réclame » concerne nos propres articles, revues, livres, et aujourd'hui conférences et formations vidéos. C'est ainsi que nous garantissons à nos lecteurs une indépendance absolue, ainsi que le sérieux de nos informations : leur apporter de bonnes informations est le seul moyen pour nous de nous assurer leur fidélité, et ce d'autant plus que, autre engagement éthique fort de notre part, nous avons choisi d'assortir tous nos abonnements d'une garantie de satisfaction intégrale, aux termes les plus larges et les plus favorables pour nos lecteurs.

C'était en 2010 et la formule semble avoir répondu à une attente puisque, par le bouche-à-oreille et de simples partenariats avec des sites de santé, le nombre d'inscrits à *Santé & Nutrition* a rapidement atteint 400 000.

Le nom de la lettre a alors changé : il est devenu *Santé Nature Innovation*, ce nouveau titre correspondant mieux à la diversité des approches abordées dans nos colonnes.

Le nombre de lecteurs a continué à grimper, dépassant pour la première fois un million en octobre 2015.

Nous avons lancé en septembre 2011 les *Dossiers de Santé & Nutrition* avec le journaliste Thierry Souccar, spécialisé en nutrition, relayé en février 2015 par le Dr Jean-Paul Curtay, nutrithérapeute. En décembre 2012, nous avons lancé *La Lettre du Dr Thierry Hertoghe*, médecin spécialiste en hormonothérapie, une approche extrêmement originale et innovante de la médecine.

En juin 2013, nous avons repris un journal déjà ancien mais peu diffusé appelé *Alternatif Bien-Être*. Avec Julien Venesson pour rédacteur en chef, ce mensuel d'information générale sur les approches alternatives de la santé est rapidement devenu le plus lu dans ce domaine dans le monde francophone, avec plus de 100 000 abonnés.

L'épopée ne faisait pourtant que commencer : en juin 2014, nous lancions le mensuel *Plantes & Bien-Être* devenu la référence, et le plus diffusé lui aussi, dans le domaine des plantes médicinales.

En février 2015, nous lancions le *Parcours Okinawa*, un programme d'accompagnement par vidéos pour adopter le mode de vie des centenaires de cet archipel japonais célèbre pour la longévité de ses habitants. Nous avons continué avec un programme pour apprendre à cuisiner sans lait et sans gluten, puis *L'Atelier des Plantes* avec l'herbaliste Christophe Bernard pour préparer et utiliser chez soi les remèdes à base de plantes, *Mincir Naturellement* par la nutrition avec Angélique Houlbert et Julien Venesson, le mensuel *Révélations Santé & Bien-Être* avec Gabriel Combris, la lettre du Dr Rueff, *La Lettre beauté* avec Julien Kaibeck, *Néo-nutrition* avec Éric Müller ainsi que de nombreuses autres initiatives comme l'organisation du Congrès

International de Santé Naturelle qui a lieu chaque année au Parc Floral de Vincennes, en partenariat avec l'Institut pour la Protection de la Santé Naturelle, auquel participent plus de 3 000 médecins, thérapeutes et passionnés de santé naturelle.

Aujourd'hui pourtant, malgré ce fourmillement d'initiatives, il reste évident que nous ne sommes qu'aux débuts de l'aventure. *Santé Nature Innovation* reste au fond un service d'information relativement confidentiel. L'immense majorité des citoyens continuent à tirer l'essentiel de leurs informations médicales de sources institutionnelles. Celles-ci sont toujours liées, directement ou indirectement, aux Autorités de santé et au système de santé, lui-même pris dans une forme de pensée unique et souvent très dépendant des intérêts industriels.

Notre tâche reste immense. Mais cela tombe bien : nous ne manquons ni d'énergie, ni de courage et encore moins de motivation. Surtout, nous savons que nous pouvons compter sur la fidélité d'un nombre considérable de lecteurs. Beaucoup nous suivent depuis maintenant des années. Ils sont de mieux en mieux formés, et informés. Ils ne peuvent que progresser encore. La révolution silencieuse est donc en marche et, même s'il ne dépend pas de nous de déterminer le jour et l'heure du grand basculement, celui-ci se rapproche à chaque nouvel article, chronique, ou missive que nous envoyons et qu'ils diffusent et rediffusent autour d'eux.

Grâce à leur engagement inlassable, nous avons toute raison, en ce début 2017, d'être plus optimistes que nous ne l'avons jamais été. L'aventure ne fait que commencer.

Jean-Marc Dupuis

Février 2017

Note

1. Marquis de Sade, *La Philosophie dans le boudoir.*

Janvier

Mangez cette « mauvaise herbe »

Le plantain lancéolé fait partie de ces « mauvaises herbes » qui sont excellentes.
Si vous possédez un jardin, vous en avez forcément dans vos plates-bandes ou sur votre pelouse. C'est une plante de taille moyenne (15 à 50 cm au maximum) qui forme des feuilles allongées et plates à cinq côtes. On raconte que les feuilles sont formées par cinq brins d'herbe cousus par une fée qui voulut aider un tailleur qui avait vendu son âme au Diable[1].
Les vieilles feuilles sont coriaces mais les jeunes peuvent (doivent !) être récoltées.

Un encas au goût subtil de champignon

Prenez les feuilles couleur vert tendre proches de la rosette. Frottez-les entre vos doigts jusqu'à ce qu'elles deviennent vert chlorophylle, par oxydation.
Cru, le plantain est un délicieux petit encas au goût subtil de champignon. Cuit, c'est un excellent légume vert ou une base de soupe.
Si vous en avez assez, vous pouvez ciseler ses feuilles finement pour les mêler à une salade de mesclun. Il donnera une agréable saveur boisée.

Bon pour la gorge et pour la digestion

La feuille de plantain contient beaucoup de mucilage. Le mucilage est une substance végétale qui, mélangée à l'eau, épaissit et prend la consistance d'une gelée. Rare dans nos légumes cultivés, il est abondant dans les plantes sauvages comme la guimauve, la mauve et la bourrache.

Lorsque vous avalez le plantain, il tapisse la gorge et l'œsophage d'une fine pellicule adoucissante. Dans l'estomac et les intestins, il produit un effet lubrifiant. Il facilite grandement la digestion et soulage la constipation[2].

Le remède de secours contre les piqûres

En promenade, le plantain est le remède de secours idéal contre les piqûres d'abeille, de guêpe ou d'ortie.

En malaxant ses feuilles entre vos doigts, vous obtiendrez un liquide épais et collant qui soulage.

Le plantain pousse d'ailleurs souvent à proximité des orties. C'est la confirmation de la maxime populaire : « *Toujours la nature dispose à côté du mal son remède.* »

Le plantain purifie le sang, les poumons et l'estomac

Plus audacieux, l'abbé suisse Kuenzle, naturopathe et spécialiste des plantes, écrit que le plantain purifie le sang, les poumons et l'estomac comme aucune autre plante. Il serait indiqué pour cette raison aux personnes anémiques dont les poumons et les reins sont faibles, qui sont de pâleur maladive, trop maigres, toussotent et sont enrouées.

Il s'utilise alors par infusion (1 cuillerée à café bombée de feuilles avec 1/4 de litre d'eau, laisser infuser brièvement), par cataplasme de feuilles broyées ou en sirop[3].

Des beignets et des graines pour les oiseaux

Les fleurs de plantain peuvent être trempées dans une pâte à beignet et frites à la poêle. Les graines sont appréciées des oiseaux.
En plus d'être abondant et familier, le grand avantage du plantain lancéolé est que vous ne pouvez pas le confondre avec une autre plante.
Évitez seulement de le cueillir dans les jardins qui ont été aspergés de Roundup ou autre herbicide.

Notes

1. Lucie De V.-H., *Revue des Traditions Populaires* - R.T.P., T. 15-1900, pp. 336-337.
2. Bernard Bertrand, *Cueillettes sauvages,* p. 119, éditions Terra curiosa.
3. Maria Treben, *La Santé à la pharmacie du Bon Dieu,* Ennsthaler, 2007.

5 trucs pour arrêter de ronfler

Ronfler, ça fait bien rire au début... jusqu'à ce que ça devienne un problème sérieux qui déclenche la haine de votre conjoint et de vos proches.
On imagine souvent que le ronfleur dort à poings fermés tout en faisant un bruit de moteur diesel. C'est rarement le cas. Les bruits de vos ronflements empêchent tout le monde de dormir : les autres mais aussi vous-même. De plus, vous commencez à culpabiliser. Vous vous réveillez avec l'angoisse d'être en train de ronfler.
Au final, tout le monde passe une mauvaise nuit. À long terme, vous et votre conjoint ressentez fatigue, somnolence et irritabilité pendant la journée. Vous êtes moins concentré en réunion, moins efficace, votre mémoire se détériore, vous perdez souvent vos clés, votre téléphone, vos lunettes.
Sur le long terme, fatigue et somnolence augmentent les risques de maladies du cœur : infarctus, AVC, hypertension[1].
Les ronfleurs sont handicapés dans toutes les situations, ils n'osent plus aller dormir chez des amis. En voyage, personne ne veut partager leur chambre. Ils n'osent plus dormir en refuge ou en auberge de jeunesse de peur de provoquer les foudres du dortoir tout entier. Ils sont obligés de se réserver une chambre à part à l'hôtel.
C'est l'objet de disputes conjugales. Leur conjoint exige de faire chambre à part...

Les ronflements représentent un coût *non négligeable* à long terme : financier, familial, social, et même professionnel.
Or environ une personne sur deux ronfle de temps en temps (dont une sur quatre ronfle régulièrement). Avant que la situation ne dégénère, voici des conseils pour les ronfleurs et leur entourage. Mais d'abord, d'où proviennent les ronflements ?

L'origine des ronflements

Pendant le sommeil, les tissus de la gorge se relâchent (parfois en raison de l'âge). Chez certaines personnes, ces tissus bloquent en partie le passage de l'air et se mettent à vibrer lorsque l'air force son passage. Pouvant également gêner la respiration et vibrer au passage de l'air, il y a : le fond de langue, les amygdales (ou *tonsilles*), la luette (ce petit bout qui pend entre les amygdales), et la voûte palatine (partie molle du palais qui rejoint la luette).
Les ronflements proviennent de ces vibrations. Lorsque ces tissus obstruent complètement le passage de l'air, on dit que le sujet fait de « l'apnée du sommeil » – un problème de santé sérieux.

Solutions proposées par la médecine

La médecine ne se préoccupe des ronflements que lorsqu'ils sont très sonores (autant de décibels qu'un camion) ou en cas d'apnée du sommeil.
Il est important de connaître les diverses solutions proposées. Il y a les appareils CPAP, de l'anglais « ventilation par pression positive continue ». C'est un masque relié à une pompe posée sur la table de nuit. La pompe force l'entrée d'air pressurisé dans la gorge. Cela empêche les tissus de s'affaisser. C'est très efficace mais contraignant car il faut le porter chaque nuit et il peut être difficile de s'y accoutumer.
Il existe aussi les prothèses dentaires à porter la nuit. La prothèse force la mâchoire inférieure à avancer. C'est efficace mais inconfortable et c'est un « tue-l'amour » évident.
On propose différentes chirurgies. Mis à part l'ablation des amygdales (qui est risquée et peu efficace contre les ronflements), elles se concentrent surtout sur le *palais mou* :

- En chirurgie classique ou par laser, le chirurgien découpe la voûte du palais et la luette pour élargir le passage. Ces opérations douloureuses demandent du temps de convalescence. La chirurgie classique est inefficace dans un cas sur trois. La chirurgie laser perd son efficacité à long terme et peut même aggraver les problèmes de ronflement.
- Il y a les implants palatins. Il s'agit d'implanter des fils de polyester dans le palais mou (près des amygdales) pour l'empêcher de s'affaisser et de vibrer. C'est une méthode peu efficace.
- Il est aussi possible de brûler les tissus de l'intérieur avec une aiguille reliée à un générateur de micro-ondes radio. La brûlure provoque une lésion qui, en cicatrisant, va réduire l'épaisseur du tissu et le faire durcir.
- Enfin, une nouvelle technique reprend le principe du botox. Elle consiste à injecter un produit sclérosant dans les tissus du palais mou. Le palais va se raffermir et se rétracter, ce qui élargit les voies respiratoires.

Toutes ces solutions sont compliquées, coûteuses, souvent douloureuses, et non sans risques. De plus, les résultats sont souvent décevants. Peu d'études ont démontré leur efficacité.

Autre inconvénient : elles éliminent le problème mais ne s'en prennent pas à la cause. C'est pourquoi les ronflements peuvent réapparaître à tout moment.

Mais avant d'en arriver là, il faut comprendre que les ronflements tiennent aussi à votre *mode de vie*.

Mauvaises habitudes qui font ronfler

Surpoids : si vos tissus s'épaississent et se relâchent, c'est souvent que vous avez pris du poids. C'est pourquoi perdre vos kilos en trop est la meilleure manière d'éliminer les ronflements pour de bon. Et vous verrez, perdre du poids améliorera votre santé à tous les étages.

Alcool et médicaments : les ronflements sont fréquents chez ceux qui consomment beaucoup d'alcool le soir, ainsi que chez ceux qui prennent des somnifères et des tranquillisants (anxiolytiques).

Respirer par la bouche : beaucoup ronflent parce qu'ils dorment en respirant par la bouche plutôt que par le nez. Si c'est une habitude, il faut apprendre à modifier sa respiration.

Il est fréquent d'avoir les narines bouchées. Au-delà des rhumes et autres infections respiratoires, votre nez est peut-être bouché à cause d'allergies à la moquette, à votre oreiller en plumes, au chat ou au chien qui dort dans la chambre.

Vos congestions nasales peuvent s'aggraver si l'air de votre chambre est trop sec. Essayez de dormir la fenêtre entrouverte ou songez à investir dans un humidificateur d'air.

Dormir sur le dos : la plupart des ronfleurs dorment sur le dos. Pour deux ronfleurs sur trois, il leur suffit de se mettre sur le côté pour stopper les ronflements. Le Dr Hertoghe explique que dormir sur le côté gauche, en position du fœtus, permet d'améliorer la qualité du sommeil à tous points de vue[2].

Seulement, quand on bouge la nuit, il est difficile d'éviter la position sur le dos. Pour se forcer à dormir sur le côté, pas besoin d'appareils coûteux et compliqués, il faut faire preuve d'ingéniosité. Au milieu de votre dos de pyjama, coudre une petite poche dans laquelle vous glisserez une balle de tennis. Chaque fois que vous essayerez de dormir sur le dos, la balle vous fera mal et vous incitera à changer de position.

Avoir la tête trop bas : dormir sans oreiller ou sur un oreiller affaissé vous encourage à dormir sur le dos plutôt que sur le côté.

Essayez un oreiller bien rembourré ou même deux oreillers. En ayant la tête plus haut, vos voies respiratoires seront plus dégagées, ce qui devrait éliminer vos ronflements.

Médecines douces : homéopathie, acupuncture, huiles essentielles

Si malgré ces changements vos ronflements vous handicapent, je vous encourage à essayer les médecines douces.

Acupuncture : les médecins acupuncteurs stimulent avec des aiguilles des points précis de votre corps pour résoudre les ronflements. Le traitement est indolore.

Acupression : il existe aussi une technique d'acupression contre les ronflements. Elle consiste à porter au petit doigt de la main gauche un anneau spécial avec de petites bosses à l'intérieur[3]. C'est peu contraignant et pas cher.

Homéopathie : vous pouvez consulter un homéopathe ; ceux-ci ont des solutions intéressantes contre les ronflements. Par exemple, un homéopathe américain a mis au point un mélange antironflement à triple effet : il raffermit les tissus de la gorge, réduit les allergies et élargit les voies respiratoires. Ce mélange s'appelle SnoreStop et contient : *Nux Vomica* 4X et 6X, *Belladonna* 6X, *Ephedra vulgaris* 6X, *Hydrastis canadensis* 6X, *Kali bichromicum* 6X, *Teucrium marum* 6X et *Hystaminum hydrochloricum* 12X[4].

Aromathérapie : les huiles essentielles sont très intéressantes contre les ronflements car elles peuvent dégager les voies respiratoires et raffermir les tissus. Vous disposez de plusieurs méthodes : avant le coucher, les appliquer sur votre nez et votre gorge, les inhaler, ou les mettre dans un diffuseur dans votre chambre la nuit.

Les meilleures huiles essentielles contre les ronflements sont l'eucalyptus globulus, la menthe poivrée, la lavande vraie et la camomille noble[5].

Notes

1. *http://www.passeportsante.net/fr/Maux/Problemes/Fiche.aspx?doc=ronflement_pm*
2. *La Lettre du Dr. Thierry Hertoghe* n°21 « La meilleure posture » - Août 2014.
3. *https://ronflement.ooreka.fr/comprendre/ronflement-acupuncture*
4. *http://www.passeportsante.net/fr/Maux/Problemes/Fiche.aspx?doc=ronflement-pm-approches-complementaires*
5. *http://huiles-essentielles-leguide.com/aromatherapie/huiles-essentielles-contre-ronflement/*

Faire un cataplasme

Un cataplasme est une préparation pâteuse à base de plantes à appliquer sur la peau.

La plante peut être broyée, hachée, mélangée à d'autres plantes ou à d'autres substances (argile, farine de lin).

On peut aussi faire des cataplasmes de fruits, d'algues, de légumes.

Le cataplasme peut être chaud ou froid. On peut le diluer avec de l'eau, du vin, de l'alcool ou de la graisse. On peut le faire cuire pour obtenir la consistance voulue. On l'enveloppe généralement d'un linge pour le protéger et le retenir.

L'argile, roi des cataplasmes

Blanche, grise ou verte, l'argile est une terre d'une richesse incroyable. Depuis toujours, les civilisations se soignent avec l'argile et les boues. Encore aujourd'hui certaines tribus vivent le corps entièrement enduit de boue. En France, les ostréiculteurs (éleveurs d'huîtres) marchent pieds nus dans la boue du Bassin d'Arcachon pour soigner leurs rhumatismes. On connaît aussi les bains de boue pratiqués en balnéothérapie. C'est qu'en effet l'argile appliquée sur la peau a les vertus les plus variées. Il y a plusieurs années, j'avais fait une lettre sur les cataplasmes à base d'argile, de miel et de cire d'abeille contre les ulcères. Les photos que j'avais envoyées étaient si crues qu'elles m'avaient valu des plaintes. Mais le fait est que l'argile soigne des ulcères contre lesquels la médecine ne peut plus rien, et cela vaut la peine de le savoir !

L'argile peut être mise sur la peau, mais on peut aussi la manger ou la boire diluée dans l'eau. Ainsi, on peut soigner une zone intérieure que l'on ne peut pas atteindre avec un cataplasme, comme une inflammation du tube digestif : ulcères, colites, diarrhées. Elle met en place une sorte de pansement sur la zone à traiter ; il n'y a rien d'autre à faire que la boire et elle travaille pour notre plus grand bonheur.
On utilise l'argile en cataplasmes pour tout ce qui est enflammé, infecté, congestionné, brûlé, contusionné. Par exemple…

Grand classique : le cataplasme d'argile et de prêle contre les entorses

Appliquer un cataplasme d'argile et de prêle sur les entorses. L'argile absorbe les toxines et l'inflammation. La prêle permet de drainer et de reminéraliser.
Mettre de la prêle dans de l'eau frémissante pour obtenir une décoction (tisane concentrée) ; la prêle se trouve dans les terrains humides, jardins, les terrains vagues, les forêts, c'est la « queue de renard ». Elle s'achète aussi séchée en herboristerie.
Éteindre, couvrir et laisser infuser encore 10 minutes. Utiliser cette décoction pour former une pâte avec de l'argile verte en poudre.
Appliquer sur l'entorse et mettre une gaze pour maintenir l'argile jusqu'à ce qu'elle sèche entièrement.
À faire 1 à 2 fois par jour.
Attention, ne jamais réutiliser l'argile qui a servi pour un cataplasme.

Autres cataplasmes classiques

Le cataplasme de chou contre la bronchite

Prendre les feuilles vertes du chou cuites, enlever les nervures, écraser les feuilles avec un rouleau à pâtisserie pour faire sortir le jus. On applique ensuite sur la poitrine les feuilles empilées les unes sur les autres. S'envelopper au chaud dans une couverture puis se mettre dans un fauteuil pendant une ou deux heures avec ce cataplasme. Plus vous le gardez, plus il agira.

Cataplasme froid pour les brûlures et les plaies

Faire un cataplasme d'argile verte, d'huile de foie de morue, de miel (1 cuillerée à café de chaque) et d'huile essentielle de lavande fine (8 gouttes).

L'huile essentielle de lavande fine peut être utilisée pure sur une plaie ouverte ou une brûlure au deuxième degré. C'est une des rares huiles essentielles à pouvoir être utilisées dans ces circonstances.

La consistance doit permettre au cataplasme de tenir sur la plaie sans coller trop. L'huile présente dans le cataplasme empêche l'argile de sécher. On pose une gaze dessus et on le maintient avec la main pendant 20 à 30 minutes. On réitère 2 ou 3 fois par jour jusqu'à cicatrisation.

Le cataplasme à base d'oignon contre le mal de gorge

Émincer 2 gros oignons, les faire revenir avec de l'huile d'olive dans une poêle. La chaleur va agir mais aussi les propriétés de l'oignon qui est draineur, purifiant, désinfectant, anti-inflammatoire, expectorant.

Dans une serviette de 50 cm de long, on étale l'oignon frit chaud (mais non brûlant !) en long et on roule la serviette pour en faire un boudin.

On met ensuite ce boudin autour du cou, cela doit être agréable, et on le garde 15 minutes jusqu'à ce que passe le mal de gorge.

Le liniment pour le soin des bébés

Le liniment est à l'origine un mélange d'huile et de farine de lin, d'où le nom « liniment ».

Mais on utilise le terme pour tout cataplasme à base d'huile, de graisse ou de beurre mélangés à d'autres substances, à appliquer sur la peau.

Le plus connu est le *liniment oléo-calcaire*. Il sert à nettoyer les fesses des enfants pour éviter les allergies et les érythèmes fessiers (fesses rouges). Il permet d'hydrater les zones d'eczéma et d'enduire les croûtes de lait pour les ôter plus facilement.

Le liniment est un mélange d'huile d'olive et d'eau de chaux en quantité équivalente.

L'eau de chaux s'obtient en faisant chauffer un morceau de craie à une flamme. On dilue la poudre ainsi obtenue dans l'eau puis on filtre le mélange à l'aide d'un filtre à café. On peut aussi l'acheter sur commande en pharmacie.

Pour fabriquer le liniment, il suffit de mélanger l'huile d'olive et l'eau de chaux avec un fouet.

On peut ajouter au liniment quelques gouttes d'huile essentielle de lavande pour parfumer. Pour l'épaissir et le stabiliser, on peut préalablement faire fondre quelques grammes de cire d'abeille dans l'huile d'olive au bain-marie.

Le liniment s'applique avec un coton ou un linge. Il permet de rétablir le pH naturel de la peau. L'huile protègera la peau de l'urine quand la couche sera remplie.

Les cataplasmes : un univers immense

Il existe historiquement de très nombreux cataplasmes efficaces et il est évident qu'un immense savoir s'est perdu dans ce domaine.

C'est d'autant plus dommage qu'ils peuvent avoir des effets spectaculaires. Les cataplasmes argile/miel/cire d'abeille peuvent soigner des ulcères variqueux avancés et profonds, pratiquement incurables par la médecine traditionnelle, tout comme les cataplasmes de chou, incroyablement efficaces (ils étaient déjà connus des Grecs et des Romains).

Avant de prendre des médicaments ou d'appliquer des crèmes contenant des produits agressifs, vérifiez toujours sur Internet s'il n'existe pas un cataplasme adapté à votre problème de santé. Une simple recherche sur Google ne coûte rien !

Où sont les bains thermaux d'antan ?

Cures thermales, bains, thermalisme…

Cela évoque la Belle Époque, la gloire des chemins de fer. On se retrouvait à Évian, à Vichy, à Dax, à Baden-Baden, dans les grands hôtels, au casino, au bal… et à l'occasion on « prenait les eaux ».

Aujourd'hui, seules les cures de trois semaines consécutives sont remboursées par la Sécurité sociale. Les comptables qui gèrent l'assurance maladie estiment, à juste titre, que l'aspirine, les anti-inflammatoires et les antidouleurs sont plus efficaces et moins chers que les séjours dans les centres thermaux.

Nos villes d'eaux sont devenues, pour la plupart, des villes fantômes. Les hôtels ont fermé. Les orchestres ont déserté. Les parcs arborés tombent à l'abandon.

Mais pour ma part, j'estime qu'avoir abandonné l'univers des cures thermales et tout ce qui existait autour a été une erreur.

Les spas font du bien, mais…

Quand on pense aux cures thermales d'aujourd'hui, on les assimile aux :

- centres aquatiques à caractère ludique et qui sentent le chlore ;
- « thalassothérapies » qui consomment des quantités monstrueuses d'énergie pour chauffer l'eau de mer ;

- spas, saunas, hammams, jacuzzi qui sont de plus en plus répandus.

Ces activités font du bien, c'est sûr.
Mais l'énorme différence avec les cures thermales d'autrefois, c'est qu'elles sont *totalement centrées sur l'individu.* Les aspects de rencontre, activités sociales, jeux et danses qui existaient dans les villes thermales sont absents.

Ne pas passer à côté de l'essentiel

Or, les cures thermales avaient des bienfaits innombrables sur le bien-être *global* des gens. Cela allait bien au-delà de savoir si tel rhumatisme ou telle douleur était guéri.
En cure thermale pendant plusieurs semaines, ou même plusieurs mois pour les privilégiés, les curistes avaient mille occasions de se rencontrer, se faire de nouveaux amis, jouer, danser, participer à des dîners pour lesquels ils devaient se préparer, faire leur toilette, se coiffer, ajuster leur garde-robe, etc.
Tout cela permettait de « se décentrer » pour recentrer l'attention des malades sur autre chose que leurs douleurs et leur maladie. C'était un moyen efficace et très agréable de leur redonner des objectifs stimulants, des préoccupations nouvelles, une vie sociale riche et même parfois mouvementée !
Il faut lire les romans de Dostoïevski, Stefan Zweig ou encore Arthur Schnitzler qui se passent dans des lieux de cure. Les gens s'y amusent comme des fous, et il n'y est jamais question de leur maladie. C'est dire comme c'était efficace. Les gens étaient si occupés qu'ils en oubliaient leurs souffrances. Que demander de plus ?
Leur maladie passait au *second plan.* C'était parfois spectaculaire.
Le Dr Gérard Leborgne, auteur du livre *120 réponses d'un médecin de terrain aux pathologies d'aujourd'hui,* écrit au sujet du thermalisme :
« *Les Romains [en avaient fait] une institution. Au XIXe siècle, la mode revient avec le Second Empire, le pays est riche, les chemins de fer se sont développés et ils vont favoriser les vacances dans les stations à la mode.*

Au milieu du XXe, les laboratoires inventent de nombreuses molécules pour calmer les douleurs et le thermalisme décline ; mais ces remèdes anti-ceci, anti-cela ont leurs limites et surtout des effets indésirables parfois très, très méchants.
Au XXIe siècle, la clientèle des curistes est constituée presque exclusivement de malades chroniques, des personnes retraitées pour ce qui concerne la rhumatologie, et des enfants pour la pneumologie et les affections ORL à répétition.
Peu de gens sont prêts à sacrifier les vacances en famille pour trois semaines de thermalisme, ce qui élimine les actifs. Dommage car cela permet de passer des vacances dans des endroits chargés d'histoire, de gastronomie et de culture.
On est à une époque où l'on veut des résultats immédiats. Une cure thermale pour une pathologie chronique, c'est sur des mois ou sur un an qu'on pourra juger de son efficacité[1]. »
En effet, les cures thermales ont des effets médicaux *lents*. C'est leur énorme défaut. C'est ce qui les rend inadaptées à notre époque, « obsolètes » comme on dit.
Et pourtant, leurs effets sont réels.

Effets multiples

Mal de dos : une synthèse de cinq essais cliniques sur 454 patients a montré que la balnéothérapie réduisait les douleurs lombaires[2].
Une autre étude sur 60 sujets a montré que des bains d'eau *soufrée* pendant 30 minutes sur 15 jours combattaient mieux les douleurs lombaires que l'eau normale[3]. Les deux eaux réduisent l'intensité de la douleur, mais l'eau soufrée réduit les spasmes, ainsi que la rigidité lombaire et celle des muscles paravertébraux.
Arthrose du genou et de la hanche : différentes études sur l'hydrothérapie ont montré sa capacité à améliorer l'amplitude des mouvements et la qualité de vie générale, réduire les douleurs et les médicaments antidouleurs[4]. Une synthèse d'essais cliniques a conclu que l'hydrothérapie était un traitement alternatif intéressant pour l'arthrose[5].

Arthrite (spondylite ankylosante sur les articulations vertébrales) : bien souvent, les médicaments contre la spondylite ankylosante sont inefficaces. Le thermalisme est alors le dernier espoir. Quatre essais cliniques portant sur 269 sujets ont montré que les résultats étaient visibles dès trois semaines[6].

Fibromyalgie : une vaste synthèse de 10 études cliniques a montré que le thermalisme était une alternative efficace et sûre pour réduire les points de douleur, l'intensité des douleurs, faciliter les mouvements et améliorer la qualité de vie des patients. Plusieurs études ont observé que le soulagement durait entre trois et six mois[7].

Psoriasis : que ce soit contre le psoriasis ou les autres problèmes de peau, les qualités thermiques, mécaniques et chimiques (minéraux et oligo-éléments) du thermalisme offrent un espoir aux sujets. Deux essais cliniques menés dans la Mer Morte, et un autre à Trentino (Italie) ont mesuré une réduction du psoriasis durant quatre mois[8].

Ce n'est qu'un aperçu des vertus du thermalisme telles qu'identifiées à ce jour.

Les cures peuvent être aussi efficaces :

- contre les varices (surtout dans l'eau soufrée[9]) ;
- contre le surpoids[10] ;
- pour soulager l'arthrite rhumatoïde ;
- contre les douleurs pendant l'accouchement ;
- pour réduire les symptômes de l'insuffisance cardiaque chronique. La chaleur de l'eau fait se dilater les vaisseaux sanguins, ce qui réduit la pression artérielle et améliore l'irrigation sanguine de vos muscles et de votre peau[11]. L'étude Therm&veines a montré que l'hydrothérapie apaisait les jambes lourdes notamment ;
- pour ouvrir les pores de la peau, provoquer la sueur et expulser du corps les produits chimiques et résidus toxiques accumulés ;
- pour apporter à votre corps les minéraux dont il a besoin : calcium, potassium, magnésium, iode, etc.

Quand on considère le potentiel de guérison par cure thermale, il est dommage que le public n'en soit pas informé.

L'espoir n'est pas perdu

Tous les centres n'ont pas fermé. Dans les pays d'Europe centrale et d'Europe de l'Est, la tradition est encore bien vivante. Moi-même, avec ma famille, j'ai visité par hasard il y a deux ans l'un de ces centres dans l'ouest de la Slovaquie (Trencianske Teplice).

Nous y allions parce que cette petite ville d'eaux possède des thermes remarquables construits à la fin du XIXe siècle par une Française, Iphigénie d'Harcourt. Or, certes, la visite des thermes fut intéressante. Les décorations étaient magnifiques. Mais ce qui nous a le plus surpris, et intéressés, était la joie de vivre et la bonne humeur de toutes les personnes « malades » qui se promenaient dans les rues. Les gens se croisaient, se souriaient, échangeaient quelques mots.

Et le soir, dans un restaurant sympathique où tous les convives semblaient se connaître et être amis, nous avons eu la surprise de les voir se lever à la fin du repas, pousser les tables, et se mettre à danser dans une ambiance des plus « bon enfant ».

Jeunes et vieux, malades et bien portants, locaux et étrangers, habitués et nouveaux venus, patrons et clients, tout le monde dansait ensemble, personne n'était laissé de côté, personne ne faisait « tapisserie ». Chacun était gentiment invité à s'amuser dans un niveau sonore supportable et même agréable. Avec ma femme et mes enfants, nous étions stupéfaits de découvrir cette ambiance bienveillante et chaleureuse. Nous avons évidemment participé à la fête, et passé une soirée mémorable.

Je conseille donc vivement aux personnes qui le peuvent de choisir des lieux de cure pour leurs vacances sans chercher spécialement des noms prestigieux et dont il est fait la publicité dans les magazines ou à la télé. De nombreuses stations thermales existent encore, dans les villages, dans les campagnes, dans les ex-pays communistes, qui sont à la portée de toutes les bourses ou presque.

Témoignage

Pour terminer, j'aimerais vous faire part du témoignage de Sophie, guérie d'une infection urinaire (cystite interstitielle) après une cure thermale :

« Après des années d'enfer, on m'a suggéré de faire une cure thermale en France, dans le seul établissement spécialisé pour les problèmes urinaires.
Je n'y croyais pas du tout mais, en désespoir de cause, j'y suis allée, trois longues semaines...
Et miracle !
Tous mes symptômes ont disparu pendant 7 ans.
Ensuite cela a recommencé un petit peu, j'y suis donc retournée et à nouveau guérie.
Ce centre thermal se situe dans les Pyrénées, à La Preste-les-Bains (il fait partie de la « chaîne thermale du soleil »), avec couverture partielle des frais pour ceux qui sont assurés en France.
C'est un gros investissement en temps, et peut-être en argent, mais cela a réellement sauvé ma vie. »

Notes

1. Dr Gérard Leborgne, *120 réponses d'un médecin de terrain aux pathologies d'aujourd'hui*, p.256, Dauphin, 2013.
2. Pittler MH, Karagulle MZ, et al. Spa therapy and balneotherapy for treating low back pain: meta-analysis of randomized trials. Rheumatology (Oxford). 2006.
3. Balogh Z, Ordogh J, et al. Effectiveness of balneotherapy in chronic low back pain - a randomized single-blind controlled follow-up study. Forsch Komplementarmed Klass Naturheilkd. 2005;12(4):196-201.
4. *http://www.passeportsante.net/fr/Therapies/Guide/Fiche.aspx?doc=hydrotherapie_th*
5. Harzy T, Ghani N, et al. *Short- and long-term therapeutic effects of thermal mineral waters in knee osteoarthritis: a systematic review of randomized controlled trials.* Clin Rheumatol. 2009;28(5):501-7.
6. van Tubergen A, Landewe R, et al. *Combined spa-exercise therapy is effective in patients with ankylosing spondylitis: a randomized controlled trial.* Arthritis Rheum. 2001;45(5):430-8 Codish S, Dobrovinsky S, et al. *Spa therapy for ankylosing spondylltis at the Dead Sea.* Isr Med Assoc J. 2005;7(7):443-6. Yurtkuran M, Ay A, Karakoc Y. *Improvement of the clinical outcome in Ankylosing spondylitis by balneotherapy.* Joint Bone Spine. 2005;72(4):303-8. Altan L, Bingol U, Aslan M, Yurtkuran M. *The effect of balneotherapy on patients with ankylosing spondylitis.* Scand J Rheumatol. 2006;35(4):283-9.
7. McVeigh JG, McGaughey H, et al. *The effectiveness of hydrotherapy in the management of fibromyalgia syndrome: a systematic review.* Rheumatol Int. 2008;29(2):119-30.
8. Halevy S, Giryes H, et al. Dead sea bath salt for the treatment of psoriasis vulgaris: a double-blind controlled study. J Eur Acad Dermatol Venereol. 1997;9:237-242. Halevy S, Giryes H, et al. *The role of trace elements in psoriatic patients undergoing balneotherapy with Dead Sea bath salt.* Isr Med Assoc J. 2001;3(11):828-32. Peroni A, Gisondi P, et al. *Balneotherapy for chronic plaque psoriasis at Comano spa in Trentino, Italy.* Dermatol Ther. 2008;21 Suppl 1:S31-8.
9. Balogh Z, Ordogh J, et al. *Effectiveness of balneotherapy in chronic low back pain -- a randomized single-blind controlled follow-up study.* Forsch Komplementarmed Klass Naturheilkd. 2005;12(4):196-201.

10. *http://www.medecinethermale.fr/espace-medecins/idees-recues*
11. *http://www.passeportsante.net/fr/Therapies/Guide/Fiche.aspx?doc=hydrotherapie_th*

Pavé de bœuf : de la vieille vache dans votre assiette

L'Organisation mondiale de la santé (OMS) a annoncé le 26 octobre 2015 que la charcuterie était cancérogène et la viande rouge probablement cancérogène[1].

Cette annonce a provoqué une baisse immédiate des ventes de 5 %[2], et de mon côté je me suis dit : « ENFIN ! »

En effet, comment s'étonner que la viande rouge et la charcuterie soient cancérogènes quand on sait les *péchés contre la nature* commis par l'industrie agro-alimentaire ?

Je parle de « péchés contre la nature » parce que leurs méthodes d'élevage et d'alimentation des animaux vont à l'encontre de toutes les *lois physiques et biologiques,* mais également des *lois de la morale et du bon sens.*

Malades dans les élevages, les animaux arrivent malades dans nos assiettes. Et on ne peut s'étonner que 50 ans d'une telle consommation augmentent le risque de cancer.

C'est invraisemblable que je sois obligé de l'écrire, mais nous avons perdu nos liens les plus élémentaires avec la *réalité.*

Nous ne savons même plus de quoi se nourrissaient, ni comment vivaient ces animaux avant l'industrialisation. Alors que beaucoup de gens en mangent tous les jours !!

Degré zéro de l'exigence

Le scandale des farines animales ne s'est pas arrêté parce que les gens ont fini par réaliser qu'il était monstrueux de faire manger à des vaches des carcasses de vieilles vaches réduites en poudre.
Il s'est arrêté parce que ces farines animales avaient été faites avec des vaches *malades.*
Et pas n'importe quelle maladie. Pas le rhume, ni même la grippe !
Ces vaches étaient infectées au prion de la maladie de Creutzfeldt-Jakob (maladie de la vache folle). Ainsi les cheptels étaient infectés par leur nourriture et risquaient de transmettre cette terrible maladie aux hommes !

Des farines animales au cancer

L'actuelle viande rouge provoque le cancer, oui, mais ce ne serait évidemment pas le cas si nos vaches étaient encore élevées naturellement et avaient le temps et la nourriture adéquate pour produire de la bonne viande. *Normalement,* la vache ne broute que de l'herbe, de la verdure et du foin séché pendant l'hiver.
Elle ne mange *pas de maïs, ni de tourteaux de soja, ni de granulés qui font grossir.* Elle ne prend pas d'antibiotiques, ni d'hormones pour accélérer sa croissance.
Pour désigner les rares veaux ou vaches qui ont été exclusivement nourris d'herbe ou de foin, les producteurs de viande parlent de « broutards ». Le broutard est l'appellation sympathique et un tantinet affectueuse.
Les « broutards » n'arrivent toutefois *jamais* dans nos supermarchés ni même dans nos boucheries de centre-ville. Ils sont consommés par les éleveurs et leurs familles. La plupart d'entre eux, il faut le savoir, ne mangeraient pour rien au monde la viande qu'ils produisent dans leurs élevages. Tout comme la plupart des agriculteurs cultivent leurs propres légumes bio dans leur propre potager !
Mais on peut les comprendre. Voici quelques exemples des aberrations autour de l'élevage des animaux.

Période d'engraissage

C'est notamment lorsque les vaches sont destinées à l'abattoir que les abus sont criants :

- Les vaches font le moins d'exercice possible, pour ne pas maigrir.
- Elles reçoivent des hormones de croissance pour faire gagner du temps.
- Elles sont nourries en permanence de maïs, de soja et même de *bonbons* pour leur faire prendre du poids au plus vite.

Des vaches nourries aux bonbons

Moins cher que le maïs OGM, les éleveurs américains se sont mis à nourrir leurs vaches avec les rebus de fabriques de bonbons et de chocolat :

« *En donnant des bonbons à mes vaches, j'ai réussi à augmenter leur production de lait de 1,5 litre par jour* », explique un éleveur, Mike Yoder, qui ne voit apparemment aucun problème à exposer sa trouvaille à la télévision[3].

« *L'élevage est une question de centimètres et, parfois, de demi-centimètres. Si vous pouvez économiser un centime sur la nourriture, vous le faites.* »

« *C'est une très bonne chose que les producteurs parviennent ainsi à réduire leurs coûts, et à fournir aux consommateurs des aliments moins chers* », approuve également un consultant en nutrition pour les animaux, Ki Fanning, de la société Great Plains Livestock Consulting, Inc.

Au lieu de dépenser 315 dollars par tonne de maïs, les éleveurs peuvent nourrir leurs vaches avec des pépites de bonbons (comme celles que vous trouvez sur les glaces McDonald's) pour 160 dollars la tonne.

Des vaches obèses et malades

Il est plus intéressant d'un point de vue financier de produire des vaches grasses plutôt que musclées. Cela n'est pas sans conséquences sur la qualité de leur viande. Une étude menée à l'université du Dakota du Nord a observé que :

- La chair d'un bovin nourri à l'herbe (broutard) a *4 fois* plus d'oméga-6 que d'oméga-3.
- La chair d'un bovin nourri aux céréales a *21 fois* plus d'oméga-6 que d'oméga-3.

Le nutritionniste Thierry Souccar explique que nos ancêtres chasseurs avaient *autant* d'acides gras oméga-6 que d'oméga-3. Soit un ratio de 1 pour 1, le *ratio optimal pour garder la santé.*

Notre alimentation moderne entretient déjà un déséquilibre trop grand entre oméga-6 et oméga-3. Les populations occidentales ont 16 à 20 fois plus d'oméga-6 que d'oméga-3. De façon réaliste, il faudrait viser un ratio de 4 à 5 fois plus d'oméga-6 que d'oméga-3 (comme les populations du Groenland). C'est pourquoi, il est conseillé de limiter les oméga-6 au profit des oméga-3. Cela veut dire éliminer la viande bovine des circuits de production conventionnels...

La période d'engraissage rend aussi les vaches malades, ce qui explique qu'elles reçoivent des antibiotiques à haute dose.

Le chemin de l'abattoir

Pour faire des économies, les abattoirs sont devenus gigantesques. Ils reçoivent des animaux élevés à plusieurs centaines de kilomètres, parfois même dans d'autres pays.

Résultat, les animaux doivent voyager jusqu'à plusieurs jours, souvent sans recevoir à manger, ni à boire[4]. Qu'il pleuve, qu'il neige ou que la météo soit caniculaire, ils sont coincés dans leur cage posée sur un camion, battus par les vents et subissant le bruit effroyable des autoroutes. Inutile de vous décrire leur état de fatigue et de stress à l'arrivée, sans compter les vaches blessées.

Ce bœuf charolais était une vieille vache !

Dans 80 % des cas, ce qu'on vous vend pour du bœuf n'est que de la vieille vache. Une vache qui, n'ayant plus la force de produire du lait, est rapidement engraissée puis conduite à l'abattoir pour vendre sa viande.

Pour l'éleveur, c'est presque la même chose sur le plan financier :

- Une vache de race laitière retraitée puis engraissée pour finir à l'abattoir, c'est 3,64 euros le kilo (pour l'éleveur).
- Une vache de race à viande en âge d'allaiter, c'est 4,30 euros le kilo (pour l'éleveur).

Mais une fois découpée en morceaux, les responsables d'abattoirs ne se gênent pas pour « surclasser » la race laitière et de la vendre au prix de la race à viande. La fraude est facile. Les contrôles ne sont pas systématiques. Le consommateur n'y voit que de feu.

Seuls les éleveurs dénoncent souvent ce genre de pratiques, mais personne ne les écoute.

Or avec ces culbutes, les abattoirs peuvent empocher plus de 250 euros pour une bête de 400 kilos !

« Viande bovine », une appellation fourre-tout

Ne pensez pas que ce genre de pratiques est marginal.

Quand vous achetez votre viande hachée après avoir bien vérifié l'appellation « viande bovine », ne vous imaginez pas qu'il s'agit de bœuf fraîchement castré. En réalité, c'est plus probablement un steak de vache trop vieille pour se reproduire ou donner du lait ! En effet, 79 % de la viande bovine consommée en France vient de vaches femelles.

Gérard You, de l'Institut de l'élevage, l'explique ainsi : « *Le marché français est plus demandeur de* vache *dans la mesure où sa viande est plus rouge et moins claire que celle des jeunes bovins*[5]. »

L'appellation « viande bovine » mélange tous les types de races : races laitières (Normandes, Holstein, Montbéliardes), races à viande ou allaitantes (Limousines, Charolaises, Aubrac...), et races mixtes (vaches à lait présentant de « bonnes caractéristiques bouchères »).

Des steaks qui rétrécissent à la cuisson

Traditionnellement, on faisait rassir la viande de bœuf dans une chambre froide pendant 21 jours. Durant ce processus, la viande perdait de 30 à 40 % de son poids *en eau*. Ainsi la viande devenait ferme et tendre après la cuisson. De plus, l'extérieur de la viande brunissait par oxydation. Cela nécessitait d'enlever au couteau la couche extérieure, ce qui ne faisait que réduire le poids du steak initial.

C'est pourquoi l'on observe de telles différences de prix au kilo entre les viandes bon marché et les viandes rassies à l'ancienne.

Aujourd'hui, la plupart des consommateurs sont de toute façon dégoûtés à l'idée de manger une viande de bœuf rassie. Ils préfèreraient une chair encore fraîche.

Cela arrange bien les boucheries industrielles qui économisent sur le temps de rassissement, et vous vendent de la viande gorgée d'eau. Cette viande paraît moins chère, mais une fois cuite dans votre assiette, elle aura tellement rétréci que l'économie n'est plus certaine.

Mon rêve est un jour de créer une coopérative. Nous nous cotiserons pour encourager des éleveurs à faire du broutard. Les anciens parmi nous redécouvriront la saveur de la viande de leur jeunesse. Nos jeunes sauront ce qu'est une bonne viande.

Les acheteurs du supermarché s'apercevront qu'*un steak n'est pas l'autre.* Ce serait une révolution, et peut-être le premier pas pour revenir à un élevage plus respectueux des animaux.

C'est ainsi que l'OMS pourra retirer la viande rouge de sa liste des aliments cancérogènes. Non mais.

PS : et je ne résiste pas à l'envie de vous parler du repas *normal* d'un poulet. Aussi fou que ça puisse paraître, les vendeurs de poulets ont réussi à persuader les consommateurs que le gage d'une viande de qualité, c'est le poulet « élevé au grain » ou « nourri au maïs » dont la chair est jaune à force d'être malade…

En réalité, ce « grain », ce sont des céréales cultivées que jamais un poulet normal n'aurait mangées dans son environnement.

Chacun sait, ou devrait savoir, que le poulet est un *oiseau* qui se nourrit *de préférence :*

- de vers ;
- de limaces ;
- d'escargots ;
- de petits insectes ;

- de verdure ;
- de racines ;
- de petites graines.

Le poulet est donc un *omnivore.*

Seul un poulet qui a trouvé sa nourriture en courant dans la nature, en picorant et en grattant la terre, produira une chair savoureuse et bonne pour la santé. Une chair qui contiendra le bon équilibre d'acides gras, d'acides aminés (protéines) et des autres nutriments.

Si les gens aiment le *poulet nourri au grain* et qu'ils sont prêts à l'acheter plus cher, c'est surtout parce qu'ils le voient comme une garantie : *la garantie que le poulet n'aura pas été nourri aux farines animales.*

C'est dire le point où nous en sommes arrivés… le degré d'exigence auquel peut encore prétendre le consommateur.

Notes

1. *http://www.iarc.fr/en/media-centre/pr/2015/pdfs/pr240_E.pdf*
2. *http://www.lefigaro.fr/conso/2015/11/26/05007-20151126ARTFIG00237-apres-la-mise-en-garde-de-l-oms-les-ventes-de-charcuterie-plongent.php*
3. *http://money.cnn.com/2012/10/10/news/economy/farmers-cows-candy-feed/index.html*
4. *http://www.peta.org/issues/animals-used-for-food/factory-farming/cows/cow-transport-slaughter/*
5. *http://www.lemonde.fr/planete/article/2013/02/28/la-viande-de-boeuf-dans-votre-assiette-de-la-vieille-vache_1839589_3244.html*

Février

5 maladies transmises par votre animal de compagnie (et comment vous en protéger)

L'amour inconditionnel d'un chien ou d'un chat améliore la santé et réduit le stress. De plus, aller promener votre chien tous les jours réduit votre risque de surpoids et de maladies du cœur.
Pourtant, votre animal de compagnie peut vous transmettre des maladies dont certaines sont mortelles. Les maladies qui se transmettent entre l'animal et les humains s'appellent « maladie zoonotiques ». Voici les cinq maladies zoonotiques les plus graves[1].

La toxoplasmose

La toxoplasmose concerne surtout les propriétaires de chats. Son nom vient du parasite qui en est responsable : le *Toxoplasma gondii.*
Elle est particulièrement dangereuse pour les personnes dont le système immunitaire est affaibli. Elles risquent des crises convulsives ou des infections sévères du système nerveux (encéphalites)[2].
Les femmes enceintes doivent aussi être prudentes. Dans 30 % des cas, la toxoplasmose se transmet au fœtus. Cela accroît le risque de fausses-couches et de maladies congénitales (infection des yeux, perte de la vue et de l'audition, retards mentaux).

Le chat sert d'hôte à la reproduction du parasite qui l'infecte lorsqu'il mange de la viande contaminée ou tout simplement en chassant des oiseaux, des souris ou des rats eux-mêmes contaminés. Il peut aussi s'infecter en ingérant des parasites qui ont été excrétés par d'autres animaux infectés. Les parasites se logent dans la paroi de l'intestin grêle du chat, où ils se reproduisent. On retrouve donc le parasite dans ses excréments.

Vous pouvez être contaminé par ce micro-organisme protozoaire si vous respirez de la poussière entrée en contact avec les excréments de chat[3]. N'approchez pas votre tête de la litière de votre chat quand vous la changez. Si vous n'avez pas le choix, portez des lunettes et un masque de protection qui couvre le nez et la bouche.

Toutefois, si votre chat vit en appartement, ne mange jamais de viande crue, il n'y a aucun risque.

La salmonellose

La plupart du temps, la salmonellose s'attrape par la nourriture contaminée. Mais les animaux peuvent aussi vous contaminer, surtout les tortues et lézards, mais aussi les chiens, chats, oiseaux et chevaux[4].

La salmonellose provoque une déshydratation, la diarrhée, de la fièvre et des crampes abdominales pendant environ une semaine.

Si vous soupçonnez une contamination de votre animal, un vétérinaire pourra effectuer sur lui un test de salmonellose. Dans ce cas, le plus sûr est de vous laver les mains après avoir caressé votre animal.

La chlamydiose aviaire

Cette infection s'attrape sans contact, juste en respirant des particules volatiles provenant d'excréments secs d'oiseaux. La plupart des oiseaux domestiques sont susceptibles d'être contaminés : perroquets, perruches, etc.

Chez l'homme, les symptômes sont des douleurs musculaires, de la fièvre et des frissons.

Pour éviter la contamination, lavez régulièrement la cage de votre oiseau en vous protégeant les yeux, le nez et la bouche.
Si vous pensez que votre oiseau a la chlamydiose aviaire, votre vétérinaire pourra le soigner.

La maladie des griffes du chat

Les puces transportent la maladie de chat en chat. Les humains peuvent l'attraper par une griffure ou une morsure[5].
Les symptômes chez l'homme sont proches de la grippe. Les complications peuvent être graves, comme des dégâts sur les valves qui sont essentielles aux battements du cœur.
Pour réduire votre risque d'infection, vérifiez régulièrement que votre chat ne transporte pas de puces. Pour écarter ces petites bêtes indésirables, mélangez 5 gouttes d'huile essentielle de lavande dans 3 cuillerées à soupe d'eau et appliquez cette solution sur le collier de votre chat.
Essayez d'éviter les jeux où votre chat risque de vous griffer. Si vous avez été griffé, lavez rapidement la plaie avec de l'eau et du savon.

Les vers ronds

Les chiots et chatons transmettent souvent des larves et des œufs de vers ronds. On les retrouve dans leurs excréments.
Les infections aux vers ronds ne sont pas graves. Cependant, chez certaines personnes, elles peuvent provoquer de graves dégâts sur les yeux et les nerfs[6].
Il est important de débarrasser votre animal de ses vers ronds. Pour cela vous pouvez l'amener chez le vétérinaire. Autrement, il existe des vermifuges à base de plantes qui combattent les parasites intestinaux. Les plantes efficaces sont l'ail, le clou de girofle, le margousier, l'absinthe, la rue officinale. Ces formules se diluent dans l'eau ou se mélangent à la nourriture que vous servez à votre animal.

Notes

1. *https://www.institutefornaturalhealing.com/2015/11/how-to-protect-yourself-from-5-diseases-you-can-get-from-your-pet/*
2. *http://www.passeportsante.net/fr/Maux/Problemes/Fiche.aspx?doc=toxoplasmose_pm*
3. *https://www.cdc.gov/parasites/resources/pdf/npi_toxoplasmosis.pdf*
4. *http://www.fda.gov/ForConsumers/ConsumerUpdates/ucm048151.html*
5. *https://www.cdc.gov/healthypets/diseases/cat-scratch.html*
6. *http://www.petsandparasites.org/dog-owners/roundworms/*

La méthode Buteyko

Konstantin Pavlovich Buteyko est le chercheur à qui je dois de pouvoir vous écrire.

Je ne vous en avais jamais parlé, mais je suis né assez gravement asthmatique.

Quand j'étais petit, notre prof de gym – on ne parlait pas encore d'EPS – nous faisait courir interminablement autour du stade municipal.

Equipé d'un chronomètre et d'un petit carnet où il notait nos « performances », il semblait prendre plaisir à nous retirer des points dès qu'il nous voyait au loin nous arrêter pour reprendre haleine.

Mes crises d'asthme ne l'intéressaient pas, il ne s'apercevait de rien de toute façon. En effet, je n'avais pas de « certificat médical » et, sans cette reconnaissance officielle, aucune maladie n'existait dans l'enceinte du collège.

Aujourd'hui, je soupçonne que sa passion pour « l'endurance » dissimulait une certaine tendance à la paresse. Car nous demander de courir ainsi jusqu'à l'épuisement ne lui demandait ni effort, ni organisation, ni imagination.

Nous ne le voyions d'ailleurs jamais courir, bien qu'il fût toujours habillé en équipement de sport, avec les dernières baskets à la mode, immaculées ; il passait l'heure de gym assis sur un banc, à tel point que je me souviens encore – c'est dire ! – que malgré mon jeune âge, j'avais fini par franchement me poser la question de savoir pourquoi il s'habillait en sportif.

L'angoisse à chaque fois

Chaque semaine, après quinze minutes de course, je me souviens de mon angoisse en entendant siffler ma respiration et en sentant monter en moi une sensation d'étouffement oppressante.
Mes ongles devenaient bleus, je transpirais, je pâlissais et rétrospectivement, je pense que je me suis ainsi mis plusieurs fois gravement en danger.
En effet, l'asthme n'est pas une maladie à prendre à la légère, bien qu'elle soit devenue extrêmement courante avec plus de 5 millions de personnes touchées en France.
Si vous avez la sensation de ne pas pouvoir respirer, c'est effectivement parce que vous ne respirez pas. Vos bronches sont trop étroites pour permettre à l'air de sortir et donc au dioxyde de carbone d'être évacué. Les plus graves complications peuvent s'ensuivre. Allant jusqu'à l'asphyxie et à la mort.
Plus tard, mon problème s'est aggravé mais j'avais toujours avec moi ma cartouche de Ventoline.

Mésaventure puis heureuse issue en Asie centrale

Au cours d'un voyage en Asie centrale en 1998, je me trouvais dans un petit village à passer la nuit dans une cabane poussiéreuse à côté de laquelle on avait vanné du blé toute la journée. Le vannage consiste à séparer les grains des impuretés, pailles, petits cailloux, ce qui suppose de secouer dans le vent les grains récoltés et de faire une poussière considérable : les conditions idéales pour déclencher des allergies.
Je me réveillai vers onze heures du soir avec mes fameux sifflements dans la poitrine, les yeux rouges, gonflés et me grattant furieusement.
Je me redressai (car on respire mieux assis) mais cette fois, le soulagement ne se produisit pas. C'était une crise pire que je n'en avais jamais connue, et j'étais sans ma Ventoline.
Encore aujourd'hui, c'est avec émotion que je me rappelle le sentiment de panique qui s'empara de moi, en réalisant que j'étais en

train de m'asphyxier et que je n'avais aucune solution, étant à des dizaines des kilomètres du premier hôpital.

Je fis un effort surhumain pour me dominer. À tout prix, il fallait que je me calme (l'angoisse aggrave les crises d'asthme). Malgré ma sensation d'étouffement, je réussis à m'habiller et à partir dans l'air frais et humide de la nuit, moins dangereux pour moi que l'atmosphère étouffante et poussiéreuse de la cabane.

Après quelques minutes, je m'aperçus que je parvenais à peu près à m'oxygéner, à condition de garder le plus grand calme, de bouger le moins possible. Mais les habitants qui m'hébergeaient s'étaient aperçus de mon état anormal. Ils allèrent chercher le « médecin » du village, dont je doute qu'il ait eu toutes les qualifications requises pour porter ce titre, mais qu'importe. Il s'agissait d'un Russe, envoyé dans cette région dans les années 1970, à l'époque où le régime communiste à Moscou menait sa fameuse politique de « russification ». A cette heure, notre médecin était imbibé de vodka comme l'exige la tradition, mais, malgré son état d'ébriété, il me prit immédiatement en charge en pratiquant des gestes sûrs, et en m'ordonnant de faire des exercices curieux.

Grâce à lui, je retrouvai ma respiration. Plus tard, je lui fis comprendre que j'avais été intrigué par ces exercices miraculeux que je ne connaissais pas. Il me répondit par un mot « Buteyko ».

Buteyko ?

Après quelques recherches, je découvris le mystère de la « méthode Buteyko ».

Les premiers principes de cette méthode furent formulés dans les années 1950 par ce médecin ukrainien. Cette méthode se fonde sur l'hypothèse que l'asthme est causée par une augmentation chronique du rythme respiratoire et par une hyperventilation. Elle a fait l'objet d'une étude officielle sur son efficacité, entreprise en 1968 par l'Institut de pneumologie de Léningrad (aujourd'hui Saint-Pétersbourg). Une autre étude fut entreprise en 1980 à l'Institut des Maladies Pédiatriques de Moscou. Suite à ces études, la méthode Buteyko devint le traitement officiel contre l'asthme en Union soviétique.

C'est donc dans ce cadre que mon médecin biélorusse alcoolisé avait appris les gestes qui m'ont sauvé.

Succès planétaire

Cette méthode fut ensuite introduite en Australie, en Nouvelle-Zélande, en Grande-Bretagne et aux Etats-Unis. D'innombrables livres et sites Internet témoignent d'améliorations phénoménales attribuées à cette méthode.
D'après la vision du Dr Buteyko, le taux de CO_2 dans le sang et les alvéoles pulmonaires serait trop bas chez les asthmatiques.
Les exercices qu'il a élaborés visent donc une respiration plus lente. Il insiste sur l'importance de la respiration par le nez qui protège les voies respiratoires en humidifiant, en réchauffant et en filtrant l'air qui entre dans les poumons.
L'outil de base de la méthode Buteyko est un concept tout simple appelé « arrêt contrôlé ». Pour obtenir le meilleur résultat, relaxez-vous pendant dix minutes avant de commencer :

- Inspirez un petit coup, silencieusement, par le nez et laissez ressortir un peu d'air de la même façon.
- Pincez-vous le nez avec les doigts pour empêcher l'air d'entrer dans vos poumons.
- Comptez le nombre de secondes jusqu'à avoir la première sensation nette de besoin de respirer.
- A ce moment, vous pouvez aussi sentir des mouvements involontaires de vos muscles de respiration. Votre ventre peut se tendre, et la zone autour de votre cou se contracter.
- Puis, lâchez votre nez et inspirez puis expirez tranquillement.

Attention, le but n'est pas de vous retenir de respirer le plus longtemps possible. Si vous avez besoin de respirer un grand coup à la fin, c'est que vous avez retenu votre respiration bien trop longtemps.
Si vous tenez ainsi 40 secondes, c'est excellent. 30 secondes reste un résultat très correct. 25 secondes indique que vous avez une marge d'amélioration. 15 secondes ou moins est révélateur d'un problème de respiration, qui peut être lié à l'asthme mais aussi à toutes sortes d'autres problèmes comme l'apnée du sommeil, des problèmes de poumon, de nez, d'anxiété.

Vous pouvez toutefois améliorer votre bien-être en augmentant votre résultat, ce qui peut être obtenu en faisant l'effort de respirer par le nez le jour comme la nuit.

Cultivez votre capacité de relaxation

Dans la mesure où la crise d'asthme provoque une angoisse et augmente chez le sujet la vitesse de respiration, il est important pour les personnes asthmatiques de cultiver leurs capacités de relaxation.
Les exercices de relaxation évitent aux asthmatiques d'entrer dans un cercle vicieux d'hyperventilation en atténuant cet accroissement du rythme respiratoire pendant la première phase.
Le yoga fait partie des méthodes naturelles de prévention et traitement de l'asthme les plus efficaces, et s'intègre parfaitement dans la logique de la méthode Buteyko.

Ma stratégie pour prévenir l'asthme

Aujourd'hui, j'ai complètement arrêté de souffrir de crises d'asthme et je n'ai plus touché à la Ventoline depuis dix-sept ans. Cependant, en plus de la méthode Buteyko, j'applique une stratégie de prévention.
Je me soigne avec des plantes.
Le *lierre grimpant* est très connu pour réduire l'inflammation des voies respiratoires. C'est un remède très répandu en Allemagne où plusieurs études cliniques ont été réalisées avec du lierre séché en gouttes, en suppositoires et en sirop. Dans tous les cas, les crises d'asthme se sont apaisées. La Commission E qui attribue une reconnaissance officielle aux plantes médicinales a reconnu en 1988 les feuilles de lierre grimpant pour traiter toutes les infections et les inflammations des voies respiratoires[1].
Plusieurs modes d'administration existent, mais je recommande la teinture-mère ou l'infusion.
La teinture-mère diluée à un cinquième doit se prendre à une dose de 1,5 mL par jour. En infusion, il faut faire infuser une cuillerée à café de feuilles séchées dans 150 mL d'eau bouillante pendant 10 minutes – et boire jusqu'à trois tasses par jour.

Je ne recommande pas en revanche les extraits normalisés, capsules et autres compléments alimentaires qui coûtent – à mon avis – inutilement cher. Enfin, je n'oublie pas de prendre quotidiennement un bon complément de multivitamines. De nombreuses études ont montré un lien entre l'asthme et un faible taux sanguin de vitamines antioxydantes (vitamine A, vitamine C et vitamine E)[2].

Prendre des vitamines est particulièrement efficace – et je dirais nécessaire – pour les personnes habitant les villes, où les gaz d'échappement et autres polluants augmentent fortement les besoins en antioxydants. Bien entendu, les polluants en eux-mêmes augmentent le risque d'asthme, et c'est une raison de plus pour se protéger au maximum par une stratégie nutritionnelle – en attendant de déménager.

Une grande étude réalisée à Mexico a permis d'établir l'efficacité des multivitamines contre l'asthme[3]. Après, l'asthme est le cas typique de ces problèmes de santé très répandus, aux causes diverses selon le mode de vie, le lieu d'habitation, l'âge et l'état de santé des personnes. En parlant un peu avec les gens, vous vous apercevez qu'existent toutes sortes de « trucs de grand-mère » et « remèdes de bonne femme » (ou « bonne fame ») qui, bien souvent, fonctionnent.

On pense souvent que l'asthme est une maladie moderne… Mais, pour en avoir parlé avec Patrick Ledrappier, auteur des *Secrets de la Médecine chinoise*, les origines de ce mal remonteraient à bien plus loin ! Notre expert me disait qu'on parle des symptômes qui caractérisent l'asthme, dans les plus anciens textes de médecine chinoise, en particulier dans le livre mythique *Huangdi Nei Jin* dont l'écriture remonte vraisemblablement à la période des Royaumes combattants (481-221 av. J.-C.) !!

Notes

1. *http://www.passeportsante.net/fr/Solutions/PlantesSupplements/Fiche.aspx?doc=lierre_grimpant_ps*
2. Trenga CA, Koenig JQ, Williams PV. Dietary antioxidants and ozone-induced bronchial hyperresponsiveness in adults with asthma. Arch Environ Health. 2001 May-Jun;56(3):242-9. Sienra-Monge JJ, Ramirez-Aguilar M, et al. Antioxidant supplementation and nasal inflammatory responses among young asthmatics exposed to high levels of ozone. Clin Exp Immunol. 2004 Nov;138(2):317-22. Plasma lycopene and antioxidant vitamins in asthma: the PLAVA study. Riccioni G, Bucciarelli T, et al. J Asthma. 2007 Jul-Aug;44(6):429-32.
3. Romieu I, Sienra-Monge JJ, et al. Antioxidant supplementation and lung functions among children with asthma exposed to high levels of air pollutants. Am J Respir Crit Care Med. 2002 Sep 1;166(5):703-9.

Manger du chardon ? Quelle drôle d'idée

Les ânes et les lamas ont l'étonnante capacité de manger, et même de se régaler, de chardons ! Imaginez ces milliers d'épines dures s'enfonçant dans les lèvres, les gencives, la langue, se coinçant entre les dents, au moment où ils mordent goulûment un chardon adulte hérissé de piques !!! La douleur, le sang qui coule, l'horreur !
J'ai cherché des explications pour savoir, comprendre comment c'est possible. Mais en vain. Si donc vous, cher lecteur, connaissez le truc des ânes et des lamas pour manger des chardons sans se blesser, merci de me l'indiquer et je partagerai l'information !
Les poneys et moutons mangeraient, eux aussi, les chardons. Mais ils se contentent des jeunes pousses, encore (relativement) tendres et peu dangereuses.
Toujours est-il que ces animaux ne sont pas bêtes. Car s'ils mangent des chardons, c'est que ces plantes ont des qualités nutritives et médicinales exceptionnelles. Vous aussi, vous pourriez en profiter, à condition de bien choisir vos chardons et de les préparer comme il faut. C'est ce que nous allons voir.

Tout est bon dans le chardon !

Il existe de nombreuses variétés de chardon. Nous les confondons allègrement, sous prétexte qu'ils ont des feuilles vertes, dentelées, ter-

minées par de cruelles épines. Mais promenez-vous aux abords des potagers, sur les talus, dans les friches, près des zones agricoles. Vous remarquerez un chardon aux feuilles veinées d'un blanc laiteux.
Ces traces blanches, figurez-vous, ont été laissées par le lait coulant du sein de la Vierge Marie elle-même, alors qu'elle fuyait en Egypte. Elle se serait arrêtée près d'un chardon pour allaiter l'Enfant Jésus, recherché par le roi Hérode qui, pour écarter un rival, avait organisé un pogrom de jeunes enfants mâles, le « massacre des Innocents ».
C'est du moins ce que racontent les Anciens, qui le baptisèrent pour cette raison *chardon-Marie.* Pas de faute de frappe, donc, au M majuscule dans le nom, il s'agit bien d'un nom propre.
Le chardon-Marie appartient à la même famille que l'artichaut, les *astéracées,* ainsi nommés à cause de leurs feuilles en forme d'étoile (*aster* veut dire étoile en latin).
Derrière la barrière épineuse, chez le chardon-Marie adulte, vous trouvez un cœur tendre, délicieux.
Si vous parvenez à saisir les feuilles avec des gants, et à les couper avec un bon petit couteau, il vous suffira *d'enlever les épines pour les cuisiner comme des côtes de bette.* Elles sont succulentes en sauce blanche ou en ragoût.
Le jeune chardon-Marie n'a pas encore de cœur. Mais ses feuilles sont alors si tendres qu'on peut les manger en salade ou cuites comme des épinards. Les tiges florales, enfin, peuvent être mangées pelées et cuites à l'eau, comme des asperges.
On ne s'étonnera donc pas que le chardon-Marie ait longtemps été cultivé dans les potagers, et non pourchassé au Roundup comme aujourd'hui !!

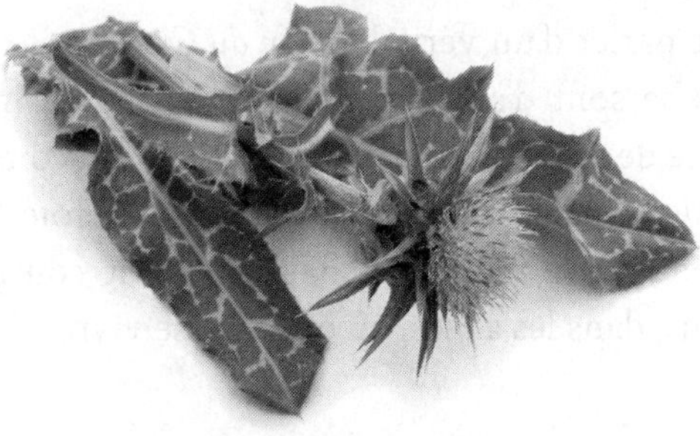

Au XXe siècle, le chardon-Marie révèle ses secrets médicinaux

Le chardon-Marie était donc un aliment recherché, mais il était aussi utilisé pour ses vertus médicinales par les Grecs, qui avaient remarqué ses pouvoirs contre les maladies du foie, ce que les médecins appellent « troubles hépatiques » (cela veut dire la même chose). L'historien Pline l'Ancien recommandait d'en consommer le jus mélangé à du miel pour « éliminer les excès de bile ».

Mais la substance active du chardon-Marie fut découverte en 1968 : la silymarine.

Il s'agit d'un mélange de substances thérapeutiques dont le composé principal est la silibinine. Elle est extraite des graines mûres de chardon-Marie. Quand je vous disais que « tout est bon, dans le chardon ! »

La silymarine est très efficace contre les hépatites (inflammation du foie), cirrhose (destruction du foie souvent causée par l'alcool), les calculs biliaires (cailloux), la jaunisse et les intoxications médicamenteuses[1].

Elle est même capable de protéger le foie contre les agressions de produits chimiques, et devrait être consommée régulièrement par les personnes qui manipulent beaucoup de produits chimiques (peintures, teintures, nettoyage à sec, solvants, médicaments) dans leur métier[2].

Pour vous donner une idée de sa puissance, c'est un dérivé de la silymarine tirée des graines de chardon-Marie qui est injecté par les médecins aux personnes qui se sont intoxiquées en mangeant des champignons vénéneux, et normalement mortels, comme les amanites phalloïdes !

On peut donc parler d'un véritable *don du Ciel fait aux Hommes*. Don dont certains se sont d'ailleurs emparés puisqu'un médicament, le Legalon, à base de chardon-Marie, est aujourd'hui commercialisé par une compagnie allemande contre les maladies du foie.

Toutefois, pendant ce temps, le chardon-Marie continue à pousser dans les jardins, dans les allées, où on le laisse vivre.

Alors pitié pour les chardons-Marie que vous trouvez sur votre chemin. N'oubliez pas qu'ils ne sont pas là par hasard. Ils ne sont pas là juste pour vous embêter et vous piquer ! C'est potentiellement votre nourriture qui se trouve là, votre médicament.
Un jour, ami lecteur, il pourrait te sauver la vie. Respecte-le, tu peux le manger, mais ne le détruis pas par ignorance !

Notes

1. *http://www.passeportsante.net/fr/Solutions/PlantesSupplements/Fiche.aspx?doc=chardon_marie_ps*
2. Luper S. A review of plants used in the treatment of liver disease: part 1. Altern Med Rev. 1998 Dec;3(6):410-21. Review. Texte integral : www.altmedrev.com. Pizzorno JE Jr, Murray Michael T (Ed). Textbook of Natural Medicine, Churchill Livingstone, États-Unis, 1999, p. 948.

Le pissenlit soigne, nourrit et purifie

Pissenlit vient de « pisse-en-lit ».

Il porte ce nom parce qu'il est diurétique : il donne envie de faire pipi.

En anglais, pissenlit se dit *dandelion*. Ce nom m'a toujours paru bizarre jusqu'à ce que je réalise, tout récemment, que cela venait simplement du français : « dent de lion ». Dent de lion est d'ailleurs un autre nom du pissenlit en français. Les Suisses utilisent souvent ce nom. C'est bien sûr à cause de la forme des feuilles de cette plante, qui ressemblent à une dentition de carnassier :

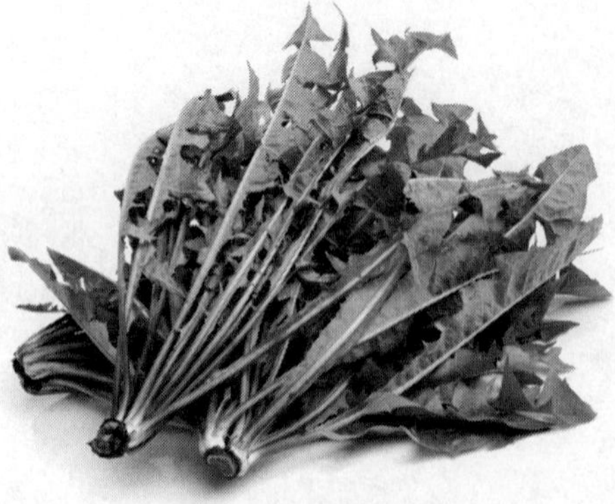

Le pissenlit fait partie, comme le chardon, de la famille astéracée, ces plantes qui ont une forme d'étoile quand on les regarde du dessus (*aster* = étoile en latin). C'est en fait un chardon sans piquants, ce que tous les enfants ont remarqué.

Contre l'hypertension et la rétention d'eau

On sait que les médecins donnent des médicaments diurétiques aux personnes souffrant d'hypertension. L'hypertension se produit quand les artères, trop rigides, se dilatent mal et que la pression du sang augmente. Manger du pissenlit, qui est naturellement diurétique, est donc *une saine habitude* pour les personnes qui ont trop de pression dans les artères.

Mais les diurétiques ne servent pas que contre l'hypertension.

Par définition, ils sont utiles pour traiter *tous les problèmes de rétention d'eau* : jambes lourdes, pieds qui gonflent. L'idéal dans ce cas est de préparer une infusion avec des feuilles de pissenlit. Il suffit de mettre 4 à 10 g de feuilles séchées dans 150 mL d'eau, jusqu'à trois fois par jour. Mais l'efficacité de cette tisane peut être renforcée en y mettant des queues de cerise et de la piloselle, une cousine du pissenlit.

Feuilles ou racines ?

Traditionnellement, c'est la *racine* du pissenlit qui était consommée de préférence. Elle était récoltée à l'automne ou au printemps, lorsque la plante a au moins deux ans. C'est alors que la racine est de belle taille. Elle était consommée crue ou séchée, bouillie ou cuite à la vapeur, en décoction ou en teinture-mère. La décoction consiste à cuire la plante longuement dans l'eau, la teinture-mère à la faire mariner dans l'alcool. On préparait autrefois un café de pissenlit après torréfaction (brûlure) de la racine[1].

Elle était surtout utilisée pour *stimuler la digestion et nettoyer le foie.* Elle n'était pas consommée toute l'année mais en cure de quelques jours, aux changements de saison.

Elle a des propriétés anti-inflammatoires. Elle est prescrite au Japon pour soulager l'arthrite[2].

Le goût de l'amertume

Mais les *feuilles* de pissenlit sont aussi excellentes. On peut les faire sécher pour les conserver et en faire des tisanes plus tard dans la saison. L'habitude de les récolter au printemps ne s'est pas perdue, d'ailleurs. Chaque année nos yeux sont réjouis par le spectacle émouvant de familles qui remplissent des paniers de pissenlits qu'elles récoltent sur les talus. Mais c'est aussi avec joie que je vois les supermarchés vendre de plus en plus de feuilles de pissenlits cultivés. En effet, les feuilles de pissenlit font de délicieuses salades. Elles sont très amères, mais c'est pour ça qu'elles sont importantes.

Le goût amer, qui a été pourchassé par l'industrie agro-alimentaire moderne, est indispensable, vital même pour stimuler la digestion et le fonctionnement du foie, la *production de la bile*. J'y reviens plus loin. Mais permettez-moi d'insister quelques instants sur le problème de la *disparition de l'amertume dans notre nourriture.*

Autrefois, les adultes recherchaient l'amertume. De nombreux plats et boissons populaires étaient amers : les artichauts, les endives, la chicorée, le chou de Bruxelles, le céleri, l'huile de ricin ou d'olive, les amandes amères, la bière, le café et de nombreux vins.

On n'oubliait pas d'ajouter de nombreux aromates à la cuisine, souvent aussi appelés « herbes amères » : achillée, bardane, calendule, laurier, myrrhe, plantain, séné, verveine cataire, romarin et bien d'autres.

Mais il est vrai que c'est une saveur qu'on ne peut apprendre à apprécier que si l'on a été *un peu forcé* au départ.

Les enfants commençaient par faire la grimace devant leurs endives ou leurs artichauts. Il y avait des pleurs et souvent même des punitions. Mais bientôt tout le monde s'y mettait et, à l'âge adulte, on appréciait les vertus « roboratives » (fortifiantes) d'un plat ou d'une boisson bien amers.

Le goût amer s'était largement perdu ces dernières années. Biberonnées au Coca-Cola, aux bonbons Haribo, aux Corn-Flakes et au ketchup, les jeunes générations ne le supportaient plus et recherchent désormais le sucre, même adultes (autrefois, on considérait que seuls les enfants aimaient le sucre).

Les endives n'ont plus de goût, les artichauts sont doux, le café se boit dilué à l'américaine, les olives sont juste salées, et les bières elles-mêmes ressemblent de plus en plus à de l'eau pétillante.
Et que dire des concombres ? Qui se souvient qu'autrefois le concombre était si amer qu'il était pratiquement immangeable tel quel ? *C'est pour ça qu'on le mettait en saumure,* pour en faire de gros cornichons, comme les olives qui, sans cela, sont immangeables.

Les vertus de l'amertume pour le foie

L'amertume nettoie et stimule le foie, cet organe indispensable dont on oublie toujours de s'occuper (jusqu'à ce qu'il tombe malade). Pourtant, je me permets de le rappeler, le foie :

- produit des hormones, des enzymes, du cholestérol et de la bile, tous essentiels à une bonne santé ;
- emmagasine le glucose pour faciliter le contrôle de la glycémie. Les athlètes comptent sur la libération de cette énergie lorsqu'ils se mettent en action ;
- contribue à la qualité du sang en veillant à ce qu'une quantité suffisante de globules rouges soit disponible à mesure que les vieilles cellules sont remplacées ;
- purifie le sang des médicaments, de la caféine, de l'alcool et autres toxines qui peuvent s'y trouver. C'est lui qui se charge de détoxifier l'organisme ;
- s'occupe de filtrer toutes les substances ingérées et ne permet qu'aux particules inoffensives d'accéder au système circulatoire ;
- se répare tout seul, pourvu qu'on cesse de consommer les aliments ou les boissons qui lui sont néfastes et qu'on prenne les mesures nécessaires pour assurer sa régénération ;
- régule les fluides corporels ainsi que la température de l'organisme ;
- et comme si cela ne suffisait pas, se charge de filtrer quotidiennement 600 litres de sang !

Et manger du pissenlit permet de stimuler toutes ces fonctions à la fois, en augmentant l'excrétion, ou production, de bile.

C'est la raison pour laquelle je vois d'un si bon œil le retour du pissenlit dans nos étals.

« C'était mon ami, et je ne le savais pas »

Alors, comme son cousin le chardon (voir « Manger du chardon ? Quelle drôle d'idée » p.50), *apprenez à aimer le pissenlit* trop souvent accablé car accusé « d'envahir » le stérile gazon.

Contrairement au gazon, le pissenlit peut vous nourrir, vous soigner. C'est un ami qui vous veut du bien. Oui, il est banal, mais ce n'est pas une raison pour le mépriser, et encore moins l'éradiquer.

S'il s'obstine éternellement à revenir, malgré les coups de bêche et les désherbants prétendument « sélectifs », c'est qu'il sait que vous avez *besoin de lui*, même si vous n'aviez peut-être pas complètement compris à quel point.

Il est facile à reconnaître. Veillez simplement à éviter les zones trop proches des routes passantes, ou régulièrement traitées aux herbicides.

Si vous avez un doute, demandez à n'importe quel enfant qui aime en souffler les pistils pour les voir s'envoler dans le vent. Il n'y a aucun risque de le confondre avec une plante toxique. Armez-vous d'un petit couteau acéré et d'un panier, et faites de belles récoltes, préférablement au début du printemps.

Et n'oubliez pas de les assaisonner avec de l'ail et de petits lardons bien grillés !

Notes

1. *https://fr.wikipedia.org/wiki/Caf%C3%A9_de_pissenlit*
2. *https://scribium.com/elisabeth-masgar/a/le-pissenlit-une-cure-detoxifiante-et-tonifiante/*

Le sport qui rend heureux

Valérie et moi avons loué l'été dernier une bergerie dans les Alpes, bordée par un chemin de grande randonnée (GR).
Dès 7 heures du matin arrivaient les premiers cyclistes : VTT dernier cri, combinaison gaînée multicolore, casque et toujours lunettes de soleil profilées, ils partaient à l'assaut des sommets avec une énergie stupéfiante. Une à deux heures plus tard, nous les voyions redescendre à toute allure, tandis qu'arrivaient les « trailers », c'est-à-dire des coureurs en montagne, très nombreux eux aussi, et en général équipés de montres électroniques leur permettant de calculer leur dénivelé à la minute.
Ce n'est qu'en milieu de matinée qu'arrivaient les marcheurs. Souvent en groupe, c'était en général de joyeux retraités, pique-nique sur le dos, bâton à la main, parfois accompagnés d'un ou deux petits-enfants.
Manifestement, la simple randonnée est en perte de vitesse (c'est le cas de le dire) chez les nouvelles générations, et c'est dommage.
C'est au XIXe siècle qu'est apparue la randonnée en tant que loisir ou sport. Auparavant, on ne marchait que lorsqu'on y était obligé, pour le travail ou les voyages. Aujourd'hui, la marche est fortement concurrencée par la course et le vélo, qui demandent plus d'énergie et donc permettent de se fatiguer plus rapidement.
La marche est pourtant un sport à part entière. Elle a même tant d'avantages qu'elle peut être considérée comme l'un des meilleurs sports qui soient.

Un sport complet

La marche est un sport complet, qui repose sur un mécanisme à double balancier composé des jambes et des bras.

Pour marcher, il faut effectuer le cycle suivant : se mettre en position debout et basculer le corps en avant, ce qui provoque un mouvement de chute, rattrapé par la projection d'une jambe vers l'avant.

Le bassin est alors soumis naturellement à une rotation car ce mouvement se fait en appui sur la jambe opposée.

C'est pour contrecarrer cette rotation que les bras effectuent un mouvement inverse à celui des jambes, permettant au bassin de conserver le même axe, et donc de marcher droit.

Puis, pour rattraper le mouvement de chute tant que dure la marche, la jambe arrière est à son tour projetée en avant en utilisant son énergie potentielle, pendant que les bras effectuent le mouvement inverse, également en utilisant leur énergie potentielle.

Le cycle recommence et la marche ne s'arrête que par un redressement du corps.

Après plusieurs heures de marche, on peut toutefois se sentir le dos raide, les épaules ankylosées. On s'arrêtera régulièrement pour faire des étirements, en particulier du dos et des bras pour éviter cette gêne.

Pour un sport plus complet encore, vous pouvez pratiquer la marche nordique avec des bâtons, ou la marche afghane[1].

La marche afghane est une technique qui permet aux chameliers d'Aghanistan de franchir 700 km en 12 jours sans fatigue excessive.

Elle consiste à synchroniser marche et respiration de la manière suivante :

- Inspirez par le nez sur les 3 premiers pas.
- Gardez l'air dans les poumons au 4e pas (apnée poumons pleins).
- Expirez immédiatement après sur les 3 pas suivants (toujours par le nez).
- Restez les poumons vides d'air sur le dernier pas (apnée poumons vides).

- Recommencez le cycle de la même façon, aussi longtemps que vous vous sentez à l'aise.

Comptez mentalement durant tout le processus. Vous vous apercevrez rapidement que ce rythme peut être maintenu sans inconvénient sur une distance importante, et même pendant une randonnée. Il permet d'accroître la quantité d'oxygène apportée au corps donc de supporter un effort plus intense. Commencez sur terrain plat avant de le pratiquer en montagne.

Indispensable à la santé

Selon les études épidémiologiques de l'Organisation mondiale de la santé, l'activité physique minimum est de 20 minutes par jour pour maintenir un « bon état de santé ».
Une équipe internationale de 14 chercheurs a montré que le nombre de pas recommandés par jour est de 12 000 pour les femmes âgées de 18 à 40 ans, 11 000 pour les femmes entre 40 et 50 ans, 10 000 de 50 à 60 ans, et 8 000 à partir de 60 ans. Les hommes de 18 à 50 ans devraient faire 12 000 pas par jour, et 11 000 pas à partir de 50 ans, soit 8 à 10 kilomètres par jour pour garder un poids idéal[2].
La marche à pied est d'ailleurs un sport particulièrement indiqué pour les personnes souffrant de douleurs chroniques, de fibromyalgie ou d'arthrose.

Protection de l'environnement

La marche à pied ne provoque pas de pollution, ne fait pas de bruit, ne nécessite pas de moteur ni d'installations particulières. On peut en général se rendre au départ de la promenade en transports en commun.

En toute saison

La marche à pied peut se pratiquer en toute saison. L'effort qu'elle demande réchauffe le corps et on n'a donc jamais froid quand on marche.

Il suffit d'un ciré, de bottes et d'un parapluie en cas de mauvais temps, d'un bonnet, d'une écharpe, de moufles et de chaussures fourrées à semelles épaisses en cas de grand froid, et l'on marchera sans problème plusieurs heures.
S'il y a trop de neige pour marcher sans entrave, la marche en raquettes est une excellente option.

Sécurité

Le risque d'accident est faible à partir du moment où l'on est équipé de bonnes chaussures et où l'on ne s'aventure pas sur des terrains dangereux.

Découverte, observation, réflexion

La marche, par son rythme lent, libère l'esprit. Elle permet de découvrir son environnement, d'observer les paysages et la nature par la vue, l'ouïe et l'odorat.
Elle vous mène dans des endroits inaccessibles par les autres moyens de transport.
Elle oxygène le cerveau, favorisant la réflexion. Une des premières écoles de philosophie, l'école « péripatéticienne » fondée par Aristote en 335 av. J.-C. à Athènes, réunissait des élèves qui marchaient au côté de leur maître. L'adjectif péripatéticien signifie en grec « ce qui se fait en marchant ».
Depuis, de nombreuses œuvres littéraires, poétiques et philosophiques ont été composées en marchant, dont les célèbres *Rêveries du promeneur solitaire* de Jean-Jacques Rousseau.

Amitié

La marche est un sport qui favorise l'amitié. Deux marcheurs peuvent parler longuement sans s'essouffler. Une marche à pied dure assez longtemps pour permettre les échanges profonds, les confidences. La position côte à côte, et non face à face comme au café par exemple, facilite la conversation et réduit les risques de gêne et d'affrontement. C'est donc une activité à favoriser et à faire découvrir aux enfants dès le plus jeune âge. Cela demande parfois de la persuasion, beaucoup d'enfants étant convaincus de ne pas aimer marcher, mais les emmener sur de petits sentiers variés et serpentant entre les arbres, les rochers et les fougères les amuse au plus haut point, surtout en groupe.

Notes

1. *http://www.marche-consciente.com/marche_consciente_site/marche_consciente_marche_afghane/marche_consciente_marche_afghane.htm*
2. BMI-Referenced Cut Points for Pedometer-Determined Steps per Day in Adults.

Mieux qu'un pacemaker pour faire battre mon cœur

Un pacemaker est un appareil qui donne des impulsions électriques pour faire battre le cœur des personnes qui ont le rythme cardiaque irrégulier ou trop lent.
Raymond a 91 ans et il aurait sans doute besoin d'un pacemaker après une vie d'employé de bureau, peu de sport et pas mal de cigarettes. Mais il a mieux que cela : Raymond est passionné de trains électriques Märklin.

« Mieux qu'un pacemaker pour faire battre mon cœur »

Cette passion brûle Raymond et le fait vivre *plus intensément* que bien des personnes de 20, 30 ou même 50 ans de moins que lui.
Son grand projet est de reproduire les plus grandes gares de triage autour de Paris en 1955. Pour terminer, il a besoin d'exactement quinze années au rythme où il avance. Et je suis convaincu qu'il va le faire.
C'est lui qui m'a expliqué que sa passion pour les trains électriques fait « *mieux qu'un pacemaker pour faire battre son cœur* ».
Et c'est exactement ce que constatent les vieux médecins expérimentés. Au-delà de 80 ans, toute personne qui décède meurt de « mort naturelle ». 80 ans, c'est déjà beaucoup. Mais ce qui fait la plus grande

différence, après, entre les personnes qui s'éteignent et les supercentenaires, c'est cette volonté, le besoin de vivre, la motivation qui vous fait vous lever tous les matins et qui vous tient éveillé chaque soir jusque tard dans la nuit parce que vous avez un but, une passion, un projet.

L'idéal : une passion qui sollicite tous vos sens et toutes vos capacités

Les trains électriques sont une passion qui a dévoré beaucoup de personnes de la génération de Raymond.

Pour créer un beau train électrique, avec les paysages, vous avez besoin d'apprendre la menuiserie et la charpente ; de connaître l'électricité ; de savoir peindre et souder. Vous devez faire des plans et savoir travailler tous les matériaux qui permettent de reproduire les effets de la neige, d'une prairie fleurie, d'une forêt, construire des ponts, des hangars et des échangeurs. Vous devez même vous intéresser à l'ornithologie (science des oiseaux) si vous souhaitez reproduire comme il faut les volatiles qui survolent vos trains, et à l'architecture pour reproduire des villages. Vous devez gérer les bruitages et si possible ajouter de la musique. Vous devez même connaître la couture pour vêtir vos voyageurs et les passants à la mode de l'époque de votre réseau, sans faire d'anachronisme !

Votre cerveau et tous vos sens sont sollicités. C'est la meilleure protection dont vous puissiez rêver contre l'Alzheimer et les démences séniles.

En fait, il est difficile d'imaginer une passion plus complète et créatrice que les trains électriques, et il est très dommage que cette passion soit en voie de disparition rapide.

« Ma femme dit que je suis un objet de collection »

Longtemps, les beaux trains électriques se sont échangés pour des fortunes, cela faisait partie des objets de collection les plus recherchés. Mais aujourd'hui, ce sont les collectionneurs eux-mêmes qui sont de plus en plus rares. « *Ma femme dit que c'est moi, l'objet de collection* », dit Raymond en souriant.

Selon le président de l'Association américaine des trains électriques, l'âge moyen des collectionneurs de trains électriques est désormais de… 64 ans[1]. Les passionnés sont de plus en plus vieux, et il semble n'y avoir aucune relève à l'horizon.

L'association organise chaque hiver un cours de vingt heures d'initiation gratuite à la construction de trains électriques. L'année dernière, *personne ne s'est inscrit.*

Cette année, ils étaient onze pour la première session. Six avaient plus de 60 ans. Il y avait un jeune, Alex Edder, 15 ans, titulaire de la médaille du mérite scout pour ses maquettes de train.

En France, la Fédération française du modélisme ferroviaire est en pleine décélération elle aussi. L'association invoque la réduction des surfaces habitables, le coût du matériel[2]… Ma crainte est que l'explication soit plus triste que cela : il devient difficile de convaincre un jeune d'abandonner son iPhone, sa tablette ou ses jeux vidéo pour faire l'effort d'une passion aussi exigeante et féconde.

Quoi de plus beau en effet qu'une passion qui sollicite tous vos sens et toutes vos capacités, pour laquelle une vie entière ne suffit pas, et de loin, pour tout découvrir ?!

C'est pourtant exactement ce qu'il faut quand on veut vivre vieux, et heureux.

Le moment où le patient cesse d'avoir la volonté de vivre

Pour ma part, j'ai un très bon ami de 79 ans qui restaure des voitures anciennes. Il recherche les Rover, Triumph, Jaguar d'avant 1965.

Ces marques prestigieuses sont chères évidemment, mais leur intérêt incomparable est d'avoir été *faites à la main.* Cela veut dire qu'on peut refaire aujourd'hui les pièces manquantes ou cassées. Il « suffit » de maîtriser le travail du métal, du bois (pour les tableaux de bord, par exemple) ou du cuir (pour les fauteuils).

C'est ce qui fait leur intérêt pour les collectionneurs passionnés. Lorsqu'il est dans son atelier, mon ami n'a plus d'âge, plus de malheurs, plus de maladies. Il vit intensément, entièrement absorbé par

ses projets. Et je suis certain qu'il sera toujours là dans de nombreuses années. Quand il a fini une voiture, il la revend plus cher, ce qui lui permet d'en acheter une plus belle !
Sa passion ne lui laissera pas le loisir de partir en maison de retraite ! Car la plus dangereuse maladie, c'est le moment où le patient *cesse d'avoir la volonté de vivre.*

Notes

1. *http://www.wsj.com/articles/end-of-the-line-for-model-trains-aging-hobbyists-trundle-on-1455157546*
2. Wikipédia, « Modélisme ferroviaire ».

Mars

Indispensable consoude

Honnêtement, il y a tellement d'informations sur la consoude que je ne vais pas tout vous détailler.

C'est un problème fréquent d'ailleurs, avec les plantes : on vous donne des listes *interminables* de vertus, tout le monde s'y perd. Telle plante est sécrétagogue, dépurative, émolliente, carminative et cholagogue. Il faudrait d'ailleurs un lexique car on n'est pas censé connaître tous ces mots barbares. En passant, tout de même :

- *Sécrétagogue* veut dire qu'elle favorise les sécrétions d'hormones.
- *Dépurative* : purifie le sang et élimine les poisons.
- *Émolliente* : détend les tissus d'un organisme.
- *Cholagogue* : chasse la bile vers l'intestin.
- *Carminative* enfin, est mon préféré : tout le monde imagine que « carminative » est quelque chose qui fait rougir, à cause de la couleur carmin. En fait, c'est un traitement qui « favorise l'expulsion des gaz intestinaux », pour être poli.

La consoude consolide et ressoude

Mais revenons à notre consoude. Pendant des siècles, nos grands-mères ont fabriqué des pommades de consoude pour soigner les plaies et les bosses. En effet, la consoude tient son nom du latin *consolida*, car elle consolide la peau, les tendons, les ligaments, les os. Ses propriétés cicatrisantes sont dues à la présence en abondance d'allantoïne, agent efficace du renouvellement cellulaire.

Le remède est toujours très utilisé actuellement contre les entorses et escarres, ces lésions de la peau qui se forment chez les personnes qui restent alitées trop longtemps (patients cancéreux, mourants).
La recette est toute simple : on broie de la racine fraîche épluchée, récoltée à l'automne. La texture est gluante et collante. On la mélange à de la vaseline. On porte le tout à ébullition et on laisse reposer une nuit. La mixture est ensuite filtrée et mise en pot pour servir à tout moment. La vaseline se sera chargée des principes actifs de la consoude.

La consoude n'est pas une mauvaise herbe

Comme tant d'autres plantes médicinales de premier plan, la consoude est victime de l'oubli et de l'ignorance de tant d'entre nous.
Elle est d'autant plus détestée des jardiniers que ses grosses feuilles repoussent à toute allure chaque fois qu'on les arrache.

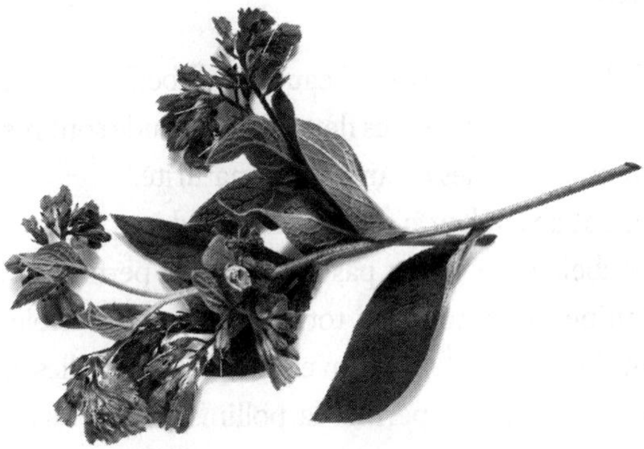

Il est vrai que, si vous ne faites rien, votre potager est bientôt envahi.
Mais pour résoudre le problème, il suffit de changer de perspective.
Vous vous apercevez alors que ces feuilles qui poussent et qui repoussent sont en vérité... un don pour votre jardin, tel une corne d'abondance qui déverse continuellement ses bienfaits sur vous, *gratuitement*.
En effet, au lieu de vous désespérer de voir pousser ces feuilles, réjouissez-vous et coupez-les au couteau. Avec certaines précautions, vous

pouvez les manger (j'y reviens plus loin), mais si vous n'avez pas faim, récupérez-les quand même car elles font un excellent *activateur de compost.*
Elles font un engrais liquide, aux vertus semblables au purin d'orties. La recette est simple : placez 1 kg de plantes dans 10 litres d'eau, laissez fermenter 15 jours à 20°C, filtrez. Diluez cet engrais dans de l'eau à 5 ou 10 % et versez au pied de vos plantes.
Vous pouvez aussi placer des feuilles de consoude sèches au fond des trous de plantation de tomates et de pommes de terre. Elles se transformeront en très bon terreau. La consoude aide à la multiplication des racines.
Elle-même est d'ailleurs capable de plonger ses racines extrêmement profondément, à plus de deux mètres. La consoude joue donc ce rôle vital pour les jardins de remonter des minéraux à la surface, comme la potasse dans ses feuilles, ce qui explique leurs vertus fertilisantes.

Comment la consoude collabore avec les abeilles

Les fleurs de la consoude attirent beaucoup d'abeilles et d'insectes. À noter à ce sujet une anecdote : les jeunes fleurs de consoude sont rose/rouge, tandis qu'elles deviennent bleues en arrivant à maturité.
Ce changement de couleur n'est pas un hasard.
En effet, les abeilles ne voient pas le rose. Cela permet d'éviter qu'elles ne viennent butiner les fleurs trop tôt, ce qui serait nuisible pour la plante. En devenant bleues, les fleurs peuvent attirer les abeilles au bon moment, lorsque leur intervention permet la pollinisation. Tous les insectes sont concernés.

La consoude classée comme plante vénéneuse

La consoude était traditionnellement regardée comme comestible crue ou cuite. Elle est particulièrement douce au printemps. Les gourmets connaissent d'ailleurs le filet de sole végétale, fait avec des feuilles de consoude (voir plus loin).

Mais des analyses chimiques ont récemment montré qu'elle contient des alcaloïdes toxiques pour le foie. Elle a même été classée comme plante vénéneuse en 2011.
Cependant, ce classement a plus été fait par prudence, que sur des bases scientifiques solides. En effet, ces composés toxiques sont surtout présents dans la racine. Or, ce sont les feuilles que mangeaient les gens autrefois.
L'herboriste Anny Schneider recommande dans son excellent livre *Plantes sauvages médicinales* (Éditions de l'Homme) de consommer la feuille jeune en soupe, en gratin, en quiche ou en omelette.
Le choix est vaste, donc, mais ma recette préférée est la suivante.

Le filet de sole végétale

Trempée dans une pâte à beignet puis passée à la friture, la consoude prend un étonnant goût de poisson.
Voici la célèbre recette de la sole végétale donnée par Bernard Bertrand dans son très beau livre *L'herbier oublié* :
« *Ingrédients : 16 feuilles de consoude, 250 g de farine, 2 œufs, 2 verres de lait, huile pour friture, huile d'olive, citron, crème fraîche.*
Récoltez de belles feuilles, de taille à peu près égale, lavez-les et laissez-les égoutter sur un torchon propre. Faites chauffer votre huile, trempez les feuilles assemblées 2 par 2 (faces intérieures l'une contre l'autre) dans la pâte à beignet et plongez-les dans la friture bouillante. Sortez du bain d'huile lorsque vos soles végétales sont dorées... Salez, éventuellement poivrez selon vos goûts et dégustez chaud[1]. »
Avec cela, un bon petit verre de vin blanc sec ou fruité.
Les recettes à base de consoude ne sont toutefois à consommer qu'à l'occasion et en petites quantités, pour se faire plaisir, afin d'éviter tout risque d'intoxication.

Note

1. Bernard Bertrand, *L'Herbier oublié*, plante n°25, éditions Plume de Carotte.

Si je ne devais emporter qu'une plante sur une île déserte

Si je ne devais emporter qu'une plante sur une île déserte…
Ce serait la bardane.
Vous connaissez cette plante qui fabrique des boules qui s'accrochent aux cheveux, aux poils des animaux, aux vêtements. Les enfants aiment jouer à se les lancer.
En 1941, le Suisse George de Mestral qui revenait de la chasse eut l'idée du Velcro, après avoir passé toute la soirée à retirer les têtes de bardane dans les poils de son chien. « Vel » pour velours et « cro » pour « crochet », le Velcro étant constitué d'une partie faite de petits crochets et d'une autre faite d'une substance douce[1].

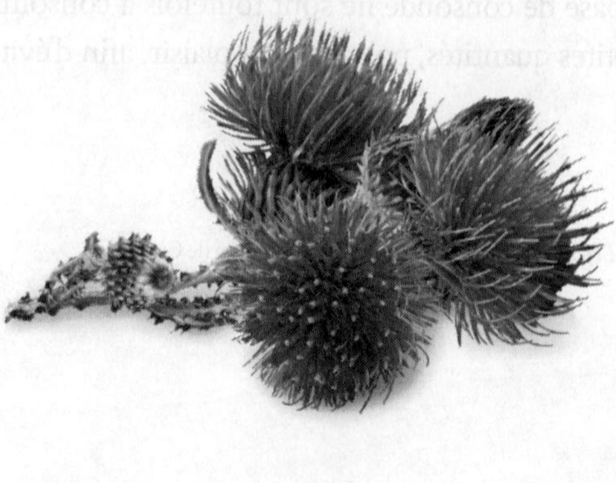

En général, la bardane est considérée comme une mauvaise herbe, tout juste bonne à être passée au Roundup, ou à subir le sacrifice du feu pour les plus écologistes.
Mais c'est encore une de ces (innombrables) victimes d'injustice. Car la bardane est le cas typique de la plante médicament *et* aliment, qui certes *pousse* comme une mauvaise herbe, mais n'en est pas une.

La plante idéale sur une île déserte

J'emporterais la bardane sur une île déserte car c'est une plante peu exigeante. Elle s'implante toute seule sur les terrains vagues. Pour cette raison, on la désigne comme plante « pionnière ». Il suffit de la semer à tout vent, elle trouve le moyen de germer et de croître. Elle est médicinale et peut se manger. J'y reviens bien sûr plus loin.
Mais avant cela, j'insiste sur le fait qu'elle a d'autres usages. Ses feuilles immenses peuvent servir de chapeau pour se protéger du soleil, ou de parapluie. Ses feuilles peuvent se fumer, une fois sèches. C'est toujours appréciable quand on est sur une île déserte, sans distraction.

La plante – trousse à pharmacie

La bardane est surtout mise en avant dans le commerce pour la beauté et la pureté de la peau, principalement contre l'acné et les boutons.
Mais elle est aussi délicieuse sur les articulations douloureuses : ses feuilles fraîches s'appliquent broyées, en cataplasme, sur les gonflements articulaires et l'arthrite aiguë[2].
Elle est employée en médecine orientale contre l'appendicite : boire ½ verre de jus de bardane. Contre les anémies : on prépare des *kinpira* (littéralement « morceaux précieux aplatis ») de bardane. Cela consiste à faire cuire dans une poêle des allumettes de racine fraîche de bardane. On fait sauter les morceaux 2 ou 3 minutes dans l'huile, on ajoute de l'eau et on laisse mijoter jusqu'à ce qu'ils soient tendres. Assaisonner de sauce tamari puis laisser sur le feu doux jusqu'à évaporation complète.

La décoction de semences de bardane (10 à 20 g par tasse d'eau) soulage les crampes d'estomac.
Appliquer la pulpe sur la peau pour soigner les piqûres d'insectes et les morsures de vipère.
La bardane est souveraine contre les furoncles, eczémas, teignes, les croûtes et gales du lait : il faut alors appliquer sa pulpe directement sur la zone à traiter.
Macérées dans l'huile d'olive, ses feuilles fraîches hâteraient la cicatrisation des ulcères aux jambes et des plaies en général.
Son action externe peut être doublée par l'absorption d'une tisane concentrée qui nettoie l'organisme.
La bardane est en effet diurétique (fait faire pipi) et aide donc à éliminer les toxines. C'est une plante dite « dépurative ».
De nombreux autres usages médicinaux de la bardane sont cités sur la fiche donnée en référence[3].

Combien de personnes la bardane a-t-elle sauvées de la famine ?

Combien de personnes la bardane a-t-elle sauvées de la famine ? Même si on l'a oublié, la bardane fut énormément consommée dans nos campagnes.
Les jeunes pousses se mangent crues, tout juste sorties de terre. Il faut simplement les peler pour enlever la partie amère.
Les très jeunes feuilles se mangent aussi : on les fait cuire ou fermenter comme de la choucroute pour les conserver.
Les côtes des feuilles adultes et la moelle des grosses tiges se mangent cuites.
Et ce n'est pas tout.
La bardane est dotée d'une grosse racine charnue qui pouvait être consommée en tant que légume, mais aussi être torréfiée (brûlée) pour remplacer le café.
Au Japon, des variétés de bardane moins amères et plus tendres ont été mises au point : elles sont apprêtées en légume, comme la carotte, le panais ou le salsifis.

Il me semble impossible ou difficile de trouver une plante qui ait plus d'usages pratiques, médicinaux ou alimentaires.
Quand je vois de la bardane au cours de mes promenades, je pense toujours à l'ingéniosité étonnante qu'il a fallu pour créer cette plante multi-usages. On nous dit que cela s'est fait tout seul, c'est l'évolution naturelle des espèces.
Si je comprends bien, c'est le hasard.
Voilà, c'est le hasard : la bardane sert pratiquement à tout mais, aussi bien, elle aurait pu ne servir à rien.
Eh bien, le moins qu'on puisse dire est que le hasard fait bien les choses !

Notes

1. Wikipédia, « George de Mestral ».
2. Bernard Bertrand, *L'Herbier oublié*, éditions Plume de Carotte.
3. *http://www.passeportsante.net/fr/Solutions/HerbierMedicinal/Plante.aspx?doc=bardane_hm*

La plante préférée des vieux médecins

Beaucoup de vieux médecins conseillent encore à leurs patients *l'artichaut* comme remède le plus efficace contre les maladies du foie.
L'artichaut a la particularité de stimuler la production de bile. La bile est un suc gastrique qui est fabriqué par le foie. Stockée dans la « vésicule » biliaire (un petit réservoir), elle s'écoule ensuite dans l'intestin grêle. La bile sert à digérer les graisses. Les personnes qui manquent de bile peinent à digérer les graisses et souffrent de ballonnements et de maux de ventre.
La bile a ceci de particulier qu'elle est fabriquée à base de *déchets* du foie. C'est un de ces miracles de la nature que d'être capable de faire ainsi du neuf avec du vieux, et même de l'utile avec du nuisible. Elle a inventé le recyclage bien avant nous.
Mais revenons à notre foie.
Parce qu'il produit la bile avec ses déchets, le foie se purifie – on dit aussi « se détoxifie » – au moment où il produit la bile.
La consommation d'artichaut permet donc aussi de purifier (détoxifier) le foie.
Mais pardonnez-moi cette introduction laborieuse sur l'artichaut. Après tout, l'artichaut n'est qu'un banal légume que nous connaissons tous parfaitement.
Parfaitement ? Eh bien justement ! Profitons de l'occasion pour réviser nos bases en botanique. J'ai parlé de « légume » mais il ne vous

aura évidemment pas échappé que l'artichaut est une *fleur*, ou plus précisément un bouton de fleur.

Les feuilles d'artichaut que nous mangeons en les grattant avec les dents sont en fait des pétales ! Ils sont destinés à s'ouvrir, s'épanouir, et enfin se rabattre vers le bas, faisant monter vers le soleil le cœur de l'artichaut et surtout le « foin », qui à son tour se *dressera vers la lumière.*

C'est ce qui se passe si l'on ne cueille pas l'artichaut à temps. La fleur s'épanouit, les pétales s'écartent. Ils laissent enfin apparaître les pistils, qui ne ressemblent plus du tout à du « foin » maintenant qu'ils sont à maturation.

À ce moment-là, notre artichaut ne ressemble plus à cette boule verte que nous avons dans notre assiette. Il aura l'allure bien familière d'une plante que nous connaissons tous, le *chardon.*

Et ce n'est pas étonnant du tout puisque *l'artichaut est une sorte de chardon* : il appartient à la grande famille des astéracées, dont nous avons parlé récemment dans nos lettres sur le chardon-Marie (p.50) et le pissenlit (p.54).

L'appartenance de l'artichaut à la famille des chardons, si elle surprend le citadin s'approvisionnant au supermarché, est évidente pour le jardinier qui fait pousser des artichauts dans son jardin.

La plante ressemble en effet à un chardon monumental. Ses feuilles peuvent mesurer jusqu'à un mètre cinquante ! On sent néanmoins que c'est une plante domestiquée, qui aurait du mal à survivre dans la nature. En effet, ses « bourgeons », les artichauts, sont souvent si gros qu'ils font plier la tige, qui ne supporte plus leur poids.

Les espèces d'artichaut ont été sélectionnées à travers les âges (les sources les plus anciennes remontent à l'Italie du XIVᵉ siècle) pour produire les plantes les plus robustes et les plus grandes, portant les bourgeons les plus gros. En fait de « boutons de fleur », les actuels artichauts atteignent couramment aujourd'hui la taille de gros pamplemousses !

On trouve néanmoins à nouveau sur les marchés de la « poivrade », qui sont de petits artichauts tendres qu'on peut pratiquement croquer crus.

Mais attention : concernant les vertus santé de l'artichaut, l'essentiel des substances actives se trouve dans la tige et dans les feuilles, qui sont immangeables car trop dures et épouvantablement amères.

Il est donc conseillé de consommer l'artichaut sous forme de gélules, en décoction, infusion ou jus de plante. Ce traitement réduit la production de lait chez les femmes qui allaitent, et leur est donc fortement déconseillé.

Mais vous pourrez vous consoler en sachant que, lorsque vous mangez un « simple » artichaut, vous apportez déjà à votre organisme une liste impressionnante de nutriments excellents pour la santé :

- le cuivre ;
- la vitamine B9 (folates)
- des antioxydants rares, efficaces et très précieux : les anthocyanes, qu'on ne retrouve autrement que dans les cassis et les myrtilles en quantités importantes ;
- la silymarine, la substance active identifiée pour la première fois en 1968 dans le chardon-Marie et qui est capable de protéger le foie contre les intoxications les plus dangereuses, et qui est injectée par les médecins aux personnes intoxiquées à l'ammanite phalloïde, le plus mortel des champignons ;
- l'inuline qui, avec la silymarine, pourrait expliquer la possible efficacité de l'artichaut dans la prévention et même le traitement du cancer du côlon[1].

Les apports nutritifs d'un « simple » artichaut prouvent encore une fois que tous les remèdes sont dans la nature ! Les vertus des plantes sont inépuisables et, pourtant, peu d'entre nous savent *comment les choisir et les préparer.*

Note

1. Aggarwal BB, Shishodia S. Molecular targets of dietary agents for prevention and therapy of cancer. Biochem Pharmacol 2006 February 23. Béliveau R., Gingras D. *Les aliments contre le cancer.* Outremont: Éditions du Trécarré, Quebecor Media; 2005.

Influence de la Lune : c'est scientifique

La plupart des jardiniers bio qui m'entourent utilisent le « calendrier lunaire » pour semer, repiquer, bouturer, tailler.
Mais il faut dire la vérité : quand ils en parlent aux gens de la ville, ils sont gênés. « *Je fais avec la Lune, mais je sais que ça paraît ridicule* », semblent-ils dire.
Ridicule ? Les preuves scientifiques s'accumulent pourtant.

Des choses incroyables sur la Lune

La Lune a joué un rôle décisif dans l'apparition des êtres vivants sur Terre[1]. Une étude réalisée par des scientifiques suisses en 2013 a montré une réduction de 30 % du sommeil profond les jours de pleine lune[2].
Plantes et animaux pourraient avoir en eux une « horloge lunaire », de même qu'ils ont une « horloge » qui leur fait suivre le cycle jour/nuit appelé cycle circadien.
Mais il est vrai que, partout dans la presse, des scientifiques expliquent que les croyances sur l'influence de la Lune sont infondées. Même Alain Delavie, rédacteur en chef de la revue de jardinage *Rustica*, qui publie chaque année le calendrier lunaire, n'ose pas trop défendre son concept. Lors d'un débat au Salon de l'Agriculture, il expliquait :
« *Si nous publions tous les ans un calendrier lunaire, c'est parce que nos lecteurs nous le demandent. Nous essayons de répondre à cette demande au mieux*

depuis la fin des années 1970. » Autrement dit, « *puisque ça se vend, on le fait. Mais je ne m'engage pas plus loin* ».
J'ai donc décidé de creuser ce sujet pour démêler le vrai du faux. Et j'ai découvert des choses totalement passionnantes sur la Lune.

La Lune à l'origine de la vie

La principale hypothèse sur l'origine de la Lune est qu'elle serait apparue il y a 4 milliards d'années, suite à l'impact d'une gigantesque météorite sur la Terre. Cette météorite était tellement énorme qu'elle provoqua un jet de magma qui monta jusque dans l'espace et se mit en orbite autour de la Terre.
À force de tourner, ce magma prit la forme d'une boule. C'est un phénomène général, qui concerne les planètes mais aussi la pâte à pain et la pâte à modeler.
En refroidissant, cette boule de magma devint la Lune, qui est aujourd'hui complètement refroidie : il y fait -175°C à l'ombre[3] !
Mais le jour où la Lune commença à tourner autour de la Terre, il se passa *autre chose* qu'un nouveau joli spectacle dans le ciel nocturne, avec la succession des croissants et des clairs de lune. Ce fut, sur Terre, l'apparition des *marées.*
En effet, toute masse dans l'univers provoque une attraction sur les autres masses. Or, comme la Lune tourne autour de la Terre, elle attire vers elle les objets se trouvant sur la Terre. Pour les rochers, les volcans et les montagnes, cela ne se voit pas, ils sont trop lourds. En revanche, l'effet de la Lune se voit sur les mers, les océans et même les grands lacs : l'eau est attirée dans la direction où se trouve la Lune. Le lendemain de l'impact de la météorite qui créa la Lune, apparut donc sur Terre le phénomène des marées.
Les marées étaient d'autant plus fortes à l'époque que la Lune était beaucoup plus proche de la Terre. Grâce à la Lune apparurent donc sur la Terre des zones spéciales, comme aujourd'hui la baie du mont Saint-Michel, qui étaient tantôt recouvertes d'eau et tantôt découvertes.
L'eau salée pouvait s'y répandre, se retirer, s'évaporer et se concentrer.

Or, il se trouve que cet environnement intermédiaire, très salé, ni trop sec ni trop mouillé, est *idéal pour la formation des composés chimiques précurseurs de la vie* : les acides nucléiques, qui entrent dans la composition de l'ADN.
Sur la terre sèche, ils auraient été détruits par les ultra-violets, qui auraient cassé les liaisons chimiques. Dans les océans, ils n'auraient pu apparaître non plus.
Le phénomène des marées, en revanche, aurait permis aux formes les plus primitives de la vie d'apparaître. C'est ensuite dans ces zones que de nombreuses espèces vivantes se seraient développées, conservant dans leur biologie cette notion de cycle lié à la Lune.

Des animaux qui vivent au cycle de la Lune

Aujourd'hui, la Lune met 24 heures et 50 minutes pour faire le tour de la Terre. Elle provoque donc des marées de 12 heures et 25 minutes. Et de fait on observe des animaux, comme l'*Eurydice pulchra*, qui s'enfoncent dans le sable à marée basse et remontent à marée haute, toutes les 12 heures et 25 minutes.
Si vous les mettez en laboratoire, elles continuent quelques jours à ce rythme, y compris en l'absence de marée. Crabes, homards, huîtres, moules et diverses sortes de vers de mer et de poissons vivent également au rythme des marées, et donc de la Lune[4].
Mais la Lune aurait eu d'autres effets favorables sur la vie.

La Lune favorise la biodiversité

Bruce Bills, professeur de géodynamique à la NASA, explique que les marées dans les océans contribuent à faire circuler la chaleur des eaux tropicales vers les pôles :
« *Sans les marées provoquées par la Lune, les variations climatiques entre les âges glaciaires et interglaciaires auraient été moins extrêmes. Or, ces glaciations ont provoqué des migrations d'animaux et d'espèces végétales qui ont probablement contribué à accélérer la différenciation entre les espèces*[5]. »
La Lune aurait donc favorisé la biodiversité.

L'étonnant cycle mensuel de la Lune

Enfin, il existe un autre cycle lunaire, le temps qui s'écoule entre deux pleines lunes. Ce cycle dure 29,5 jours.
Que ces cycles de lune aient une influence sur l'être humain était autrefois un lieu commun. Bien sûr, les hommes avaient observé l'étonnante proximité entre le cycle de la femme et les cycles de la Lune.
L'astronome Ptolémée considérait comme une évidence que « *la Lune exerce son influence sur la plupart des choses du monde, car la plupart, animées ou inanimées, sont en sympathie avec elle et changent en même temps qu'elle.* »
Au XIXe siècle, les malades mentaux étaient séparés dans les asiles selon qu'ils étaient ou non « lunatiques ». Il était considéré comme une évidence que les « lunatiques » voyaient leurs problèmes s'aggraver à la pleine lune, qui les plongeait dans la plus grande agitation. Ils hurlaient, ce qui n'est pas sans rappeler évidemment la légende des loups-garous, ces personnes qui se changent en loup les nuits de pleine lune.
Ce sont ces légendes, ainsi que les plaintes fréquentes de leurs collègues et étudiants sur leurs problèmes d'insomnie les nuits de pleine lune, qui ont décidé les chercheurs suisses de l'université de Bâle à étudier les effets de la pleine lune sur le sommeil. Et en effet, ils ont constaté un lien fort entre un endormissement retardé, un sommeil agité, et des difficultés à se réveiller les nuits de pleine lune (voir l'étude publiée dans *Current Biology*, citée au début de cet article).
Une explication qu'ils avancent est que l'homme primitif risquait beaucoup plus d'être découvert et dévoré par les bêtes sauvages les nuits de clair de lune. Il aurait donc appris à avoir le sommeil plus léger à ces moments-là.

Les points d'ombre qui demeurent sur l'influence de la lune

En revanche, il semble faux que la Lune ait une influence sur les naissances, malgré ce qui se raconte dans les maternités[6]. Pas d'étude fiable non plus sur le fait que se faire couper les cheveux au moment de la lune croissante accélère la repousse.

Quant à la croissance des fèves, petits pois et autres légumes du potager, Noëlle Dorien, professeur d'horticulture ornementale et auteur du rapport *Jardiner avec la Lune : mythe ou réalité ?*, elle n'y croit pas. Selon elle, « *les pseudo tentatives d'explication du phénomène lunaire induisent les gens en erreur* ». Toutefois, elle reconnaît par ailleurs qu'il est « *difficile de réaliser des expérimentations valables sur les phases de la Lune car il n'y a pas de témoin possible : lors d'un semis en phase racine, par exemple, on ne peut pas avoir au même moment un jour "non racine" pour comparer les deux* ».
Il s'agit donc d'un problème de méthode scientifique ! Il n'y aurait pas de méthode permettant aux chercheurs de démontrer si les jardiniers qui cultivent selon la Lune ont tort ou raison !

Notes

1. *https://www.scientificamerican.com/article/moon-life-tides/*
2. *http://www.cell.com/current-biology/abstract/S0960-9822(1300754-9*
3. *http://www.sciencesetavenir.fr/espace/froids-records-sur-la-lune_33037*
4. *Moostruck*, Ernest Taylor, Oxford, 229 pages, 2016.
5. *http://www.sciencesetavenir.fr/espace/froids-records-sur-la-lune_33037*
6. *https://fr.wikipedia.org/wiki/Effet_de_la_Lune_sur_les_naissances*

La carotte, une invention moderne

La carotte orange, de forme allongée, que nous râpons, mettons dans nos soupes et donnons en purée à nos bébés n'est apparue *qu'après la machine à vapeur* !
Ce légume, volontiers considéré comme archaïque, ne s'est répandu qu'après 1830 sous la forme qu'on lui connaît actuellement. Avant cela, le mot « carotte » existait, mais c'était une appellation générale. Elle désignait toutes sortes de racines venant sous les plantes de la famille des ombellifères (comme la reine des prés, berce mais aussi fenouil, persil, céleri). Vous connaissez ces grandes plantes qui poussent dans les champs et qui forment un parasol (d'où leur nom qui vient de *umbrella,* parasol en latin et encore aujourd'hui parapluie en anglais).
Arrachez-les, vous constaterez que leur racine a vaguement la forme d'une carotte. Mais elle est toute petite, blanche, ou jaunâtre. Elle était utilisée par les Grecs pour ses vertus médicinales, mais certainement pas pour faire des carottes vichy ni du bœuf aux carottes !
En effet, cette racine a peu de goût et son centre est ligneux (comme du bois). Pas de quoi se régaler en dehors des temps de famine.

Comment la carotte orange est apparue

A force de sélection, les jardiniers d'autrefois ont fini par obtenir des carottes blanches et surtout *violettes* qui se sont répandues au

Moyen-Âge en Europe. Ces carottes violettes étaient riches en anthocyanes, un pigment antioxydant que l'on trouve aujourd'hui essentiellement dans les myrtilles.
La vérité est qu'on ne sait pas comment, soudain vers le XVIIe siècle, des carottes remplies de « carotéinoïdes », le pigment orange, sont apparues. Mais on le sait car on les voit parfois sur les natures mortes des peintres flamands.
Toutefois, selon le spécialiste Bernard Bertrand, ce n'est qu'en 1830 que les sélectionneurs parviennent à obtenir les carottes orange bien cylindriques telles que nous les connaissons aujourd'hui[1].

Pourquoi les saumons sont orange

Les caroténoïdes sont des pigments orange qui tirent leur nom de la carotte. Mais on les trouve dans d'autres plantes et en particulier dans le *plancton marin*. Les crustacés s'en nourrissent et se chargent ainsi de caroténoïdes. Liés à d'autres substances chez les crustacés vivants, ils sont incolores mais leur couleur orange se révèle lorsqu'on les fait cuire, donnant aux crevettes ou aux homards leur ton éclatant.
Or, les saumons sont des poissons carnassiers grands consommateurs de crustacés. C'est pourquoi leur chair a une couleur orange vif : elle est chargée de caroténoïdes qui se trouvaient dans les crustacés qui s'étaient nourris de plancton qui en était riche !
C'est exactement comme nous qui pouvons prendre une couleur orange si nous mangeons trop de carottes. (Mais attention, c'est toxique pour nous, non pour les saumons.)

Ramassez des carottes sauvages

J'ai dit plus haut que la carotte sauvage n'était pas fantastique au goût mais il y a une exception. Si vous prenez soin de les récolter à l'automne, avant que la plante ne monte en graine, vous pourrez vous régaler d'une racine tendre et douce à la fois.
Bernard Bertrand affirme que certaines d'entre elles « *possèderaient une saveur de réglisse et seraient plus sucrées encore que les carottes cultivées* ».

La carotte sauvage est une plante de 40 à 80 cm de haut. Ses feuilles sont finement découpées, avec de nombreuses petites fleurs blanches en ombelle et souvent une fleur rouge ou noire au centre. Elle a une grande tige creuse et velue. On la trouve dans les prairies et pelouses mi-sèches, au bord des chemins et des routes, voire dans les remblais. C'est une plante « pionnière », c'est-à-dire capable d'aller coloniser des zones encore dépourvues de végétation.

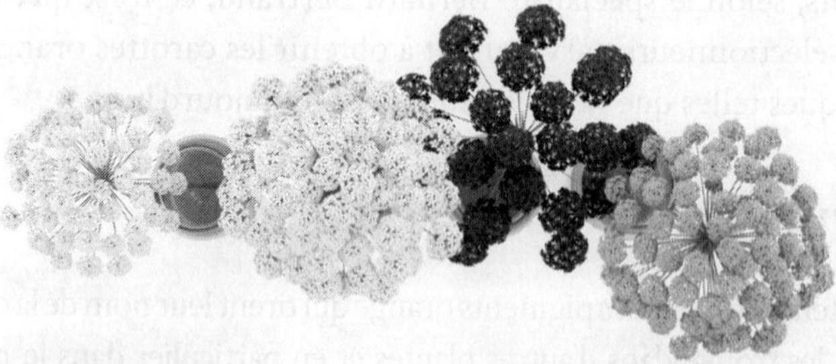

Attention à ne pas la confondre avec la ciguë, la plante toxique qui tua Socrate. Son ingestion provoque dans l'heure qui suit des troubles digestifs (surtout quand la racine est utilisée), des vertiges et céphalées, puis des paresthésies, une diminution de la force musculaire, et enfin une paralysie. Il est cependant très facile de les différencier car elles n'ont pas du tout la même odeur. Les feuilles de la carotte dégagent une odeur de carotte quand on les froisse.
Froissez les feuilles de ciguë, elles exhalent une odeur fétide, d'ail voire d'urine de rat dit-on (pour ceux qui connaissent cette désagréable odeur). Les feuilles de ciguë sont grandes, jusqu'à 40 cm, tandis que celles de carotte ne mesurent que 10 cm au maximum.

Guérir les aphtes

Boire une décoction de feuilles de carotte (une poignée pour deux verres d'eau) est un remède de grand-mère pour guérir les aphtes.
Les carottes sont riches en bétacarotène (provitamine A). Avec 25 g on couvre plus de la moitié du besoin quotidien de vitamine A. La teneur moyenne en vitamine C est de 7 mg par 100 g. Elle contient

aussi toutes les vitamines du groupe B sauf la B12 (présente uniquement dans les produits animaux).
Les minéraux apportés sont très nombreux, en particulier du calcium, magnésium, potassium et fer. La teneur en fibres alimentaires est importante, avec répartition presque égale entre fibres hydrosolubles (1 742 mg) et fibres non hydrosolubles (1 889 mg).

Lu sur Wikipédia au sujet de la carotte

« *Au sein de l'Union européenne, la carotte est, dans les textes réglementaires, classée comme un légume.*
Toutefois, un règlement précise que seuls les fruits peuvent servir de base à la confection de confitures. Pour protéger la confiture de carotte, une spécialité locale portugaise, la carotte a donc aujourd'hui le statut juridique d'un fruit et non d'un légume pour cette utilisation[2]. »

PS : *Mise en garde importante lorsque vous cueillez et manipulez des ombellifères* :
Les chenilles qui vivent sur les plans de carotte (et autres ombellifères) concentrent dans leur corps des molécules photosensibilisantes, c'est-à-dire qui rendent sensibles à la lumière.
Pour des raisons mystérieuses, ces molécules ne nuisent pas à la chenille. Par contre, les oiseaux qui mangent ces chenilles ont la peau qui devient extrêmement sensible à la lumière, à tel point qu'ils sont victimes de dangereuses brûlures par le soleil !
La berce du Caucase, une plante de cette famille récemment implantée chez nous, est *extrêmement dangereuse pour cette raison* : sa sève contient un produit aqueux fluide, incolore et indolore au moment du contact sur la peau. Mais exposez-vous alors au soleil, apparaîtront des brûlures douloureuses et des cloques qui laisseront parfois des cicatrices définitives.
Chaque année en France, des centaines d'accidents ont lieu. Prenez vos précautions et évitez de toucher la berce du Caucase à main nue ! C'est une plante courante dans les jardins car très décorative.
En cas de contact avec la peau, il faut éliminer la sève le plus rapidement possible, en prenant soin de ne pas étendre la surface de la

zone touchée. Enlever la sève de la peau avec un papier absorbant sans frotter, puis laver au savon, et rincer abondamment à l'eau l'endroit atteint. Ensuite, il faut éviter l'exposition de la zone touchée à la lumière durant plus de 48 heures.

Notes

1. Voir *Cueillettes sauvages* de Bernard Bertrand, Terra curiosa, p. 76.
2. *https://fr.wikipedia.org/wiki/Carotte#Statut_juridique*

Soignez votre lumbago sans médicaments

Le lumbago est la maladie psychosomatique par excellence. Le fameux « tour de reins » (autre nom du lumbago) n'est pas tant provoqué par un geste malencontreux que par un changement douloureux dans l'existence, qui a du mal à passer.

« *Êtes-vous en train de changer de maison, de travail, ou de conjoint ?* », pouvez-vous demander avec assurance à un collègue souffrant de lumbago. Parfois, ce n'est qu'un projet. Ou peut-être est-ce un décès, même d'un animal domestique, une séparation ou encore une nouvelle naissance dans la famille. Il est très probable en effet que, si vous en avez « plein le dos », des raisons objectives existent.

C'est sur elles, donc, qu'il va falloir travailler.

Travailler pour surmonter les problèmes objectifs dans votre vie

Pour surmonter les problèmes objectifs qui peuvent affecter votre vie, trois étapes sont nécessaires.

D'abord, reconnaître le problème. Cesser de nier, d'occulter. Regarder la réalité en face, même si elle est douloureuse, même si elle est inquiétante. Rappelez-vous ce que disait Alexandre Vialatte : « *L'avenir n'est jamais aussi sombre qu'on pouvait le craindre, ni aussi lumineux qu'on pouvait l'espérer.* » Je cite de mémoire. C'est une façon de rappeler avec humour que, au fond, quelles que soient nos craintes et nos espérances, la réalité finit en général par être assez banale. Faites le point avec un ami de confiance si vous avez du mal à savoir si vous regardez votre situation avec objectivité ou non.

Ensuite, se décider à agir. Rappelez-vous l'âne de Buridan qui, à force d'hésiter entre son picotin d'avoine et un seau d'eau, finit par mourir de faim et de soif. Il y a un temps pour la réflexion, mais il y a aussi un temps pour l'action. Une fois que vous aurez commencé à agir, la pression, l'angoisse de l'attente, la crainte de l'épreuve à venir vous sembleront moins écrasantes. Comme lorsqu'on se jette dans l'eau froide : une fois que c'est fait, tout devient plus simple.

Enfin, une fois dans l'action, continuez jusqu'à avoir au moins partiellement résolu votre problème. J'écris « partiellement » parce que la vie est compliquée et qu'il est rare de résoudre totalement de gros problèmes. Ainsi, en cas de rupture contrainte (contrat de travail, divorce, déménagement), il va sans doute falloir « faire contre mauvaise fortune bon cœur », car on ne se remet jamais totalement d'une épreuve traumatisante. Mais l'important est d'arriver à continuer à vivre, malgré les déceptions et les mauvais souvenirs, ce qui est un objectif réaliste pour la plupart d'entre nous.

Mais en attendant que cela aille mieux dans la vie, il est nécessaire d'agir pour rendre tolérable la douleur du lumbago, voire l'éliminer.

La méthode rapide

Si vous êtes pressé d'en finir avec votre douleur de dos, alors pas d'hésitation, *jeûnez 24 heures.*

Le lumbago est provoqué par une vertèbre lombaire (souvent la fameuse liaison L4-L5) qui se spasme, s'enflamme, puis « saute » comme un fusible. Or, c'est l'inflammation de l'intestin qui induit le lumbago. Car le stress commence dans les tripes.

Durant le jeûne, buvez de l'eau froide si vous avez soif, et de l'eau chaude légèrement salée si vous avez faim. C'est comme une soupe où l'on aurait oublié de mettre les légumes.

Le second geste d'urgence est la thermothérapie différentielle de Pierre Gardelle. Elle permet de « rentrer » les hernies discales. Elle consiste à placer sur l'endroit douloureux des glaçons enveloppés d'un linge mouillé.

En même temps, placer une bouillotte chaude aux pieds, le tout pendant une heure. Restez tranquille bien sûr, et de préférence au lit. D'ailleurs, il est possible qu'on n'ait pas le choix.
Lorsque vous recommencerez à manger, évitez tous les produits inflammatoires : produits laitiers, sucre blanc, viande rouge, farines raffinées.
Mettez en revanche des aliments anti-inflammatoires au menu : aliments riches en oméga-3, curcuma, gingembre, brocoli, graines de chia, ainsi que les légumes colorés riches en antioxydants : poivron rouge, jus de carotte et de betterave, céleri branche.
Buvez du thé vert et des boissons fermentées type kéfir.

Méthode classique de soulagement du lumbago

Repos : il faut se reposer et détendre la zone en appliquant au contraire de la chaleur, avec une bouillotte sur le bas du dos.
Huile essentielle : on peut utiliser l'huile essentielle de gaulthérie couchée : 3 gouttes trois ou quatre fois par jour en massages sur la zone endolorie.
Cataplasme d'argile : mélangez de l'eau chaude avec de l'argile verte. La pâte doit coller sans couler. Appliquez-la sur toute la zone lombaire et recouvrez d'un tissu (pour protéger vos vêtements ou vos draps), laissez agir au moins une demi-heure.
Cataplasme de chou et d'oignon : faire tiédir quelques feuilles de chou et d'oignons écrasés préalablement ébouillantés. Les poser en plusieurs couches et les maintenir en place à l'aide d'une gaze.
Plante : l'arnica est la plante favorite contre les blessures des sportifs, les coups, les entorses. Il existe de nombreux produits à l'arnica, sous forme d'extrait, en pommade ou sous forme homéopathique. Les différentes formes peuvent être combinées.
Vinaigre de romarin : les massages au vinaigre de romarin sont très utiles pour favoriser la circulation et la restauration des tissus traumatisés. C'est un remède simple à faire chez soi : il suffit de laisser des branches de romarin mariner dans du vinaigre de vin rouge, dans une bouteille fermée.
Exercice respiratoire : se coucher sur le dos sur un matelas posé au sol. On peut garder les jambes pliées si les allonger est douloureux. Imaginez que le bas de votre dos est comme un ballon de baudruche et qu'il faut

le gonfler dans toutes les directions en inspirant doucement. Continuer quelques minutes en étant pleinement conscient de toute la zone à gonfler. Enchaînez ensuite avec des exercices d'antéversion, rétroversion du bassin : toujours couché sur le dos, décollez légèrement le bas du dos en inspirant, pour l'amener en direction du plafond. Sur l'expiration, descendre le bassin jusqu'à coller la colonne vertébrale sur le matelas, voire lever légèrement les fesses pour enrouler la colonne vertébrale. Continuez plusieurs minutes.

Homéopathie :

- Toutes les heures, prendre 3 granules en 15 CH *d'Arnica montana*, de *Ruta Graveolens* et de *Rhus Toxicodendron*. Les doses seront espacées au fur et à mesure de l'amélioration des symptômes.
- Si le lumbago s'accompagne de sciatique, la prise de *Kalium bichromicum* (pour une sciatique gauche) ou de *Gnaphallium* (pour une sciatique droite) peut convenir à raison de 2 granules en 9 CH cinq fois par jour.
- Enfin, pour les douleurs chroniques, *Calcarea Fluorica* en 9 CH, à raison de 3 granules cinq fois par jour pendant deux jours, puis de 2 granules trois fois par jour pendant une dizaine de jours[1].

Thérapies avec ventouses : c'est une ancienne méthode thérapeutique chinoise. On applique des ventouses (petites tasses de verre dont l'intérieur a été chauffé avec une flamme) sur le corps. Elles aspirent la peau et une partie des muscles, ce qui ouvre les pores et améliore la circulation sanguine et lymphatique. En 10 à 15 minutes, la zone est moins enflammée et la douleur soulagée.

Note

1. *http://www.passeportsante.net/fr/Maux/Problemes/Fiche.aspx?doc=lumbago-les-approches-complementaires-du-lumbago*

Avant d'essayer les plantes médicinales

Contre la bronchite, il n'existe pas moins de 56 plantes.
Ce sont l'aconit napel, l'agripaume, l'ail, l'angélique, l'antennaire, l'asaret, l'asclépiade, l'aunée, le basilic, la boucage, la bourrache, la capucine, le chardon-Marie, le chou rouge, les chrysanthèmes, la ciguë, la consoude, le cresson, le diplotaxe, la drosera, l'erysimum, l'eucalyptus, le fénugrec, la galéopsis, la gléchome, la guimauve, l'hysope, la laitue, le laurier, la lavande, le marrube, la mauve, le mélèze, la moutarde, l'ononis, l'origan, le pavot, la persicaire, la pervenche, le peuplier, le pin et le sapin, le plantain, la polygala, la primevère, la sauge, le prunellier, la pulmonaire, la saponaire, la scabieuse, le sorbier, le sureau, le tilleul, le tussilage, la véronique et la violette.
« *C'est beaucoup trop !* », me direz-vous. « *Comment voulez-vous retenir tout ça ???* »
Eh bien, justement, c'est *tout l'intérêt des plantes médicinales* : la diversité, et même la multiplicité.
Car le jour où vous serez *vraiment* dans la nature à chercher une plante contre la bronchite, *vous serez bien content d'avoir le choix* !
S'il n'y avait que la primevère, et que vous aviez le malheur d'être au mois de novembre, bonne chance pour en trouver ! Ou des chrysanthèmes au printemps. Ou du mélèze dans le Pas-de-Calais.
La médecine par les plantes a ceci de particulier qu'elle est *faite pour la vie réelle.* Ce n'est pas une médecine de rêveurs, d'illuminés. C'est

la médecine des hommes *libres* et *indépendants.* C'est la médecine qui a permis à l'humanité de survivre en milieu hostile, pendant des milliers d'années.

Ce n'est pas une médecine pour *bourgeois de centre-ville.*

Avec les médicaments, c'est simple. Que vous soyez à Lille ou à Marseille, le 15 septembre ou le 15 mars, tout médecin peut vous prescrire, contre la bronchite, du Rhinatiol (sirop contre la toux), du paracétamol contre la fièvre (Doliprane, Dafalgan), éventuellement des fluidifiants (Broncoclar, Exomuc). Il vous suffira d'entrer dans la première pharmacie venue et de sortir votre carte Vitale.

C'est le système « *je ne pense pas, je consomme, je paie* », et cela arrange bien des gens, jusqu'à l'Etat qui prélève taxes, TVA et impôts.

Mais la médecine par les plantes, elle, vous donne toujours le choix. Elle fait appel à votre intelligence, et à votre esprit d'adaptation.

Il n'existe à ma connaissance aucune maladie pour laquelle il n'y ait qu'une seule plante médicinale, à l'exception peut-être des asthénies génésiques (soignée par la berce uniquement). Pour toutes les autres, la nature a très bien fait les choses : elle vous permet de maximiser vos chances de vous soigner là où vous vous trouvez.

Ce phénomène explique le problème inverse, qui déroute toujours les débutants : chaque plante a de multiples usages – et il est difficile de les retenir.

Si vous demandez à un herboriste « à quoi sert » telle plante, il vous répondra :

« *Eh bien c'est simple, cette plante est détersive, émétique, hémostatique et révulsive ! Elle a des vertus sialagogue, névrosthénique et sternutatoire. Vous pouvez bien sûr aussi vous en servir comme vésicant, antiodontalgique, et antidartreux.* »

Au début, c'est horriblement frustrant. Mais vous apprenez vite à vous y retrouver dans ce vocabulaire exotique.

Une plante détersive est une plante qui permet de nettoyer les plaies et qui provoque à leur surface une suractivité qui amène la cicatrisation. Il y en a des dizaines, les plus connues étant la prêle et la joubarbe. Mais il faut aussi mentionner la chélidoine, l'agripaume et la petite centaurée.

Une plante émétique est une plante qui fait vomir (racine de violettes, euphorbe, robinier...). Une plante hémostatique arrête les écoulements de sang dans les hémorragies.

Et ainsi de suite.

Apprendre le vocabulaire des plantes, c'est *apprendre à soigner tous les symptômes.* Car il existe des plantes qui font monter la fièvre, d'autres qui la font baisser ; qui augmentent ou diminuent la pression sanguine ; qui tendent ou qui détendent les muscles, qui font tousser ou qui arrêtent la toux.

Je pourrais continuer la liste à l'infini !

Mais l'important pour aujourd'hui est juste de retenir cette seule idée *simple* : la médecine par les plantes n'est pas de la médecine de supermarché, avec un seul produit fabriqué en série pour des millions de consommateurs, quels qu'ils soient, et vendu grâce à des pubs à la télé. Elle paraît mystérieuse et compliquée au départ. Mais plus vous y plongez, plus vous retrouvez votre *liberté.*

En cas de transpiration excessive

C'est injuste, mais après un même effort physique :

- certains dégoulinent comme une glace trois boules abandonnée sur un parking en plein mois d'août ;
- d'autres restent secs comme un coup de trique.

Mais quel est l'objectif ? Ne plus transpirer ? NON surtout pas !!!
C'est une fonction vitale de notre corps aussi importante que de *respirer*.
Donc on n'y touche pas ! Cessons ces agressions envers notre corps, cessons de vouloir le maîtriser, le faire plier sous notre autorité… selon nos envies.
Notre corps est un sanctuaire, un temple sacré à honorer chaque jour, à respecter et à comprendre.
Il faut donc avant tout comprendre notre transpiration.

Nous ne sommes pas égaux devant la transpiration

Les personnes en surpoids et obèses transpirent plus. Normal : leur graisse agit comme un isolant contre le froid. La transpiration sert à refroidir le corps, mais la graisse freine le phénomène.
De plus, les personnes en surpoids ou obèses ont, par définition, une plus forte masse corporelle. Elles mettent plus longtemps à refroidir,

de même que le moteur d'un camion refroidit plus lentement que celui d'une mobylette.
Enfin, elles doivent faire *plus d'efforts que les autres* pour transporter leurs kilos en trop, ce qui les fait transpirer, de la même façon que porter un sac-à-dos augmente la transpiration quand on marche.
Les sportifs, par contre, donnent l'impression de moins transpirer que les autres, face au même effort. En réalité, leur transpiration est plus régulière, mieux étalée. Elle est donc plus efficace et s'évapore au fur et à mesure, ce qui fait qu'ils sont moins facilement trempés de sueur et dégoulinants. Dès qu'ils commencent un effort, le mécanisme de transpiration démarre, permettant de réguler leur température interne plus rapidement.
Les personnes nerveuses transpirent plus que les autres parce que leur nervosité déclenche la production d'adrénaline qui tend les muscles, contracte les artères. Ces efforts musculaires produisent de la chaleur, nécessitant d'être compensée par la transpiration.
Mais la transpiration ne sert pas uniquement à nous rafraîchir en faisant évaporer de l'eau sur notre peau pour évacuer des calories.
La transpiration permet aussi de :

- maintenir l'hydratation de notre peau ;
- évacuer les excès de sels et d'électrolytes. Les électrolytes sont les minéraux (magnésium, calcium, sodium et potassium) qui régulent la circulation de l'eau dans notre sang, nos muscles et nos cellules.

Aliments qui font transpirer

Le simple fait de manger provoque de la production de chaleur dans le corps. En effet, digérer les aliments consiste à casser des liaisons chimiques, ce qui produit de la chaleur, exactement comme une combustion de gaz ou de bois.
Le phénomène est le plus fort avec les protéines (viandes, poissons) car ce sont des molécules plus complexes. Il est bien sûr amplifié si l'on mange chaud, ou si l'on boit des boissons chaudes.

C'est pourquoi les Bédouins dans le désert boivent du thé chaud : cela les fait transpirer, ce qui les rafraîchit !!

Autres produits faisant transpirer

L'alcool, la caféine et le tabac augmentent le rythme cardiaque et le métabolisme, et aboutissent eux aussi à une hausse de la température interne, ce qui fait transpirer.
Le piment a un effet similaire mais court : il contient de la capsaïcine qui donne une impression de coup de chaud. L'impression de brûlure du piment dans la bouche peut être atténuée en buvant du lait froid, car le lait contient des protéines qui ont un effet détergent sur la capsaïcine.
Les médicaments comme l'insuline et l'aspirine font transpirer.
Les personnes qui transpirent intensément alors qu'elles ne font rien (en écoutant de la musique, par exemple) ou sur des zones très ciblées du corps, doivent consulter un médecin. Cela peut être le signe d'une maladie rare comme le lymphome, la tuberculose ou le virus du Sida.

Maîtriser le flot

Pour maîtriser le flot de transpiration, la première mesure est évidemment de bien choisir ses vêtements : amples, en textile naturel.
Perdre du poids. Faire de l'exercice physique plus régulièrement diminue et régule la transpiration ; vous êtes moins facilement dégoulinant.
Mais au-delà de l'humidité et des « rillettes » (ou auréoles) sous les bras, le problème de la transpiration est évidemment… l'odeur.

Deux sortes de transpiration

La transpiration sur la plus grande partie du corps ressemble à de l'eau légèrement salée, et sèche sans causer d'autre problème.
Mais certaines zones comme les aisselles, les aines, autour du nombril, possèdent des glandes sudoripares (produisant de la transpi-

ration) spéciales. Elles émettent une transpiration grasse, odorante et même... malodorante car des bactéries y prolifèrent.
Notez que ces odeurs ont une fonction sociale, par exemple le bébé est apaisé par l'odeur de sa mère. La transpiration masculine aurait de nombreux effets positifs sur les femmes comme améliorer l'humeur, ou se synchroniser avec le cycle menstruel.
Toutefois, le fait est que cette transpiration qui sent, on ne peut pas se permettre de simplement la laisser sécher. Il faut se doucher, se laver avec un savon doux, et pour la plupart des personnes *mettre du déodorant sous les aisselles.*

Déodorants classiques : attention danger !

Tous les déodorants du commerce traditionnel sont des horreurs de cocktails chimiques, des *cancers du sein à retardement.*
Hier c'était les paraben, aujourd'hui ce sont les sels d'aluminium. Et demain ?
Personnellement, je préfère ne pas attendre qu'on découvre un nouveau composant toxique. Et quelle perte de temps de devoir se tenir au courant de toutes ces choses ou de devoir vérifier les composants de chaque flacon.
Partez d'un principe simple : « Je ne mets pas sur mon corps des produits que je ne connais pas ».
C'est un principe de bon sens qui facilite la vie. Prenons une bouteille de déodorant quelconque, retournez-la : Butane/isobutane/propane, Triethyl citrate, Ethylhexyglycerin, Benzylheptanol ... STOP ! Test raté.

Le meilleur déodorant naturel

Le meilleur déodorant naturel est le bicarbonate de soude.
Eh oui, ce produit bon à tout faire est, entre autres, utilisé par les peintres professionnels pour éliminer les émanations de peintures. Il vient à bout des odeurs des chaussures et même de l'odeur de pipi de chat dans la litière !

C'est dire qu'il suffira largement à éliminer toute odeur sous les aisselles. Une petite dose suffira pour vous embaumer le corps, vous préserverez vos vêtements qui auront moins besoin de passer au lave-linge et n'auront plus de traces jaunes, vous n'aurez plus aucune angoisse en levant les bras en soirée.

Mais attention : le bicarbonate à gros grains de supermarché décape les aisselles. Il vous faut un bicarbonate de soude fin, à très petits cristaux, tel que celui qui est vendu à Biocoop et certainement dans les autres boutiques bio.

Le mode d'emploi est tout simple : après la douche, sur aisselles sèches, mettez-en sur votre main et frottez doucement vos aisselles. Audessus du lavabo, faites tomber l'excédent pour n'avoir plus qu'une fine pellicule. Frottez jusqu'à ce que ce ne soit plus blanc.

Si vous avez le temps et l'envie de vous fabriquer un produit plus sophistiqué et parfumé, suivez la recette suivante :

Ingrédients :

- 2 cuillerées à soupe de bicarbonate de soude
- 6 cuillerées à soupe de fécule de maïs
- 10 gouttes d'huile essentielle d'arbre à thé (Tea Tree)
- 3 cuillerées à soupe d'huile de noix de coco

Dans un récipient, mélangez le bicarbonate de soude, la fécule et l'huile d'arbre à thé. Ajoutez l'huile de noix de coco et remuez jusqu'à obtenir une pâte.

Vous pouvez ajouter à votre goût des huiles essentielles parfumées comme celle de lavande, d'eucalyptus, de bois de santal ou de rose. Quelques gouttes suffisent.

Mettez le produit dans un petit pot à couvercle qui tiendra dans votre armoire de salle de bain. Placez ce pot au réfrigérateur le temps de faire « prendre » la pâte qui peut être trop légère et crémeuse au départ, mais elle durcira avec le temps.

Avril

Femme en surpoids ou attirante ?

À la vue d'une femme aux formes généreuses, ma mère avait une expression : « *Elle est appétissante !* »
Je vous parle bien sûr d'un temps ancien, révolu, dépassé. C'était il y a des *décennies* ! Car aujourd'hui, pour être « bien », pour se sentir « comme il faut », une femme doit avoir la peau sur les os.
J'ai tapé « belle femme » sur mon moteur de recherche Google. Et voici les premières photos qui tombent :

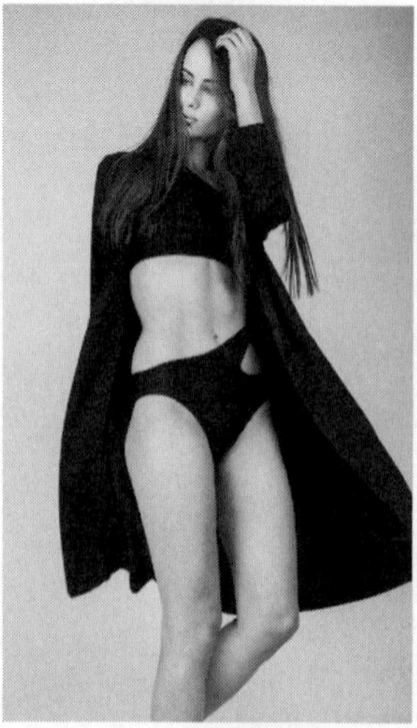

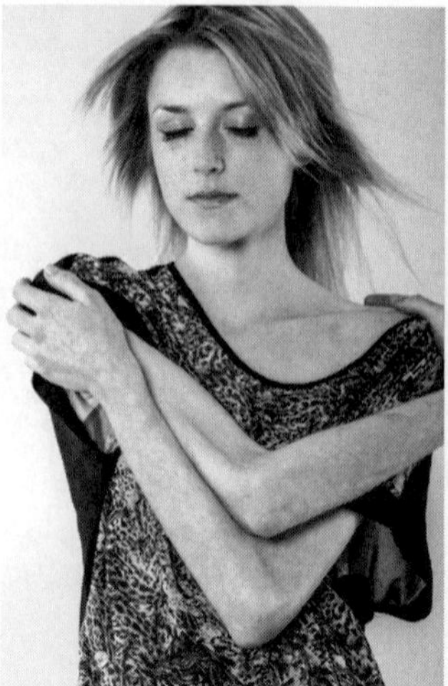

Hormis trois courbes bien placées, ce sont des corps d'adolescentes pré-pubères.
On nous explique que non seulement c'est ça qui est beau, mais c'est aussi ça qui est sain, tout kilo en trop étant signe de mauvaise santé.
Et pourtant, les dernières études scientifiques montrent qu'un poids *considéré comme sain* selon les critères de l'Organisation mondiale de la santé (OMS) entraîne *plus* de risques de décès et de démence sénile !
C'est à n'y rien comprendre !

Pas assez gros = plus de risques de mourir

L'OMS utilise l'indice de masse corporelle (IMC) pour estimer la corpulence d'une personne. Il s'agit d'une équation compliquée. Vous devez diviser le poids de la personne, en kilos, par le carré de sa hauteur, en mètres. Par exemple, une personne pesant 95 kg et mesurant 1,81 m a un IMC de 29 (95 divisé par 1,81 x 1,81). L'OMS considère que vous êtes normal si votre IMC se situe entre 18,5 et 25.
À vue de nez, les femmes sur les images ci-dessus ont un IMC inférieur à 20.
Dès que vous dépassez 25, vous êtes considéré comme *en surpoids.* Le problème est que, à ce petit jeu, la moitié de la population française est en surpoids ou plus.
Cela veut-il dire que toutes ces personnes ont un *problème* ?
Oui, elles ont certainement *un problème d'image, et d'acceptation de soi* puisque tout le monde leur dit, y compris la médecine, qu'elles sont trop grosses.
Mais ont-elles un problème de santé ?
Pas forcément, *au contraire.*
En 2013, une méta-analyse de 97 études couvrant 3 millions d'individus dans le monde et 270 000 décès montre que le taux de mortalité des individus *en surpoids* (IMC de 25 à 30) est de 6 % inférieur à ceux pesant un poids normal[1].
Une énorme étude qui vient de paraître dans *The Lancet* montre que les personnes considérées comme « en surpoids » ont *moins de risques*

de démence en vieillissant. Cette étude a porté sur 2 millions d'hommes et de femmes, suivis pendant 20 ans[2].

Le cerveau en famine

Il semble donc que les personnes trop minces ont le cerveau qui souffre de famine. Plus les personnes sont obèses, mieux elles gardent leurs facultés intellectuelles.

Ainsi les personnes ayant un IMC supérieur à 40 ont 29 % moins de risques de démence sénile que les personnes ayant un poids « normal », considéré comme sain.

Loin de moi l'idée de vous encourager à devenir obèses… mais ces études questionnent les idées reçues médicales autour des problèmes de silhouette, qui sont devenus l'obsession de notre société.

Nos critères de beauté sont fous

Les critères de beauté sont un sujet incroyablement compliqué et intéressant.

En effet, nous n'y pouvons rien : nous sommes forcément dominés par les effets de mode de notre époque.

Qui que nous soyons, nous ne pouvons pas nous empêcher de trouver sexy les mannequins qui jaillissent partout sur nos écrans, nos panneaux de publicité, nos magazines. Par exemple :

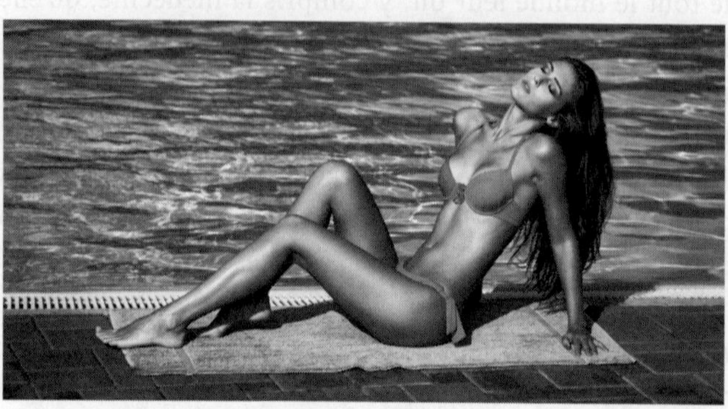

N'importe qui trouvera cette femme magnifique. Mais bien sûr, elle n'existe pas dans la réalité. Ces images de mannequins irréels que nous voyons partout sont *toujours* retouchées sur Photoshop pour égaliser le bronzage, effacer les imperfections, affiner les lignes.
La photo ci-dessus est un bon exemple : on voit bien que la peau, le visage, la poitrine, le ventre, les bras, les jambes, les cheveux, tout a été retouché, *tout est faux.*
Nous trouvons la photo attirante malgré tout. Mais avons-nous conscience de l'univers qui sépare ces photos des représentations de la beauté féminine à travers les âges ??
Vénus, la déesse de l'Amour, a pris les apparences les plus variées à travers le temps. La Vénus de Willendorf est une statuette de calcaire retrouvée en Autriche. On estime qu'elle date de 23 000 ans avant l'ère chrétienne. Elle n'est pas un cas à part car les Vénus préhistoriques sont toujours *très* corpulentes.
Voici à quoi elle ressemble :

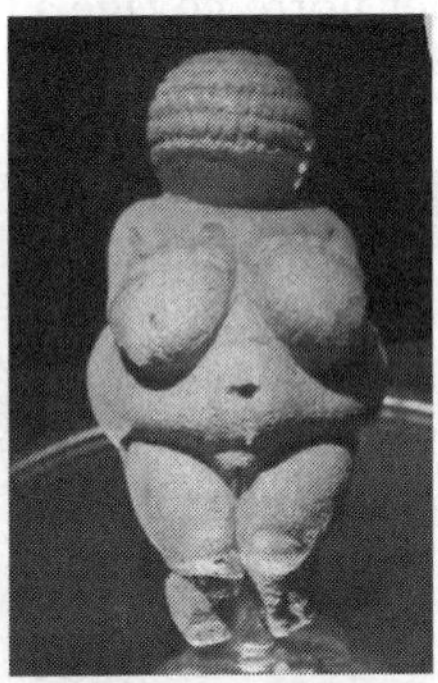

Certes, me direz-vous, mais ce sont des hommes préhistoriques. Des sauvages quoi, presque des singes !! Pas étonnant qu'ils n'aient pas eu les mêmes critères que nous.
Peut-être.
Mais alors prenons les *Grecs de l'Antiquité,* universellement reconnus comme une des civilisations les plus raffinées. L'idéal de la beauté féminine n'était plus pour eux aussi « mastoque » que celui des hommes préhistoriques.

Mais la célébrissime Vénus de Milo n'en était pas moins une redoutable matrone.
Dotée de joues rebondies et de larges épaules, sa silhouette et surtout son ventre seraient aujourd'hui un *obstacle définitif* à toute velléité de carrière au cinéma ou même dans la chanson !!!

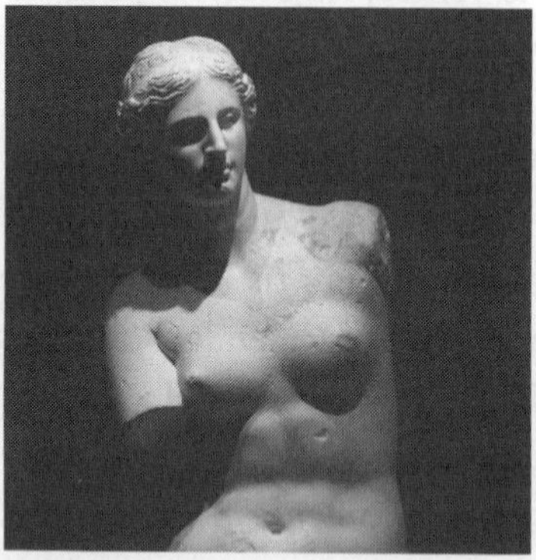

Et nous pouvons continuer notre voyage à travers les âges…
Voici la *Vénus au miroir* de Titien (XVIe siècle) :

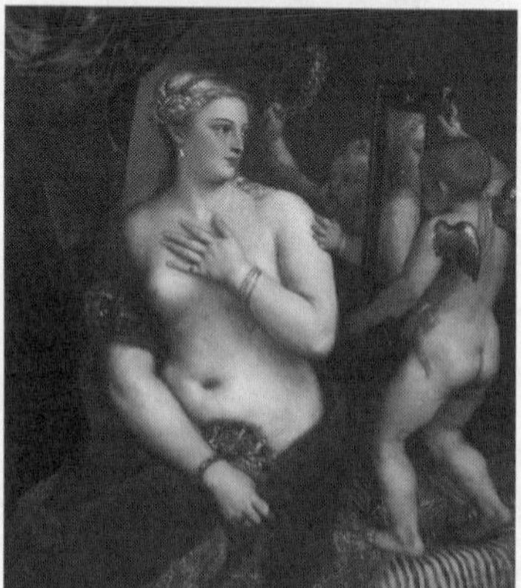

Un diététicien la mettrait immédiatement au régime sans graisse, et son médecin sous médicaments anticholestérol : « *Mais enfin ma p'tite dame, avec un ventre pareil, vous allez droit à l'infarctus !* »

Et je ne parle pas de l'autre *Vénus au miroir,* celle de Pierre-Paul Rubens (XVIIe siècle) :

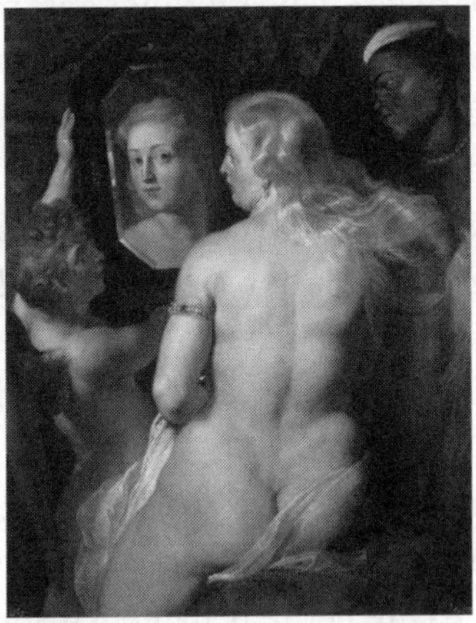

Cette fois, nous parlons d'un indice de masse corporelle qui avoisine largement les 40 !!!
Nul doute que cette femme se ferait fusiller par son cardiologue. Il lui imposerait dans l'urgence un régime de statines (médicaments anti-cholestérol) et de brocolis à la vapeur, et sans huile d'olive !! Peut-être même appellerait-il l'ambulance, les pompiers, pour lui faire d'urgence un triple pontage préventif !
Mais cela me fait bien rire de penser que nous sommes devenus si fous.
J'ai signalé plus haut les études scientifiques qui montrent que les personnes prétendument en « surpoids » ont en fait moins de risques de mortalité et de démence. Cela prouve à quel point nos critères de maigreur sont absurdes.
Mais il y a un autre sujet, tout aussi sérieux…

Où est le plaisir vrai ??

Quel homme ne connaît (ou ne désire !) la volupté intense et la douce chaleur d'une femme aux chairs généreuses ? Les jeunes, oui, qui n'ont

pas l'expérience, qui se laissent abuser par les images de mannequins taillés comme des porte-manteaux qu'on leur vend sur papier glacé.
Mais lorsque vous partagez pendant vingt ans, trente ans, cinquante ans, le lit d'une femme aimante... Que pendant toutes ces années, vous trouvez dans ses bras le réconfort, la tendresse, le repos, malgré toutes les vicissitudes de la vie...
Que vous réalisez que ce réconfort était en fait une *nécessité*. Que sans doute, vous n'auriez pas eu la force d'affronter les épreuves si vous n'aviez pas connu avec elle le « repos du guerrier », tant de fois généreusement accordé... Que l'homme est faible, donc, sans l'affection vraie d'une femme.
Et quant aux femmes, je ne peux parler de ce que je ne connais pas. Mais les hommes en surpoids léger ne sont-ils pas plus rassurants, sympathiques ? Une petite bedaine n'inspire-t-elle pas plus de confiance ? N'a-t-on pas plus envie de *s'amuser* avec un homme « bien bâti » et de *rire* avec un homme un peu enrobé ??
Aujourd'hui, on en demande toujours plus aux femmes : s'occuper du foyer, des enfants, assumer des responsabilités professionnelles et, par-dessus tout, être belle tout le temps en toutes circonstances. La pression sociale liée aux critères esthétiques de notre époque me semble trop lourde à porter et incompatible avec les rythmes de vie de chacune. Quel soulagement pour les femmes de pouvoir assumer librement, sans complexe, leurs quelques kilos en trop, leur cellulite naissante, leurs bourrelets apparents. Aimez-vous comme vous êtes, chères lectrices.
Je ne dis évidemment pas de se laisser aller, de se goinfrer. J'insiste constamment dans cette lettre sur l'importance d'une vie saine, ce qui implique souvent certaines restrictions.
Pour autant, rien de bon ne peut se construire sur le mensonge, il me semble, le mensonge publicitaire des femmes « truquées par ordinateur », uniformément minces.
C'est au fond un peu comme la nourriture industrielle : dès que c'est standardisé, uniformisé, c'est aussi stérilisé, appauvri et en général *pas bon pour la santé*.

Alors sur les formes, les rondeurs… je préconise de revenir aux vraies valeurs.
Celles qui durent, qui sont intemporelles. Celles qu'avaient bien comprises nos peintres, nos sculpteurs antiques… et nos ancêtres préhistoriques !

Notes

1. Katherine M. Flegal, *Association of All-Cause Mortality With Overweight and Obesity Using Standard Body Mass Index Categories*, JAMA, vol. 309, no 1, 2 janvier 2013, p. 71 (DOI 10.1001/jama.2012.113905).
2. N. Qizilbash, J. Gregson, M. E. Johnson, et al., BMI and risk of dementia in two million people over two decades: a restrospective cohort study, 9 avril 2015, *www.thelancet.com*

L'origine secrète de la chimiothérapie

Le récit qui va suivre sur l'origine de la chimiothérapie n'est pas secret en soi. Vous pouvez le trouver dans tous les manuels d'histoire de la médecine.

Seulement, peu de patients en ont entendu parler.

En ce sens, c'est un secret jalousement gardé dans les milieux médicaux.

Pourtant, il est indispensable de connaître cette histoire pour comprendre comment fonctionne la chimiothérapie contre le cancer. Tout patient devrait avoir le droit de l'entendre avant de commencer son traitement.

Le début de l'histoire de la chimiothérapie remonte à l'automne 1917. Nous sommes dans les mois les plus sinistres de la Première Guerre mondiale, qui a déjà fait des millions de morts pour rien. La scène se déroule dans la ville d'Ypres, dans la campagne flamande autrefois riante, aujourd'hui ravagée par la guerre de tranchées.

Les tirs d'artillerie ont enfin cessé. Plus de 5000 soldats alliés (essentiellement des Français, des Belges et des Canadiens) se reposent. Soudain, ils voient arriver sur eux des nappes de gaz verdâtre portées par le vent. Elles ont été lâchées par des machines inconnues manipulées par les Allemands, à quelques centaines de mètres de là. Personne ne se doute qu'il s'agit d'une nouvelle arme de destruction massive : le « gaz moutarde », la première arme chimique.

Quelques instants plus tard, ce n'est plus qu'un concert de hurlements, le spectacle abominable de milliers de corps brûlés vivants se tortillant sur le sol. Le gaz moutarde, au contact de la peau, forme d'énormes cloques. Les muqueuses sont attaquées, les yeux, lèvres et poumons brûlés. Toutefois, les hommes ne meurent qu'au bout de quelques jours d'infections généralisées et d'hémorragies. Ainsi que l'observeront les médecins, le gaz moutarde a l'effet épouvantable de *détruire la moelle osseuse,* supprimant les défenses immunitaires des victimes et stoppant le renouvellement des cellules sanguines.

Cette histoire me touche de près car mon arrière-grand-père était présent à la bataille d'Ypres. Par chance, il était monté au clocher de l'église pour observer le champ de bataille lorsque le gaz moutarde fut largué par les Allemands. Le gaz étant resté au ras du sol, il fut épargné.

Interdites par la Convention de Genève de 1925, les armes chimiques continueront néanmoins à être produites et utilisées. En 1943, les Allemands coulent un navire américain au large des côtes italiennes, près de Bari. Les cales de ce bateau sont bourrées de gaz moutarde qui se répand. Le médecin-colonel Steward Alexander, examinant les matelots tués par la catastrophe, confirmera que l'effet mortel du gaz moutarde vient de l'effondrement du nombre de globules blancs dans leur sang après quelques jours.

Il n'en fallait pas plus pour donner une étrange idée à deux jeunes scientifiques, Alfred Gilman et Louis Goodman de l'université de Yale, aux Etats-Unis, qui contribuaient au programme secret de recherche américain sur les armes chimiques (Chemical Warfare Service).

Puisque le gaz moutarde détruit les globules blancs, ne pourrait-il pas servir à traiter les enfants souffrant du cancer du sang, ou leucémie, qui se caractérise par une prolifération incontrôlée des globules blancs dans le sang ?

C'est ainsi que naquit la première chimiothérapie. Nous allons raconter l'histoire mais il faut d'abord faire un rappel sur la leucémie.

La leucémie, maladie du sang blanc

La leucémie lymphoblastique aiguë est un cancer du sang qui touche surtout les enfants vers l'âge de 4 et 5 ans. Elle est provoquée par une maladie de la moelle osseuse.

On a du mal à imaginer qu'il puisse se passer quoi que ce soit d'intéressant dans notre moelle. Elle paraît isolée du reste du corps par le mur épais, dur et apparemment impénétrable des os qui l'entourent.

En réalité, nos os sont poreux, et notre moelle joue un rôle indispensable : elle fabrique les cellules de notre sang. Nos os laissent passer les cellules de sang fabriquées dans la moelle, qui rejoignent le flux sanguin et le régénèrent. Il existe trois principaux types de cellules sanguines fabriquées par la moelle osseuse :

- les globules rouges, très connus car ce sont eux qui donnent au sang sa couleur écarlate ; ils servent à transporter l'oxygène de nos poumons vers les cellules ;
- les plaquettes, qui servent à faire coaguler le sang ;
- les globules blancs, qui sont les soldats qui protègent notre organisme. Les globules blancs sont aussi nommés leucocytes (en grec ancien *leucos* veut dire blanc et *cyte* veut dire cellule).

Malheureusement, il arrive parfois que les cellules de la moelle osseuse deviennent folles et se mettent à proliférer : c'est le cancer du sang, ou leucémie. La moelle osseuse se met à fabriquer tant de globules blancs que le sang lui-même devient blanchâtre. Les médecins du XIXe siècle qui ont observé cela pour la première fois ont donc appelé cette maladie la leucémie, qui veut dire « sang blanc » en grec, de *leucos,* blanc, et *hemos,* le sang.

La leucémie, une maladie mortelle à 99,93 %

Si les globules blancs se multiplient en cas de leucémie, il n'en va pas de même des autres cellules sanguines.

Le nombre de globules rouges baisse, entraînant une anémie qui se manifeste par un teint pâle et une grande fatigue. Le nombre de plaquettes baisse aussi, provoquant des risques d'hémorragie puisque le sang ne parvient plus à coaguler normalement.

Au moins, pensera-t-on, le grand nombre de globules blancs assure-t-il une protection maximale contre les infections. Malheureusement, ce n'est pas le cas. Au contraire, ces globules blancs si nombreux sont immatures et ne font même plus leur travail d'immunité. Le patient risque

alors les infections et en particulier la septicémie, une infection généralisée mortelle.
La leucémie fut partiellement vaincue, on va le voir, en 1971, grâce à un traitement de chimiothérapie permettant de guérir 50 % des cas. Mais jusque-là, c'était une maladie terrible et mortelle à 99,93 %. Les médecins de l'après-guerre n'avaient aucun traitement. Ils ne pratiquaient même pas la transfusion sanguine (remettre au malade un sang sain venant d'une autre personne) car cela ne faisait que prolonger inutilement les souffrances des malades.
Le défi médical du traitement de la leucémie est que les cellules qui se mettent à proliférer dans la moelle osseuse ne présentent qu'une différence infime avec les cellules saines. Leur capacité à se multiplier trop vite ne vient que d'une minuscule mutation du code se trouvant sur le ruban d'ADN caché à l'intérieur de leur noyau.
Ainsi, si l'on cherche à détruire les cellules cancéreuses avec un produit, les cellules saines mourront aussi. Le problème fut résumé ainsi en 1945 par un grand chercheur sur le cancer, le Pr W. H. Wolgom : « *Les personnes qui n'ont pas de formation en chimie ou en médecine peuvent ne pas réaliser combien le problème est réellement difficile. Il est presque, pas tout-à-fait mais presque, aussi dur de trouver un produit qui dissoudrait l'oreille droite mais pas l'oreille gauche.* »

Le gaz moutarde testé sur un patient cancéreux

Malgré cette difficulté apparemment insurmontable, nos deux chercheurs du Service de la guerre chimique décidèrent de tester les effets du gaz moutarde sur des souris souffrant de lymphome, un cancer des ganglions lymphoïdes qui produit lui aussi une prolifération de globules blancs (lymphocytes).
Et de fait, « *après seulement deux administrations du composé, la tumeur commença à s'amollir et régresser jusqu'au point de ne plus être palpable* ».
Le résultat était suffisamment encourageant, selon les deux chercheurs, pour justifier des essais sur l'être humain.
Nous sommes en effet en plein dans l'époque où la recherche médicale est entrée dans l'ère moderne. Les nouveaux chercheurs estiment qu'il

est devenu éthique de faire courir des risques aux malades à partir du moment où cela permet d'améliorer leur connaissance de la maladie et qu'existe l'espoir de déboucher sur des traitements pour les patients suivants, même si cet espoir est faible.

Ceci est en contradiction avec la vision classique du médecin qui s'engageait, en prêtant le serment d'Hippocrate à « d'abord ne pas nuire » à son patient (« *primum non nocere* »). Mais ce serment était-il respecté dans les faits par une profession qui pratiquait à grande échelle les saignées, les purgations, les prétendus « traitements » au mercure, à l'arsenic et à l'antimoine (des poisons violents), sans la moindre preuve scientifique d'efficacité ?

Toujours est-il qu'Alfred Gilman et Louis Goodman décidèrent d'essayer leur idée sur un patient. C'était un homme, J.D., de 48 ans, souffrant d'un lymphome. Il reçut des injections de gaz moutarde en intraveineuse. Il réagit au début comme les souris : ses tumeurs disparurent en dix jours. Un mois plus tard, elles avaient réapparu, et il fut traité à nouveau au gaz moutarde. En fait, comme on pouvait s'y attendre, l'arme chimique avait détruit sa moelle osseuse en même temps qu'elle avait détruit le lymphome, et comme les malheureux soldats, J. D. mourut. Selon les médecins, le traitement n'avait pas ralenti sa maladie. Au contraire, « *sa mort fut hâtée par les effets indésirables du médicament sur sa moelle osseuse* », autrement dit ses globules rouges et ses plaquettes avaient aussi été détruits.

Le patient suivant eut encore moins de chance : le traitement n'eut aucun effet sur sa tumeur. Par contre, il détruisit totalement sa moelle osseuse, causant sa mort.

Le gaz moutarde fut déclaré « *bien trop toxique* », même pour le traitement du cancer. Mais l'expérience des souris et du premier malade qui avait semblé connaître une rémission avant de mourir, puisque leur cancer avait effectivement régressé, avait frappé les esprits.

Des chimistes commencèrent donc à « travailler » sur le gaz moutarde pour le modifier et créer des molécules légèrement différentes dont l'une, espérait-on, aurait le même effet sur les tumeurs tout en étant moins destructrice pour la moelle osseuse.

Le Service de la guerre chimique de l'armée américaine reconverti en centre de recherche en chimiothérapie

Ces recherches eurent lieu au Service de la guerre chimique de l'armée américaine, sous la direction du Dr Cornelius Rhoads.

Ce service fut fermé en 1945 mais les installations et tout le personnel furent reconvertis en centre de traitement du cancer. Deux philanthropes américains, Alfred Sloan et Charles Kettering, firent une donation en 1948 pour poursuivre les travaux et c'est ainsi que naquit l'Institut Sloan-Kettering, qui fait toujours référence aujourd'hui dans le traitement du cancer.

À force d'essais, ils découvrirent en effet des substances dérivées du gaz moutarde qui étaient moins toxiques et pouvaient être utilisées pour réduire les tumeurs en limitant les effets indésirables pour le patient. C'est ainsi qu'apparut le premier groupe de médicaments de chimiothérapie, incluant le thiotépa (1950), le chlorambucil (1953), le melphalan (1953) et la cyclophosphamide (1957), encore utilisés aujourd'hui.

Le melphalan, combiné avec des corticoïdes, est utilisé dans le traitement du myélome, une autre forme de cancer de la moelle osseuse. Le melphalan ne diffère du gaz moutarde que parce que les chimistes ont remplacé un atome de soufre par un groupement azoté.

Mais il allait s'avérer que le traitement de la leucémie ne réussirait pas avec une seule catégorie de médicaments. C'est l'administration d'une combinaison de produits qui allait permettre de vaincre la maladie.

Découverte du méthotrexate

Peu après la découverte des effets du gaz moutarde sur la leucémie, un chercheur de Harvard, Sydney Farber, s'aperçut que ses jeunes patients leucémiques mouraient plus vite lorsqu'il leur donnait de l'acide folique (vitamine B9).

Au lieu d'abandonner immédiatement le traitement, il eut l'idée suivante, qui paraît évidente aujourd'hui, mais qui était absolument géniale : puisque l'acide folique accélère le décès, alors une substance qui bloquerait l'action de l'acide folique pourrait peut-être guérir les malades ?

En collaboration avec Harriett Kilte et les chimistes des Laboratoires Lederle, Farber mit au point l'aminopterine, puis l'amethopterine (méthotrexate), une substance « anti-folate » qui, en effet, se révéla efficace pour bloquer la prolifération des cellules cancéreuses.

En effet, les cellules ont besoin d'acide folique pour se reproduire. En donnant de l'acide folique à ses patients, Farber avait sans le savoir « nourri » les cellules cancéreuses en leur permettant de se multiplier encore plus vite.

D'autres médicaments antileucémiques furent encore découverts pendant cette période : le 6-mercaptopurine (6-mp) et un alkaloïde, extrait de plante tropicale, la vincristine.

Toutefois, ces produits seuls continuaient à causer plus de tort que de bien aux malades. En 1967, après 20 ans d'essai, une enquête sur 1000 enfants traités pendant la période révéla que *seuls deux d'entre eux pouvaient considérer avoir été « guéris »*, c'est-à-dire avoir survécu plus de 5 ans.

La lutte contre la leucémie semblait donc désespérée.

Le traitement de la leucémie

C'est à un ancien du Service de la guerre chimique, le Dr Howard Skippper du Sloan-Kettering Institute, que nous devons le protocole de traitement qui permit de faire passer le taux de survie à 5 ans des enfants leucémiques de 0,07 % en 1945 à 71 % aujourd'hui.

Influencé par la culture militaire, il comprit que la leucémie ne pourrait être vaincue que par une éradication totale de l'ennemi : les cellules cancéreuses dans la moelle osseuse.

Il fallait être prêt, aussi bien en pratique que psychologiquement, à pratiquer sur les patients une *guerre totale*, en recourant aussi bien aux armes chimiques (chimiothérapie) qu'à l'arme nucléaire (radiothérapie), en ne s'imposant qu'une seule limite : que le traitement s'arrête juste avant de tuer le malade.

Il fallait pour cela accepter de fermer les yeux sur tous les enfants qui allaient être sacrifiés pour que cette limite soit trouvée, et aussi accepter de faire endurer aux patients des douleurs indescriptibles : car chaque étape du traitement allait être suivie de nausées et de vomissements d'une telle gravité que la plupart des enfants souffriraient de malnutrition et verraient leur croissance interrompue. Par ailleurs, comme expliqué plus haut, leurs cellules saines seraient empoisonnées comme leurs voisines cancéreuses, ce qui leur ferait tomber les cheveux, remplirait leur bouche d'ulcères, et leur provoquerait une diarrhée et une cystite (inflammation du canal urinaire) chroniques.

Pendant toute cette affreuse période de recherche du traitement, les effets indésirables dépassèrent en gravité ceux de la maladie elle-même, et ce furent plus souvent les médicaments qui tuèrent les malades que le cancer lui-même.

Et pourtant, la solution finit par être trouvée par le Dr Skipper. Son innovation fut de comprendre que l'erreur de ses prédécesseurs avait été de cesser le traitement trop tôt.

La pratique, jusqu'à lui, avait été d'induire une rémission chez le malade, puis de réduire les doses pour limiter la toxicité du traitement. Le Dr Skipper, au contraire, décida d'accroître les doses une fois la rémission obtenue.

En effet, imagina-t-il avec raison, les cellules cancéreuses qui auront survécu à la première attaque sont forcément les plus résistantes et les plus malignes. Ce sont celles-là qu'il faut aller débusquer et annihiler avant qu'elles ne se multiplient et ne contre-attaquent en force.

On avait en effet observé que, lors des récidives du cancer, les médicaments étaient beaucoup moins efficaces, comme si les cellules cancéreuses avaient développé une résistance à la chimiothérapie.

Des médecins se mirent à appliquer ce principe : commencer par induire une rémission grâce à des médicaments relativement peu toxiques, la vincristine et la prednisone (dérivée de cortisone). À ce moment-là, une fois l'ennemi affaibli, lancer les armes de destruction massive méthotrexate et 6-mp, et continuer le traitement pendant deux à trois ans dans l'espoir d'éliminer la dernière cellule cancéreuse survivante.

Ce traitement permit un progrès modeste mais les médecins s'aperçurent que des cellules cancéreuses se réfugiaient dans le cerveau. Protégées par la barrière hémato-encéphalique, elles se trouvaient comme dans un bunker antichimiothérapie.

C'est ce qui donna l'idée à un autre médecin, le Dr Pinkel, de sortir l'arme nucléaire : il décida d'infliger en complément du traitement des rayons radioactifs dans le cerveau des enfants leucémiques. Ce fut un échec. Il réagit sur le patient suivant en *doublant la dose de rayons.* Cette fois, le taux de rechutes fut divisé par vingt !!!

Un pas de géant avait été accompli dans le traitement de la leucémie. Les souffrances endurées par les patients sacrifiés se révélaient utiles. Le taux de survie à 5 ans passa à 50 % en 1971 puis, par d'autres améliorations du traitement, monta à 71 % en 1995 chez les enfants. Globalement, aujourd'hui, en incluant les adultes, 50 % des patients leucémiques survivent au-delà de 5 ans après leur diagnostic.

Une histoire terrible, mais qui finit bien

C'est donc une histoire terrible, mais qui finit plutôt bien.

Je dis « plutôt », car le problème de la leucémie est loin d'être derrière nous. Le traitement actuel (qui reste pratiquement identique à celui qui a été développé dans les années 1970) continue à entraîner des séquelles (baisse du QI, liée aux traitements dans le cerveau), et surtout une forte augmentation du risque de leucémie à l'âge adulte, qui est un effet secondaire du traitement.

C'est pourquoi les recherches continuent ardemment. On aimerait trouver un traitement moins toxique, moins agressif.

Malheureusement, les progrès spectaculaires réalisés dans les années 1960 n'ont pas été ré-édités. On traite toujours, grosso modo, la leucémie de la même façon. Le Dr Nicole Délépine, célèbre pour son service de traitement de la leucémie à l'hôpital de Garches, considère même que les nouveaux traitements que les labos cherchent à tester contre la leucémie ne méritent même pas d'être essayés. Pour elle le bon vieux méthotrexate reste le seul produit ayant fait ses preuves dans le domaine.

C'est au fond la différence entre la génération de nos parents, qui a connu les progrès de la médecine après-guerre, et la nôtre. Leur optimisme, leur confiance illimitée venait de la moisson de découvertes qui avaient lieu à l'époque. Et il est vrai que les progrès spectaculaires, comme celui du traitement de la leucémie, pouvaient laisser espérer que le mouvement allait continuer de plus belle.

Cela n'a pas été le cas.

Dans la lutte contre le cancer, les progrès sont lents, très lents. Mais nous pouvons néanmoins nous estimer très heureux de disposer désormais de ce traitement contre la leucémie des enfants. Vraiment, c'est une bonne chose.

Maintenant, on comprendra aussi la volonté de personnes, de plus en plus nombreuses, de s'impliquer pour comprendre les causes (environnementales par exemple) des cancers, et découvrir les moyens de prévention les plus efficaces, en l'absence de traitements vraiment satisfaisants.

Voici comment soulager sa sciatique naturellement

Votre dos est comparable à une pile d'assiettes (les vertèbres) séparées par des serviettes (les disques) qui les empêchent de s'entrechoquer et de se briser. Entre deux assiettes/vertèbres sortent de chaque côté les nerfs qui vont innerver les muscles et les organes. Comme la pile d'assiettes, votre dos n'est pas très flexible mais vous pouvez néanmoins le bouger.

Les assiettes du bas sont les vertèbres lombaires. C'est sur elles que pèse tout le poids et c'est en général là que ça coince et que ça fait mal. Le nerf sciatique provient de plusieurs branches nerveuses qui sont situées dans la colonne vertébrale au niveau des racines des deux dernières vertèbres lombaires (L4 et L5). Il continue son chemin dans la fesse, puis à l'arrière de la jambe et du genou.

C'est *le plus long nerf chez l'être humain et celui qui a le plus gros diamètre.* Il n'est donc pas étonnant que ce soit celui-là qui pose souvent problème.

Suite à un effort, un traumatisme peut survenir avec le déplacement d'une assiette qui ne se trouve plus alors dans l'axe de la pile. C'est là que le nerf sciatique se coince.

Au début, cela peut commencer par un simple lumbago. Une contracture va se développer dans cette région douloureuse. Dans le pire des cas, l'inflammation s'emballe. Le nerf sciatique est coincé.

On est bloqué. Le moindre mouvement du bassin ou des jambes fait hurler. La douleur ressemble à des décharges électriques et des brûlures. On peut en être réduit à se déplacer à quatre pattes pour aller aux toilettes. Je l'ai vécu.
Chaque erreur de mouvement est un coup de poignard dans les reins. Puis l'inflammation gagne la jambe dont les muscles tressaillent régulièrement.
Après la phase de douleur vient la phase *d'insensibilité locale.* Une caresse sur la peau n'est plus ressentie, ou comme filtrée au travers d'un carton. Le réflexe du marteau sur le genou disparaît.
Si le nerf est endommagé au centre, c'est-à-dire dans la partie motrice, c'est la paralysie, partielle ou totale. La jambe ne répond plus. Les ordres du cerveau n'arrivent plus à destination. On est obligé de monter les marches d'un escalier sur une seule jambe. Puis tout cela se restaure doucement en commençant par la motricité. La sensibilité peut mettre un an à se restaurer.

L'ostéopathe, votre sauveur

L'homme de la situation face à la sciatique est l'ostéopathe.
Si quelqu'un peut faire quelque chose, c'est lui. Il repère la vertèbre qui a sauté et qui écrase le nerf sciatique et la remet en place, libérant le nerf et ouvrant la voie vers la guérison. L'ostéopathe doit être compétent, sans quoi il fera plus de mal que de bien.
L'acupuncture est aussi dans son domaine de prédilection (les douleurs). Certaines personnes sont soulagées en une seule séance.

Chaud et froid

Beaucoup de sites Internet de santé peu sérieux recommandent le chaud, en particulier les bains chauds, contre la sciatique. Je réponds : « Halte là ! ». Se tremper dans des bains chauds calme sur le coup mais aggrave la situation ensuite. Au contraire, les sachets de glace ont un effet anesthésiant plus sûr et plus durable. Procéder par applications de 20 minutes, toutes les deux heures.

Exercices physiques et yoga

De même, je recommande la plus grande prudence avec les exercices physiques supposés vous « décoincer », y compris le yoga.
Lorsque le nerf sciatique est coincé et enflammé, la dernière des choses à faire est de le solliciter.
Sur le coup, vous pouvez avoir l'impression d'un soulagement après l'échauffement. Mais il sera surtout causé par la production d'endorphines, des hormones qui endorment la douleur et que nous secrétons naturellement dès que nous commençons un effort physique.
Après l'effort, vos douleurs sciatiques reviendront encore plus fort.
L'important est au contraire de bouger le dos le moins possible. Il faut soigner votre posture en gardant toujours le dos parfaitement droit, assis au bureau, à table et même en voiture, éventuellement porter une ceinture abdominale (mais l'idéal est d'être musclé du dos, pour bien tenir la colonne).
Il existe néanmoins trois exercices que vous pouvez pratiquer très prudemment en évitant de basculer le bassin vers l'avant, et en gardant le dos droit :

- Montez simplement sur une marche ou une estrade avec la jambe qui ne fait pas mal, et laissez la jambe douloureuse pendre dans le vide. Faire une cinquantaine de mouvements d'avant en arrière avec la jambe douloureuse, parallèlement à la marche. Cet exercice soulage la douleur. Il stimule la circulation du sang, renforce les muscles du dos et améliore la mobilité.
- Vous pouvez aussi vous coucher sur le dos, jambes tendues, et très doucement, en vous faisant aider par quelqu'un, soulever la jambe douloureuse et la croiser au-dessus de l'autre jambe. Cela pourrait provoquer un décoincement des lombaires et des muscles lombaires, mais il faut faire très attention à ne pas se faire mal. Toute aggravation de la douleur est mauvais signe.
- Enfin, allongé sur le dos, les jambes repliées, prendre les genoux avec les mains et remonter sur le ventre le plus haut possible (sans que ça fasse mal). Expirer en même temps… À faire une dizaine de fois, si on a le courage 2 ou 3 fois dans la journée.

Sommeil

La sciatique est une maladie « insomniante » : ses douleurs vous réveillent la nuit et peuvent vous empêcher entièrement de dormir.
C'est un facteur aggravant car l'épuisement provoque des tensions nerveuses qui augmenteront l'inflammation.
Il est donc nécessaire de sortir tout l'arsenal des moyens naturels pour favoriser le sommeil profond. Le but est de vous éviter d'entrer dans une spirale diabolique d'épuisement.

Plantes et huiles

Beaucoup de plantes combattent la douleur et l'inflammation naturellement. Elles se présentent sous forme de gélules, pommades, huiles, teintures-mères (dans l'alcool) et peuvent bien sûr être bues en tisane ou en décoction. Je recommande en particulier les massages aux huiles essentielles d'arnica et de gaulthérie, ou avec de l'huile de camomille.
Comme anti-inflammatoire et antidouleur naturel, l'harpagophytum sous forme de gélules.

Les massages

Ils se pratiquent avec des huiles essentielles citées ci-dessus.
Le massage des tissus profond et la thérapie « trigger-point » ont montré leurs effets bénéfiques sur les spasmes musculaires, la douleur et l'engourdissement des jambes et des orteils.
Contre les contractures douloureuses dans le mollet, mettez-vous debout devant votre baignoire et appuyez votre jambe douloureuse contre le rebord arrondi. Massez l'arrière et les côtés de la jambe et du genou. Puis massez les doigts de pieds, en insistant s'ils sont contractés.

Cataplasme antidouleur

Plongez des feuilles d'ortie fraîches dans de l'eau chaude, puis appliquez-les sur les zones douloureuses.

Autre mélange : faire fondre 250 g de saindoux au bain-marie, plonger une feuille de chou crue, laissez cuire 45 minutes, puis laisser refroidir.
Je ne garantis pas l'efficacité de ces derniers « remèdes de grand-mère ». Mais ils sont utilisés traditionnellement, donc il me semblait important de les mentionner.

L'espoir à l'horizon

Surtout, ne pas désespérer quand vous êtes frappé par la sciatique. 90 % des cas finissent par se résorber spontanément. C'est très dur, cela laisse des souvenirs affreux, mais c'est une question de semaines, de quelques mois au maximum. La difficulté principale est d'arriver à organiser sa vie, gérer ses obligations, surtout si l'on exerce un métier manuel physiquement éprouvant. Mais au bout du tunnel, il y a l'espoir, presque la certitude d'en sortir.
Cela étant dit, je sais d'expérience à quel point la sciatique est douloureuse, insupportable, quand on est dedans. On voudrait parfois se couper la jambe plutôt que de continuer à subir ça. Mais suivez courageusement mes conseils et, vous verrez, cela finira par aller mieux.

La force de la médecine holistique

Jacques avait 60 ans et un gros ventre quand je l'ai rencontré. Ses médecins lui avaient déjà diagnostiqué :

- un excès de cholestérol et de triglycérides ;
- des marqueurs élevés d'inflammation ;
- de l'apnée du sommeil ;
- de la fatigue chronique ;
- de la dépression ;
- de l'hypertension ;
- de l'arthrose dans plusieurs articulations ;
- de l'impuissance ;
- du diabète de type 2 ;
- une hypertrophie de la prostate qui lui donnait de fréquentes envies d'uriner et l'obligeait à se lever plusieurs fois chaque nuit.

Et Jacques avait pratiquement un médecin différent pour chacun de ces problèmes. Mais au lieu de travailler tous ensemble, chaque médecin traitait chaque maladie comme si elle était dans une « bulle » à part.

Des pilules de toutes les couleurs

Jacques avalait chaque jour des dizaines de pilules de toutes les couleurs. Son cardiologue lui avait donné une *statine* (médicament anticholestérol) contre son cholestérol et ses triglycérides. Son médecin de famille lui avait prescrit de l'*ibuprofène* contre ses douleurs articulaires, et un *antidépresseur* contre sa dépression.

Il était allé consulter dans une « clinique du sommeil » qui l'avait mis sur une *machine* pour l'oxygéner correctement la nuit malgré son apnée du sommeil. Son endocrinologue lui donnait *deux types de médicaments* pour stabiliser son taux de sucre sanguin. Et finalement, son urologue lui donnait *des médicaments* contre l'hypertrophie de la prostate et *un autre* pour traiter à la fois ses problèmes d'urine et d'impuissance.

Entre toutes les consultations médicales et tous les médicaments avec leurs inévitables effets secondaires, je n'étais pas franchement étonné que Jacques se sente déprimé !

Personne ne peut connaître les effets *sur vous* des interactions médicamenteuses à long terme

Il n'existe aucune recherche sérieuse sur les effets de long terme de tant de médicaments combinés. En effet, nous réagissons tous différemment aux médicaments, et il est techniquement impossible de déterminer les effets *sur vous* de tant d'interactions médicamenteuses sur le long terme – jusqu'à ce qu'un accident se produise.

Pourtant, des millions de personnes dans les pays occidentaux prennent autant de médicaments que Jacques, et parfois plus encore ! (Somnifères, anxiolytiques, anti-acides pour l'estomac, anticoagulants, stimulants cardiaques, etc.).

Il est devenu indispensable de vendre des *boîtes spéciales* aux personnes âgées afin qu'elles s'y retrouvent parmi les dizaines de pilules qu'elles doivent souvent prendre quotidiennement. Est-ce raisonnable ? N'y a-t-il pas une autre voie ?

Votre médecin doit parfois jouer à Sherlock Holmes

Face à une personne comme Jacques, je recommande d'urgence une approche médicale « holistique », c'est-à-dire qui *cherche la cause commune* à l'ensemble de ces symptômes. Qui considère la personne comme un tout, corps et esprit. Qui tient compte des relations entre les différentes parties du corps.

Tout s'explique...

Dans son cas, la cause commune de ses problèmes me semble claire, ou du moins fort probable : Jacques semble être atteint de « *syndrome métabolique* ».

Dans le syndrome métabolique, les cellules sont devenues résistantes à l'insuline.

Cela veut dire que, lorsque le taux de sucre dans le sang monte, les cellules ne l'absorbent plus.

Cela provoque un pic d'insuline qui favorise la prise de poids et l'accumulation de mauvaise graisse dans les viscères (ventre) et dans le foie.

L'excès chronique d'insuline entraîne la production de substances inflammatoires appelées cytokines... qui provoquent des douleurs dans les tissus, des gonflements et la destruction du cartilage.

Jacques étant en surpoids, les cartilages de ses genoux souffrent doublement, à cause de l'excès de pression qui pèse sur eux. Il n'est pas étonnant qu'il ait de l'arthrose.

Toujours à cause de l'inflammation, la paroi de ses artères souffre et il n'est pas étonnant qu'elles deviennent plus rigides et que sa tension monte, ainsi que son taux de cholestérol et de triglycérides.

Ayant trop de graisse dans le sang, il a accumulé de la graisse autour du cou, ce qui provoque son apnée du sommeil. Enfin, les tissus adipeux (graisseux) fabriquent naturellement de petites quantités d'hormones féminines (œstrogènes), ce qui provoque un gonflement de sa prostate et réduit sa virilité.

Tous ces problèmes sont à l'origine causés par le mode de vie, l'alimentation et certaines carences nutritionnelles.

Ainsi, je ne serais pas surpris que Jacques manque de vitamine D. En effet, manquer de vitamine D augmente la résistance à l'insuline et les risques d'arthrose, de fatigue, de dépression. Il manque aussi sans doute de vitamine B12, qui accroît encore la fatigue et la dépression, et donc la capacité de se reprendre en main.

Et pourtant, croyez-moi ou non, aucun des médecins de Jacques ne lui avait jamais demandé de faire mesurer son taux de vitamine D ou de vitamine B12 !

J'ai donc conseillé à Jacques de faire ces tests et, surprise, il manquait bel et bien de ces deux vitamines.

Jacques trouve la solution… et se débarrasse de ses médicaments

Jacques a décidé de lui-même d'améliorer sa sensibilité à l'insuline. Pour cela, il s'est mis à manger plus de bonnes graisses et de protéines, moins de glucides (les 4 P : pains, patates, pâtes, pâtisseries). Il a aussi ajouté des fibres, des noix, des légumes et quelques fruits, un bon complément alimentaire de vitamine D, de vitamine B12 et d'oméga-3 à sa diète. Il a redécouvert aussi les joies de la marche en pleine nature.

Et devinez quoi ? En six mois, Jacques a perdu 20 kg. Il a pu arrêter tous ses médicaments sauf ses médicaments contre le diabète (pour cela, il faudrait qu'il tente un régime encore beaucoup plus restrictif[1]).

Mieux encore : son taux de testostérone est remonté à la normale sans aucun médicament.

Le résultat est que sa qualité de vie s'est améliorée de façon spectaculaire ! Il dit qu'il se sent aujourd'hui mieux que lorsqu'il avait 30 ans !!

Être compréhensif avec les médecins

Actuellement, la pression administrative et financière qui pèse sur les professions médicales rend de plus en plus difficile de s'intéresser à l'histoire et à la personnalité d'un patient.

Les médecins sont *pratiquement obligés* de faire leur diagnostic rapidement, traiter les symptômes, et passer au suivant.

C'est exactement l'inverse dans la médecine chinoise, c'est pourquoi il me semble important de vous en parler. Au lieu de se concentrer sur les symptômes et de poser vite un diagnostic, le praticien commence par étudier en profondeur qui vous êtes, où et comment vous vivez.

Note

1. Voir *Les Dossiers de Santé & Nutrition,* sur le diabète. Une étude publiée en 2002 dans le *New England Journal of Medicine* a montré que les changements de mode de vie sont plus efficaces contre le diabète que la metformine : amélioration de 58 % par rapport au placebo (New Engl J Med 2002;346(6) : 393-403.

Psoriasis : vous n'êtes ni lépreux ni pestiféré, et votre souffrance peut finir

Le psoriasis est une maladie de peau qui laisse apparaître des croûtes, des morceaux de peau blanche, des plaies rouges qui peuvent se surinfecter et devenir purulentes.
C'est un drame personnel et souvent social. Le psoriasis vous coupe des autres et provoque le rejet : on lorgne sur vos croûtes, vos rougeurs, on évite de vous faire la bise, surtout quand la maladie touche le cuir chevelu, ce qui est courant.
Mais c'est aussi la terreur des dermatologues, qui savent d'avance qu'ils ne réussiront pas à guérir leurs patients.

Pas de limite au psoriasis

Il n'y a pas de limite au psoriasis. Il peut évoluer de façon catastrophique et couvrir tout le corps, y compris s'attaquer aux ongles.
Mais il peut aussi attaquer l'intérieur, aux articulations : c'est l'arthrose psoriasique.
La médecine distingue *onze formes* de psoriasis selon la gravité, les zones touchées et l'état du patient. Elle distingue aussi *cinq formes* d'arthrose psoriasique, qui peut être asymétrique (touche une à trois articulations des deux côtés du corps), symétrique (touche de nom-

breuses articulations et ressemble à la polyarthrite rhumatoïde), distale, destructrice ou avec inflammation des tendons (enthésite).
Mais cette savante classification cache une réalité crue : l'*ignorance des causes et des traitements du psoriasis.*
Parce que la médecine juge que les maladies à composante psychosomatiques ne sont pas de son ressort. Pour elle, c'est au patient de se ressaisir, de « cesser les simagrées ».
Résultat : la *détresse.*

Danger de l'approche conventionnelle

Tout au plus la médecine peut-elle expliquer que le psoriasis est provoqué par une « multiplication des cellules du derme ». Celles-ci n'ont pas le temps d'atteindre la maturité, elles s'empilent et forment ces plaques de peau immature qui se détachent.
Elle assimile le phénomène à un *cancer, puisque ce sont des cellules qui se multiplient trop vite, comme les tumeurs.*
Et de fait, le traitement médical ultime contre le psoriasis n'est autre que le *méthotrexate,* une substance utilisée en chimiothérapie anticancéreuse.
Le méthotrexate est bien connu pour laisser les patients chauves, amaigris, couverts d'ulcères sur les muqueuses et les voies gastro-intestinales, de la bouche jusqu'à l'anus. Surtout, le méthotrexate détruit le système immunitaire. Il a même été *inventé spécialement pour cela* puisqu'il a servi en premier dans le traitement de la leucémie. La leucémie est le « cancer du sang ». Elle est provoquée par la prolifération des globules blancs, elle-même causée par la multiplication anarchique des cellules de la moelle osseuse qui génèrent les globules blancs.
L'autre traitement médical de choc contre le psoriasis est la cyclosporine, également utilisée à l'origine en chimiothérapie. Elle est dérivée du gaz moutarde et arrête la prolifération des cellules, et pour cause : le gaz moutarde tue les cellules de la moelle osseuse, c'est pour cela qu'il est fatal. Il agit toutefois par un autre mécanisme que le méthotrexate ; nous y reviendrons à une autre occasion.

Attention cependant : les médecins ne sont pas fous. Ils ne prescrivent ces médicaments que dans les cas les plus graves.
Pour les formes communes de psoriasis, le traitement vise simplement à combattre l'inflammation. On applique une crème pour enlever les croûtes, à base de vaseline et d'aspirine. On protège la plaie avec du goudron de houille ou des goudrons végétaux comme l'huile de Cade. On applique enfin une crème à la cortisone pour son effet anti-inflammatoire, une crème à la vitamine D3, ou alors une crème à la vitamine A.
Mais il faut savoir que :

- La cortisone a l'inconvénient considérable de provoquer des poussées encore plus violentes en fin de traitement.
- Appliquée sur des zones importantes et dans les plis, la crème à la vitamine D3 est dangereuse car elle est absorbée par la peau et peut provoquer une intoxication qui entraîne un excès de calcium dans le sang (hypercalcémie).
- Les crèmes à la vitamine A, appelées rétinoïdes, sont les mêmes crèmes qui sont utilisées contre l'acné. Il est vrai que la vitamine A est la vitamine de la peau. Mais leur important inconvénient est de provoquer des malformations sur le fœtus, chez la femme enceinte. La vitamine A s'accumule dans l'organisme et peut y rester en excédent pendant un an, prolongeant d'autant le risque.

Enfin, la méthode conventionnelle la plus efficace est la PUVAthérapie, qui associe du psoralène (P) avec une irradiation aux ultraviolets A (UVA).
Elle est efficace pour « sécher » les plaques de psoriasis vulgaire, autrement dit le psoriasis qui touche les coudes, les genoux, les faces antérieures des tibias. Elle est inefficace sur le cuir chevelu, les ongles, la paume des mains et la plante des pieds. Elle est contre-indiquée en cas de complication grave du psoriasis, l'érythrodermie.
Mais il faut toujours se rappeler que traiter la peau en direct revient à vouloir rentrer le mal et empêcher le corps de s'exprimer. Ce serait dangereux s'il arrivait que ce soit efficace (provisoirement).

Solutions naturelles contre le psoriasis

On commencera par détoxifier le corps… et l'esprit. Concernant le corps, les solutions sont bien connues.

Changements d'alimentation et de mode de vie

La première mesure est de supprimer de l'alimentation les produits laitiers, les gâteaux secs, sucreries, chocolat, charcuteries, poissons et crustacés, l'alcool et la cigarette. L'idéal est d'adopter le régime hypotoxique du Dr Seignalet.

Il faut absolument éviter de gratter les plaques, et plus encore de les désinfecter avec de l'alcool. Le bon désinfectant qui favorisera la cicatrisation est l'argent colloïdal à appliquer par compresse deux fois par jour.

On fuira les zones polluées et les occasions de stress. Faites tout votre possible pour descendre vers la Méditerranée : bains de mer et bains de soleil quotidiens sont salvateurs.

Suspendre temporairement les vaccins, la piscine, la désensibilisation, les rappels de vaccins sauf le tétanos.

Modifier la literie en supprimant : plumes, laines, duvets ; éliminer de la pièce tout ce qui contient les trois corps énoncés plus haut. Ne pas toucher ni s'approcher de laine de verre. Éviter les pelouses fraîchement coupées, les poussières de maïs, les foins, les mimosas, les engrais. Porter un masque en papier si nécessaire.

Se méfier des peintures fraîches (utiliser plutôt des peintures anallergiques), laques, animaux domestiques (surtout chiens, chats, oiseaux, chevaux), produits antimouches ou déodorants d'ambiance.

En période de poussée, hydrater après le bain ou la douche en appliquant sur la peau mouillée une goutte d'huile de rose musquée et masser doucement.

Crèmes et onguents

- Quatre fois par jour, appliquer une crème à 0,05 % de piment de Cayenne (*Capsicum frutescens*). Le piment contient de la capsaïcine. C'est la substance « qui pique ». Elle aurait la capacité de réduire l'inflammation et d'empêcher la dilatation des vaisseaux sanguins de l'épiderme et soulagerait les démangeaisons causées par le psoriasis[1,2]. L'effet se fait sentir au bout de 14 jours de traitement.

- Une autre crème naturelle efficace contre le psoriasis modéré est fabriquée à base de mahonia à feuilles de houx (*Mahonia aquifolium*)[3].

Complémentation nutritionnelle

Consommer au minimum 3 cuillerées à soupe par jour d'huile crue et biologique de première pression à froid riche en oméga-3 (périlla, colza, ou cameline). Ces acides gras ont un effet anti-inflammatoire qui a des effets positifs contre le psoriasis.

Mais des études réalisées par un dermatologue français indiqueraient une efficacité supérieure de la lécithine marine, des acides gras particuliers présents dans la laitance (œufs) de poisson et que l'on retrouve aussi dans la cervelle des animaux[4].

La lécithine, aussi appelée phosphatidylcholine, est un nutriment nécessaire à l'homme mais devenu très rare dans l'alimentation moderne, très peu de gens consommant encore régulièrement des abats.

Cataplasme de plantes : La plante « reine » contre le psoriasis et les maladies de peau en général est la camomille allemande (*Matrica recutita*), dont on utilise les fleurs pour faire des catasplasmes. Utiliser une préparation contenant 3 % à 10 % de fleurs. On peut aussi faire infuser 3 g à 10 g de fleurs séchées dans 100 mL d'eau bouillante, laisser refroidir, et appliquer des compresses.

La cure de détox doit être soutenue par des décoctions de chardon-Marie ou de tisane de mauve.

En cas de psoriasis sur le cuir chevelu, boire 3 tasses par jour d'une tisane composée des plantes suivantes : bourrache, douce amère, salsepareille, pensée sauvage.

Sur la détox de l'esprit : entreprendre d'urgence un traitement psychologique du type méthode Michel Larroche, EFT (*Emotional Freedom Technique*) ou EMDR (méthode des mouvements oculaires). Le stress est reconnu comme un facteur déclenchant du psoriasis. C'est un fait reconnu scientifiquement depuis 25 ans[5].

Mieux que la Méditerranée : la mer Morte

La mer Morte est le point le plus bas des terres émergées du globe terrestre, à 400 m sous le niveau habituel de la mer. Le soleil y brille plus de 300 jours par an. Elle concentre le bicarbonate, le magnésium, le brome et le potassium à des teneurs dix fois supérieure à la Méditerranée (345 g de sels minéraux par litre, contre 37).

S'y produit un nuage d'évaporation chargé de sels qui filtre les rayons UV du soleil. L'action conjointe des sels de la mer Morte et du rayonnement solaire exceptionnellement bienfaisant dans cette zone permet de traiter le psoriasis.

Les bains de boue de la mer Morte sont réservés au rhumatisme psoriasique. La durée de la cure est de 3 à 4 semaines. 90 % des patients sont nettement améliorés et 70 % sont complètement blanchis, c'est-à-dire qu'il ne persiste plus de plaques.

La période moyenne de rémission est d'environ 8 mois. Le traitement est donc très efficace, les effets secondaires rares et minimes. Le problème est que peu de gens peuvent s'installer pour le reste de leur vie au bord de la mer Morte.

Il existe toutefois plusieurs centres de cures thermales en France pour le psoriasis : Avène, La Roche-Posay, Molitg, Saint-Gervais, Uriage.

Une équipe du CHU de Grenoble (Pr J.-L. Bosson) travaille actuellement à évaluer le service médical rendu par les cures thermales dans les formes modérées ou sévères de psoriasis, en collaboration avec des représentants du Groupe de recherche sur le psoriasis de la Société française de dermatologie[6].

L'homéopathie contre le psoriasis

Ce serait une grande erreur d'oublier les remèdes homéopathiques contre le psoriasis. Les remèdes homéopathiques dépendent du terrain et de l'histoire de chaque personne et ne peuvent donc pas être énumérés comme on énumère des médicaments.

Voici cependant des pistes :

- Un remède qui peut être efficace pour un psoriasis sur l'ensemble du corps est de mettre 25 doses de *Natrum muriaticum* 6D en trituration dans 1 litre d'eau Volvic, à boire chaque jour pendant 2 mois.
- Pour le psoriasis du cuir chevelu, traiter avec *Natrum Muriaticum* 4 à 5CH, 2 prises par jour. Si on préfère 1 prise hebdomadaire, choisir *Natrum Muriaticum* 9 à 15CH.
- Pour traiter le psoriasis localisé sur le visage, le pubis, les plis et les ongles, accompagné de lésions brunâtres, traiter avec *Sepia* 4CH à 5CH avec 2 prises par jour, ou *Sepia* 9CH à 15CH, 1 prise par semaine. Si le psoriasis s'accompagne de saignement et de fissuration, prendre du *Phosphorus* 4 à 5CH avec 2 prises par jour ou *Phosphorus* 9CH à 5CH, 1 prise hebdomadaire. Le *Petroleum* est aussi efficace pour atténuer ces symptômes.
- Pour les autres troubles, on peut conseiller *Berberis Aquifolium* pour traiter le psoriasis avec peau sèche et rugueuse, *Calcarea Carbonica* (peau molle, fissure après lavage) et *Hydrocotyle Asiatica* (peau indurée, démangeaisons)[7].

La méthode PSO : Patience, Soleil, Optimisme

Il faut une sacrée dose d'optimisme pour garder espoir face à une attaque en règle de « pso ».

Toutefois, on se souviendra, même au pire de la crise, que le psoriasis évolue toujours. Il s'aggrave, puis recule, et il est fréquent qu'il disparaisse complètement et vous laisse tranquille pendant des années ou même des décennies… jusqu'au prochain choc émotionnel.

Voici le témoignage de Laurence :

« Je faisais des crises de psoriasis quand j'étais enfant. Il a disparu un jour quand j'ai décidé de le mépriser. Pendant 20 ans je n'ai pratiquement rien eu, juste quelques plaques dans les cheveux, rien d'invalidant. En 2013, j'ai eu un accident de voiture assez brutal et peu de temps après des plaques ont commencé à apparaître. Je me suis retrouvée assez rapidement recouverte de la tête aux pieds de psoriasis. Je suis infirmière, et je dois dire que je n'avais jamais vu autant de plaques sur qui que ce soit, jambes, bras, torse, dos, tête, muqueuses. Je n'avais pratiquement plus de peau

saine. Je desquamais en abondance, je vivais une sensation de brûlure permanente, ne dormais plus, bref l'extase absolue.
Ne souhaitant pas prendre de médicaments allopathiques ou subir une puvathérapie comme j'avais eu dans mon enfance, j'ai abordé le problème différemment. Chacun peut trouver ce qui lui parle, lui correspond. Je travaille beaucoup sur moi (reiki, auto-hypnose, etc.). J'ai commencé par aller voir une magnétiseuse qui aide les gens en crise ; j'ai eu encore plus de plaques, ce qui était plutôt positif, mon organisme réagissant. De plus, je sais par expérience qu'il faut savoir être patient quand on commence un travail sur soi. J'ai ensuite testé tous les produits naturels connus (sel de la mer Morte, rose musquée du Chili, etc.). Rien n'y faisait, car j'avais négligé le coté psychosomatique du problème.
J'ai donc procédé autrement, je suis allée voir une thérapeute en reiki pour travailler sur le stress post-accident, 4 séances ont été nécessaires pour m'apaiser. Ensuite une amie m'a parlé très judicieusement du lait d'ânesse, j'ai donc commencé un traitement à base de gélules (equilac)+lait corporel+shampoing, bref toute la batterie qui va avec. J'ai eu les premiers temps encore plus de boutons, ce qui signifiait que c'était en cours de réparation. J'ai rajouté de l'eau soufrée que je passais sur ma peau après la douche le soir (j'ai la chance d'avoir une source pas loin, renouvelée tous les 3 jours dans un récipient en verre), en 5 mois tout a disparu.
Je n'ai pas la prétention de détenir la vérité en quoi que ce soit. Néanmoins, je pense sincèrement qu'il n'y a aucune fatalité et qu'on n'a pas une pathologie par hasard, mais qu'elle est l'expression de notre organisme nous signifiant un manque, un mal-être, une négligence, un trop plein, une mauvaise hygiène de vie, une autopunition, etc.[8] »

On ne saurait mieux dire ! C'est un *itinéraire personnel de recherche* que chacun doit entreprendre pour comprendre et surmonter le psoriasis.
Dans cette « quête », aucune piste ne doit être écartée. La plus grave erreur serait de croire que, puisque mon dermatologue n'a ni crème ni pilule efficace pour moi, c'est que mon cas est désespéré.
Rien n'est plus faux. Votre destin n'est pas entre les mains d'un dermatologue, aussi compétent qu'il soit sur le plan médical. C'est à vous d'explorer et, croyez-en l'expérience de tant de patients, en matière de psoriasis, « qui cherche trouve » ou finit par trouver.
Attention cependant aux surinfections et complications du psoriasis qui peuvent être gravissimes. Au moindre signe d'alerte (douleur, fièvre, in-

fection bactérienne), il est nécessaire d'aller consulter un médecin. Mais en naturopathie, on considère que le psoriasis est la maladie psychosomatique par excellence.

La maladie psychosomatique par excellence

Le psoriasis est la maladie psychosomatique par excellence. Selon la vision naturopathique, il serait surtout causé par des antécédents familiaux.
Selon cette théorie, c'est le derme lui-même qui s'en va, c'est-à-dire la sous-couche de notre peau, la barrière protectrice indispensable à la survie de notre être.
Le psoriasis démarre en général aux coudes et aux genoux, organes d'adaptation et de communication.
Mais le risque est qu'il gagne le cou au niveau des cervicales, lieu des conflits mentaux, et le visage, lieu du face à face avec autrui, mais aussi avec vous-mêmes quand vous vous regardez dans la glace en vous demandant : « Qui suis-je ? » Vous voyez alors le mal qui s'étale sur la figure.
C'est une maladie de « peau prison » qui vous enferme dans la honte, le mal-être et la dépression, d'où l'importance de la prise en charge émotionnelle si vous vous sentez concerné.

Notes

1. Ellis CN, Berberian B, et al. A double-blind evaluation of topical capsaicin in pruritic psoriasis. J Am Acad Dermatol 1993 Sep;29(3):438-42.
2. Bernstein JE, Parish LC, et al. Effects of topically applied capsaicin on moderate and severe psoriasis vulgaris. J Am Acad Dermatol 1986 Sep;15(3):504-7.
3. Bernstein JE, Parish LC, et al. Effects of topically applied capsaicin on moderate and severe psoriasis vulgaris. J Am Acad Dermatol 1986 Sep;15(3):504-7.
4. Dupont P. *Traitement du psoriasis par la lécithine marine*, Phytothérapie, vol. 4, n°1, 2006, pp. 15-22.
5. Gaston L, Crombez JC, et al. Psychological stress and psoriasis: experimental and prospective correlational studies.Acta Derm Venereol Suppl (Stockh). 1991;156:37-43.
6. *http://francepsoriasis.org/mon-psoriasis/les-traitements-du-psoriasis/cures-thermales-psoriasis/*
7. *http://www.xn--homopathie-d7a.com/pathologies/psoriasis.html*
8. Voir le premier commentaire sous l'article : *http://www.alternativesante.fr/problemes-de-peau/psoriasis-la-lecithine-fait-mieux-que-le-methotrexate*

Mai

Hypertension : protégez-vous contre le tueur silencieux

Lorsque votre médecin vous dit que vous faites de l'hypertension artérielle, cela veut dire qu'il s'est aperçu que vos artères *résistent* trop à l'écoulement de votre sang.

Nos artères sont musclées. Les muscles circulaires qui les entourent sont normalement capables de se tendre et se détendre pour laisser passer le sang. Mais il peut arriver que la paroi des artères devienne rigide. Les artères ne se dilatent plus assez.

Cela fait monter la pression sanguine et perturbe l'irrigation des organes, et cela s'appelle l'hypertension artérielle, souvent abrégée en « hypertension ». L'hypertension pose problème car, déjà, en situation normale, nos artères sont exposées à une pression si énorme *qu'elles ne cessent de se fissurer et d'avoir besoin de se réparer.*

Imaginez : si vous vous percez l'avant-bras et faites un petit trou dans votre artère humérale, celle qui apporte du sang oxygéné dans votre bras, le jet qui en *sortira aspergera votre plafond !* Il vous faudra alors appuyer de toutes vos forces sur le trou, avec votre doigt, pour arrêter l'hémorragie ! (Puis aller chercher un escabeau pour nettoyer le plafond !).

C'est la même chose dans les artères fémorales qui irriguent vos jambes. Quand, en salle d'opération, le chirurgien se trompe et coupe

par accident l'artère fémorale, le jet de sang qui en sort, tel une lance à incendie, est projeté sur les murs !
Cela dans des conditions de pression artérielle *normale.*
Il n'est donc pas étonnant que les artères s'abîment avec le temps. Elles ont beau être faites de plusieurs parois épaisses et musclées, résister à une telle pression n'est pas facile, surtout avec ce cœur qui ne cesse de battre – plus de 100 000 fois par jour – ce qui fait à chaque coup monter la pression !

Votre pression artérielle varie tout le temps

Cependant, le jet qui sortira de votre bras, si vous le percez, ne sera pas stable comme celui d'un tuyau d'arrosage. Il montera et il redescendra à chaque fois que votre cœur bat.
Lorsque le cœur se contracte et envoie du sang dans l'organisme, il fait monter la pression dans les artères. Lorsqu'il se détend, la pression retombe. C'est pourquoi votre médecin est obligé de vous donner deux chiffres lorsqu'il mesure votre pression artérielle : le chiffre au moment où le cœur se contracte, et qui est le plus élevé. Et l'autre, au moment où le cœur se détend entre deux pulsations, et qui est le plus bas.
Pour impressionner la galerie, vous pouvez utiliser les termes médicaux pour ces deux phénomènes : la pression *systolique* (haute) et la pression *diastolique* (basse). Vous lirez sur votre rapport d'analyse par exemple 120/80 mmHg, ce qui veut dire une pression systolique de 120 millimètres de mercure, et une pression diastolique de 80 millimètres de mercure (Hg est le symbole chimique du mercure, parce que mercure se dit en latin *hydrargyrus,* autrement dit « argent liquide »).
Mais cette pression diastolique/systolique n'est pas stable non plus. Elle varie au cours de la journée.
Elle est variable selon les individus, sans que cela ne soit forcément un signe de bonne ou de mauvaise santé. Elle monte quand vous vous énervez. Elle monte pendant l'effort physique. Elle peut aussi monter lorsque vous êtes chez votre médecin, qu'il mesure votre pression

et que vous stressez parce que vous craignez qu'il vous découvre de l'hypertension !

C'est un grand classique des erreurs médicales, qui rappelle le fabuleux destin d'Amélie Poulain à qui son père, médecin, avait diagnostiqué par erreur une maladie cardiaque. En réalité, la petite Amélie était délaissée par son père, qui ne s'approchait d'elle qu'une fois tous les six mois, pour l'ausculter. Son cœur se mettait alors à battre la chamade, surtout quand il lui passait le stéthoscope, d'où son impression qu'elle avait un problème !

Pour réduire le risque d'erreur, il est indispensable d'effectuer plusieurs mesures de la tension artérielle, avant de diagnostiquer l'hypertension.

La tension est considérée « élevée » lorsqu'elle est en permanence au-dessus de 140/90 mmHg, même lorsque vous êtes assis à ne rien faire et que vous vous sentez détendu.

Les dangers de l'hypertension

Une pression sanguine trop élevée abîme vos artères et les organes qu'elles irriguent, dont le cœur, les reins, le cerveau, les yeux et, d'une façon générale, tous les tissus irrigués par des capillaires.

C'est donc un facteur important de maladie coronaire (maladie des artères qui irriguent le cœur), d'accident vasculaire cérébral (AVC), d'insuffisance cardiaque, d'insuffisance rénale et de cécité (devenir aveugle) parce que de petites artères « pètent » dans vos yeux, dans votre cerveau, dans vos reins. De plus, l'hypertension peut donner des maux de tête, provoquer des malaises.

Si vous souffrez d'hypertension, ou si c'est le cas de l'un de vos proches, il est donc important que vous lisiez ce qui suit.

Traiter l'hypertension artérielle

Quand on craint un accident imminent dû à une tension vraiment trop élevée (plus de 160 mm de mercure), il peut être nécessaire de prendre des médicaments en urgence pour faire baisser la pression, surtout quand votre médecin constate déjà des dommages sur vos organes. Il faut alors d'urgence arrêter les dégâts, en attendant que se fassent sentir les effets d'un changement de mode de vie.

Voici les médicaments que votre médecin a à sa disposition[1].

Les diurétiques : ce sont des médicaments qui font uriner. En urinant, vous réduisez la quantité d'eau que vous avez dans les veines, et donc votre volume de sang. Cela diminue la pression sanguine. Les diurétiques chassent aussi le sodium de votre corps (qui provient en majeure partie du sel de table), ce qui est une bonne chose car le sodium retient l'eau. Le problème est que les diurétiques éliminent aussi le potassium et le magnésium. Or ces minéraux sont utiles, en particulier le magnésium qui a la vertu de décontracter les muscles des artères, et donc diminuer la pression sanguine. Abuser des diurétiques peut donc avoir exactement l'effet inverse de celui recherché.

Les bêtabloquants : ce sont des médicaments qui bloquent l'effet de l'adrénaline, ce qui a aussi un effet relaxant sur les artères. Malheureusement, leurs effets indésirables sont nombreux et peuvent être très graves (œdème aigu du poumon, angine de poitrine, cauchemars).

Les inhibiteurs calciques : ce sont des médicaments qui dilatent les artères et font baisser la pression sanguine. Ils peuvent provoquer des maux de tête, des œdèmes et sont une cause majeure d'intoxication aux médicaments. À utiliser avec la plus grande prudence.

Les inhibiteurs de l'enzyme de conversion (IEC) et les sartans : ces médicaments sont mieux tolérés, mais les premiers provoquent une toux pénible, les seconds ont été soupçonnés en 2011 de provoquer le cancer. L'un d'eux, l'olmésartan, n'est plus remboursé depuis avril 2016.

Mais ne vous faites pas d'illusions :

- Se contenter de prendre un médicament contre l'hypertension ne *va pas résoudre votre problème médical sous-jacent.* Il risque au contraire de l'aggraver, car les médicaments contre l'hypertension agissent en perturbant votre métabolisme.
- Si vous prenez des médicaments contre l'hypertension, vous ne pouvez toutefois pas les arrêter d'un coup. Il faut donc vous concerter avec votre médecin.

Dans de rares cas, l'hypertension est provoquée par une maladie, ou un mauvais fonctionnement des glandes qui gèrent votre pression sanguine. Il faut alors identifier et traiter la cause.
Mais, sauf exception, l'hypertension n'est pas la conséquence d'une maladie précise. *Elle est provoquée par des problèmes de mode de vie et en particulier l'alimentation.* Cela veut alors dire qu'elle peut aussi être corrigée par des changements de mode de vie et d'alimentation.

Ne vous trompez pas de cible

En général, une personne souffrant d'hypertension va chercher à faire baisser sa pression sanguine. Cela paraît logique, simple.
Mais attention : au-delà des symptômes (qui n'existent que pour des chiffres très élevés en général et qu'il faut soulager), le problème n'est pas le chiffre de tension lui-même. Faire baisser la tension de quelques points, par exemple de 140 à 130, ne garantit absolument pas que votre problème de santé soit résolu.
N'oubliez jamais que, en matière de santé, votre but n'est pas de faire baisser telle ou telle mesure, mais de réduire effectivement votre risque de maladie, complication, décès.
La question à vous poser n'est donc pas : « *Est-ce que ce que je suis en train de faire va faire baisser ma pression sanguine ?* »
Mais plutôt :
« *Est-ce que ce que je suis en train de faire va réduire mon risque de complication ?* »
Vous me direz que cela revient au même.
Eh bien non, pas toujours !
Par exemple, réduire votre consommation de sel n'a pas d'effet spectaculaire contre l'hypertension. La consommation excessive de sodium (sel de table) entraîne au bout de 10 ans des changements fonctionnels des reins qui ne le filtrent plus aussi bien. Le sodium reste dans votre corps et l'hypertension s'installe. Mais c'est un processus très long et vous ne le supprimerez pas du jour au lendemain en arrêtant de manger du sel. D'ailleurs, les chercheurs ont constaté

qu'une très forte augmentation de la consommation de sel entraîne une légère hausse de la pression sanguine, sans plus.
Et pourtant, ne soyez pas déçu, *on sait que baisser la consommation de sel réduira effectivement votre risque cardiaque.*
De même, si vous fumez, arrêter le tabac ne fera pas chuter votre pression sanguine. Et pourtant, arrêter de fumer diminuera énormément votre risque d'accident cardiaque, en plus, bien sûr, de diminuer votre risque de cancer et de bien d'autres maladies.
Même chose pour l'alcool : sans avoir aucun effet spectaculaire sur votre hypertension, votre risque cardiaque diminuera en consommant de l'alcool de façon modérée (1 à 2 verres de vin par jour).
Mais venons-en au mode de vie qui diminue le risque cardiaque et l'hypertension. D'abord, c'est incontournable, il faut faire de l'exercice physique.

L'exercice physique : mieux qu'un médicament

L'exercice physique est mieux qu'un « médicament » contre l'hypertension. Il est plus efficace, et jamais toxique !
Si vous ne faites absolument aucun exercice aujourd'hui, commencez par des efforts modérés comme la marche à pied. Si vous êtes handicapé, les méthodes alternatives, yoga et exercices respiratoires par exemple, peuvent avoir des effets très significatifs.
Choisissez une activité physique adaptée à votre climat et à vos goûts, peu dispendieuse, et pouvant être pratiquée toute l'année : piscine, gymnase, piste cyclable, stade, bords de rivière, plage, vélo, randonnée pédestre...
Le minimum est de vous exercer 30 minutes par jour, et en faire suffisamment pour arriver à transpirer un peu.
Veillez à ne surtout pas blesser vos muscles ou vos tendons, ce qui compromettrait toute activité physique future. Faites-vous éventuellement accompagner par un kiné ou un professionnel de la réadaptation si, au moindre effort, votre pression artérielle s'envole et vous provoque des palpitations angoissantes.

Par contre, il est important de faire un petit mieux, un petit peu plus long, un petit peu plus vite tous les jours. Le but est de faire des progrès physiques, pas seulement de bouger pour bouger.

Inscrivez-vous dans une salle de musculation : les exercices de force font baisser la tension mais ont aussi l'avantage :

- d'augmenter la masse musculaire, qui est source de protéines indispensables pour le système immunitaire, ce qui augmentera votre résistance aux infections et au cancer ;
- d'améliorer la résistance du cœur, qui réduit votre risque de mourir ou d'avoir de graves séquelles si vous faites un infarctus ;
- d'exercer un effet bénéfique sur votre endothélium, les cellules qui tapissent l'intérieur des artères et permettent au sang d'y couler sans s'accrocher. C'est un facteur essentiel pour éviter l'athérosclérose ;
- et de réduire bien sûr le risque de diabète, de surpoids et d'obésité.

Ces exercices ne doivent toutefois pas être violents. Faites-vous accompagner par un coach pour démarrer progressivement.

Le régime alimentaire contre l'hypertension

Pour réduire l'hypertension, le régime le plus couramment conseillé aux États-Unis est le régime DASH (« Dietary Approaches to Stop Hypertension »), ce qui veut dire « approche diététique pour arrêter l'hypertension », qui a fait les preuves de son efficacité.

Il est pourtant totalement inconnu des Français et de la majorité des médecins européens. Il s'agit d'un régime :

- riche en légumes, fruits, produits sans graisse et produits laitiers à faible teneur en matière grasse ;
- incluant des céréales complètes, du poisson, de la volaille, des légumineuses, graines, noix, huiles végétales ;
- pauvre en sodium (moins de 2,3 g par jour), pauvre en sucre, sans boissons sucrées ni viande rouge.

En termes nutritionnels, le régime DASH est donc :

- pauvre en acides gras saturés et trans ;
- riche en potassium, magnésium, fibres et protéines.

Je pense toutefois que des résultats supérieurs peuvent être obtenus avec une diète méditerranéenne.

En revanche, il est vrai qu'il est très souhaitable d'augmenter fortement votre consommation des autres sels minéraux : calcium, magnésium et surtout potassium. Sans prendre nécessairement des compléments alimentaires. C'est, une nouvelle fois, *en mangeant beaucoup de légumes frais* que vous apporterez ces nutriments à votre corps sous une forme hautement assimilable.

Enfin, il est très important d'optimiser votre niveau de vitamine D : plus vous êtes éloigné de l'équateur, plus vous risquez d'avoir de l'hypertension. Pour deux raisons principales :

- Le soleil augmente votre *production d'oxyde nitrique* (NO) qui a un effet vasodilatateur (dilate les vaisseaux sanguins), faisant baisser la tension.
- Les rayons du soleil sont nécessaires à la *synthèse de la vitamine D*, qui contribue à réguler la concentration en minéraux dans le sang et donc à normaliser la pression sanguine.

Si vous ne prenez pas assez le soleil, la prise d'un complément alimentaire de vitamine D est recommandée.

Autres compléments alimentaires et autres alternatives

Bien que certains compléments alimentaires puissent aider, il est important de comprendre qu'ils ne doivent jamais être utilisés pour remplacer un mode de vie sain, qui permet de traiter les vraies causes de l'hypertension. D'ailleurs, se contenter d'avaler des compléments alimentaires sans rien changer à son mode de vie s'apparente à l'attitude passive du malade qui avale ses médicaments sur ordonnance. C'est une attitude illusoire que nous dénonçons, car elle est inefficace dans la plupart des cas. Par contre, elle arrange fortement l'industrie pharmaceutique et simplifie beaucoup le travail des médecins.

Ce n'est donc qu'une fois que vous avez adapté votre mode de vie que vous pouvez utiliser les compléments alimentaires pour améliorer encore votre santé. Voici plusieurs pistes intéressantes.

- *Normaliser votre ratio d'acides gras oméga-6/oméga-3.* Dans la nature, il était prévu que, pour chaque oméga-3 que nous mangeons, il faudrait manger 1 à 3 oméga-6. Or, les oméga-3 se trouvent dans l'huile de lin, l'huile de noix, l'huile de colza, le poisson, des produits qui se font de plus en plus rares dans l'alimentation moderne. Et les oméga-6 se trouvent dans l'huile de maïs, de tournesol, de pépin de raisin et de germe de blé, des produits de plus en plus courants parce que bon marché. Le résultat est que la plupart des personnes ne mangent pratiquement jamais d'oméga-3, mais consomment à chaque repas des oméga-6. Leur ratio oméga-6/oméga-3 est donc de 25/1 ou 40/1 ! C'est catastrophique pour votre sang, vos artères, vos cellules. Si c'est votre cas, il faut de toute urgence changer cela.
- *Le magnésium* : un complément quotidien de magnésium peut être utile pour diminuer votre pression sanguine, surtout si celle-ci est très élevée ;
- *Vitamines C et E* : normalement, une alimentation riche en fruits et légumes frais, en huiles de bonne qualité, en noix et en poissons gras vous apporte les doses nécessaires de ces vitamines, importantes dans le métabolisme de la pression sanguine. Si vous pensez avoir besoin de les prendre sous forme de compléments alimentaires, veillez à choisir une vitamine E naturelle, malheureusement beaucoup plus chère que la synthétique. Dans la liste des composants, la vitamine E se reconnaît à sa forme « d ». Vous verrez qu'il est écrit d-alpha tocophérol, d-beta tocophérol, etc. quand elle est naturelle, et dl-alpha tocophérol quand elle est synthétique ;
- *Extrait de feuille d'olivier* : une étude réalisée en 2008 a indiqué qu'un complément alimentaire de 1 000 mg d'extrait de feuilles d'olivier quotidiennement pendant 8 semaines provoque une forte baisse de la tension sanguine. Vous pouvez aussi acheter de simples feuilles d'olivier en herboristerie et les ajouter à votre tisane : faites infuser une cuillerée à café pendant 10 minutes.

À noter que les bébés qui ont été nourris au sein pendant 12 mois ou plus ont un risque beaucoup plus faible d'hypertension à l'âge adulte.

L'effet protecteur pourrait venir des acides gras polyinsaturés qui se trouvent dans le lait maternel.

Important pour tenir vos bonnes résolutions

Tous ces changements peuvent paraître lourds et, bien souvent, on ne se sentira pas la force de les entreprendre. D'où le succès des médicaments contre l'hypertension. Les médecins savent qu'ils ont une efficacité limitée et des dangers à long terme ; les patients se rendent compte qu'ils ont des effets indésirables ; les chercheurs s'aperçoivent que les changements de mode de vie sont plus efficaces.

Mais c'est tellement plus facile d'avaler des pilules. Surtout remboursées par la Sécu. Et quand on a déjà d'innombrables problèmes dans la vie, frustrations professionnelles, conflit conjugal, déprime, on ne se sent pas capable de faire plus.

C'est pourquoi l'important avant tout, pour tenir dans la durée, est de commencer par faire un travail sur soi, qui peut être douloureux, pour redéfinir ses priorités et répondre à la grande question : *quel est mon but dans la vie ?*

Il n'y a qu'à partir du moment où vous avez une réponse à cette question fondamentale que vous trouverez l'énergie et la motivation d'entreprendre les changements nécessaires. Vous pourrez vous fixer un but clair, motivant, et vous trouverez en vous les ressources pour adapter votre mode de vie et votre alimentation, qui vous débarrasseront de votre hypertension et vous permettront de retrouver une vie épanouissante.

Note

1. *http://www.e-sante.fr/medicaments-contre-hypertension-olmesartan-ne-sera-plus-rembourse/breve/997*

Mon petit chou

C'est le plus petit des choux et vous devriez lui faire une grande place dans votre vie !
C'est le colza.
Eh oui ! cette fleur jaune qui enflamme nos campagnes et les couvre de champs couleur soleil, c'est un chou.
Vous ne me croyez pas ? Pourtant, c'est *documenté*. Le nom « colza » vient du néerlandais *kool-zaad,* littéralement « graine de chou ».

Le colza est le bébé d'un chou et d'une navette (navet féminin)

Le colza est issu du croisement entre un chou (tel le chou vert) et sorte de navet appelée « navette »[1]. La preuve qu'il faut s'attendre à tout quand on se lance dans les hybridations !
Mais pourquoi ai-je commencé en vous recommandant de faire une grande place dans votre vie à cette « graine de chou » qu'est le colza ?

L'huile de colza est la meilleure pour la santé

Parce que l'huile de colza est la meilleure pour la santé.
Elle est meilleure que l'huile d'olive pour la consommation crue. En effet, elle est comme l'huile d'olive très riche en oméga-9 (acides gras monoinsaturés) mais elle contient en plus 9 % d'acides gras oméga-3 AAL (acide alpha-linolénique). Ces oméga-3, absents de

l'huile d'olive, sont bons pour le cœur. Ils ne peuvent être synthétisés par l'organisme et doivent donc être fournis par l'alimentation.
En remplaçant la consommation de beurre et de crème par une margarine à base d'huile de canola (une sorte de colza), on réduit le risque de récidive d'accident cardiaque de 50 à 70 %[2].
L'apport optimal en AAL est d'environ 2 g par jour. Or, une cuillerée à soupe (15 mL) d'huile de canola fournit 1,3 g d'acide alpha-linolénique[3].
De plus, l'huile de colza contient environ 10 fois plus de vitamine E (efficace dans le soulagement des problèmes menstruels) que l'huile d'olive, sous forme de gammatocophérols.
La vitamine E est un antioxydant majeur. Elle protège la membrane qui entoure les cellules du corps, en particulier les globules rouges et les globules blancs (cellules du système immunitaire).
L'huile de colza est aussi très riche en vitamine K, qui joue un rôle important dans la coagulation du sang et contribue aussi à la formation des os. Elle évite que le calcium ne se dépose dans les artères et le fixe là où il est utile, dans les os.

Pourquoi l'huile de colza est-elle proposée pour faire des fritures ?

J'ai conseillé ci-dessus de consommer l'huile de colza crue. Les oméga-3 sont en effet détruits par la cuisson qui les oxyde. D'autre part, son point de fumée est très bas quand on la fait chauffer. Or, comme chacun sait, il faut éviter de faire fumer les huiles, car c'est un signe que se forment des composés toxiques.
Comment se fait-il que l'huile de colza soit souvent vendue en bidons spécialement prévus pour la friture ?
C'est parce qu'il s'agit dans ce cas d'huile de colza raffinée. Elle supporte alors très bien les hautes températures. Son inconvénient toutefois est que, contrairement à l'huile d'olive ou d'arachide, on ne peut pas la réutiliser.
Concernant l'huile non raffinée, qui contient les antioxydants et qui doit donc être consommée crue, elle possède une saveur caractéristique qui rappelle à la fois l'amande, l'asperge et l'artichaut.

Ce fort goût peut paraître désagréable la première fois. Mais il faut apprendre à l'apprécier.

Régalez-vous avec l'huile de colza crue

L'huile de colza crue est délicieuse en petite quantité sur les salades tièdes, les salades de pâtes ou de verdure, notamment de roquette, mariée à du jus de citron ou à un bon vinaigre balsamique.
Vous pouvez l'essayer en accompagnement du saumon cru.
Elle est idéale si vous faites des préparations orientales comme les raïtas indiens, le hoummos et le baba ganoush libanais, dans l'anchoïade, la piperade, la tapenade, etc.
Elle est délicieuse sur les pâtes au pistou, les poivrons grillés ou farcis.
Vous pouvez en ajouter un filet sur les légumes cuits à la vapeur, les carottes et les betteraves cuites au four, ainsi que dans les soupes.

Notes

1. Le navet et la navette sont aussi des légumes excellents car riches en potassium. Essentiels dans l'alimentation en Europe, ils furent détrônés au XVIIIe siècle par la pomme de terre, mais c'est une autre histoire.
2. Hu FB, Stampfer MJ, et al. Dietary fat and coronary heart disease: a comparison of approaches for adjusting for total energy intake and modeling repeated dietary measurements. Am J Epidemiol 1999 March 15;149(6):531-40. Texte intégral : *aje.oxfordjournals.org*
3. de Lorgeril M, Salen P. Alpha-linolenic acid and coronary heart disease. Nutr Metab Cardiovasc Dis 2004 June;14(3):162-9.

4 huiles bonnes pour la santé

Vous savez que, finalement, les graisses ne sont pas aussi mauvaises pour la santé qu'on le croyait.
Les graisses végétales cuites, ou pire, brûlées, sont toxiques ou cancérigènes, tout comme les graisses animales trop chauffées au barbecue. Les graisses d'animaux qui ont mangé des granulés, des farines et du soja transgénique toute leur vie ne sont évidemment pas bonnes pour la santé non plus.
Mais il n'empêche que notre corps a besoin de graisses. Les graisses sont indispensables pour construire les parois de nos cellules, en particulier de nos neurones (notre cerveau est fait à 80 % de graisses) et elles servent à fabriquer de nombreuses substances vitales comme les hormones. Certaines sont même capables de protéger contre les maladies cardiaques en diminuant le niveau d'inflammation et la pression sanguine. Encore faut-il que ce soient de bonnes graisses.
Vous savez que les huiles de colza et de noix sont bonnes pour vous, ainsi que les huiles de poisson (non oxydées) car elles contiennent toutes des oméga-3, c'est-à-dire des acides gras « essentiels » que notre corps ne peut pas fabriquer lui-même. Je parle souvent des bienfaits de l'huile de coco vierge, un « super-aliment » qui peut servir à tout, bien au-delà de ses usages cosmétiques.
L'huile d'olive a excellente réputation. Pourtant, elle ne contient pratiquement que des oméga-9 (acides gras monoinsaturés) qui ne

sont *pas* essentiels : nous n'en manquons absolument pas dans notre alimentation.

Il existe d'autres huiles intéressantes, et dont vous n'avez peut-être pas beaucoup entendu parler. Plusieurs viennent de l'autre bout du monde et ne sont donc nullement « locales ».

Elles sont à consommer en petites quantités, à raison d'une cuillère a café par jour en guise de complément mais en aucun cas à la place des huiles de table mentionnées ci-dessus.

Le Ghee (ou ghi)

Ghee (prononcer ji) vient d'un mot hindou qui signifie « graisse », et c'est un ingrédient majeur dans la cuisine indienne.

Le ghee est préparé en faisant mijoter du beurre non salé dans un grand pot jusqu'à ce que toute l'eau se soit évaporée et que les protéines aient sédimenté au fond. Le beurre clarifié est ensuite retiré à la cuillère pour éviter de le mélanger avec les particules solides. À la différence du beurre, le ghee peut être conservé durant de longues périodes sans réfrigération du moment qu'il est stocké dans un conteneur étanche pour éviter l'oxydation et les moisissures. Il a un léger goût de noisette, et est un peu plus foncé que le beurre.

Attention, il existe une imitation de ghee utilisée dans certains restaurants indiens, qui est faite à base d'huile végétale hydrogénée. Ce « beurre clarifié végétal » est très riche en acides gras trans qui augmentent le risque de cancers et d'infarctus, et doit être évité à tout prix. Les recherches montrent que le ghee a des effets positifs sur les lipides sanguins. Il réduit l'inflammation. Une étude menée dans les populations rurales du Rajasthan a constaté que les hommes qui mangent deux cuillerées à soupe par jour de ghee diminuent leur risque cardiaque de 23 %.

Bien que le ghee ne soit pas un produit de grande consommation, il n'est pas très difficile à trouver en boutique de produits exotiques et en boutique bio. On peut aussi le fabriquer soi-même et le commander en ligne. Une simple recherche avec les mots clés « acheter du ghee » fera apparaître de nombreuses offres.

Une lectrice m'a envoyé sa recette maison, que j'ai essayée et dont je confirme l'efficacité :
« Je mets mon beurre dans une casserole sur thermostat « 1 » (le plus bas possible) pendant 30 minutes. Le beurre fondu ne doit jamais changer de couleur et doit donc rester limpide, de la même couleur que le beurre choisi. Si ce n'est pas le cas, c'est qu'il a trop chauffé. Il est vrai qu'un peu de dépôt se forme au fond de la casserole mais il y a surtout de la mousse blanche qui se forme à la surface et qui finit par se solidifier. On peut alors l'enlever facilement avec une écumoire. Pour un ghee très pur, je le passe dans un filtre à café. Ainsi, je peux le garder hors du frigo pendant des mois, il ne bouge pas. Même en Inde, je n'ai jamais vu une autre façon de le faire : ni four, ni frigo[1]*. »*

L'huile d'avocat

L'huile d'avocat est, comme l'huile d'olive, très riche en acides gras mono-insaturés.
Sa particularité, cependant, est d'être beaucoup plus riche que l'huile d'olive en oméga-7 (acide palmitoléique) et en oméga-3 (0,95 g pour 100 g).
Très riche en vitamine E, qui est l'antioxydant naturel des huiles végétales, elle est très résistante à l'oxydation, se conserve extrêmement bien et montre une très bonne stabilité face à la cuisson. Le point de fumée (température à laquelle une huile se dégrade et produit des composés toxiques) est supérieur à 250°C, ce qui en fait une des huiles les plus résistantes qui soient.
Toutefois, l'utiliser crue reste la meilleure façon de préserver ses nutriments. Vous pouvez trouver de l'huile extra-vierge d'avocat, pressée à froid et biologique, en ligne ou dans votre magasin bio.

Huile MCT

L'huile MCT est une huile liquide à base d'acides gras à chaîne moyenne (MCT = *Medium Chain Triglycerides*). Ce sont les graisses que notre corps consomme pour fournir de l'énergie.

Si vous suivez un régime cétogène pour lutter contre un cancer, l'huile MCT aide votre corps à passer en mode de cétose. Cela veut dire qu'il utilise les acides gras, et non le glucose, comme source d'énergie. Le résultat est que les cellules cancéreuses ont plus de difficultés pour survivre. Ceci parce qu'elles ont l'habitude de fonctionner en mode de fermentation, ce qui n'est possible qu'avec le glucose.

A noter que l'huile MCT est aussi vendue en pharmacie pour les personnes qui ont des maladies qui les empêchent de bien absorber les lipides, comme la mucoviscidose et les maladies chroniques du foie.

Vous ne trouverez pas d'huile MCT dans la plupart des magasins. Il faut commencer par la consommer en petite quantité. Elle a un effet laxatif. Essayez d'en mettre un peu avec votre salade pour commencer.

L'huile de macadamia

C'est ma préférée. L'huile de macadamia a une odeur délicate qui relève délicieusement les assaisonnements et les sauces. Elle résiste aussi à l'oxydation liée à la chaleur. Vous pouvez donc l'utiliser dans la poêle comme dans la cuisine. Comme l'huile d'avocat, elle a une très forte teneur en acides gras mono-insaturés, supérieure à l'huile d'olive, et est extrêmement stable. Elle a aussi un goût plus neutre.

Son inconvénient énorme : elle est hors de prix, malheureusement. Je ne l'utilise donc qu'exceptionnellement.

Essayez d'ajouter un ou plusieurs de ces produits gras à votre régime alimentaire. Cela peut vous apporter des bienfaits pour le cœur et pour les papilles, car il est important de savoir varier les plaisirs, surtout quand on mange sain.

Note

1. Voir les commentaires sur *https://www.santenatureinnovation.com/quatre-graisses-bonnes-et-peu-connues/*

Menace sur l'amour et sur la santé

Sport, jeu, amour, toutes les activités peuvent être faites sur ordinateur ou téléphone pour *moins cher, plus facilement* et avec *moins de risques* que dans la vraie vie.

Mais que devient votre vie quand tous vos jeux, votre sport et vos amours ne se passent plus que sur un écran ??? Jouer au foot sur ordinateur ne développe *pas* les muscles, ni le cœur, ni l'habileté physique. On est aussi *privé de l'esprit d'équipe,* des amitiés, des bons souvenirs et des franches rigolades. Sur le long terme, ce sont de précieuses expériences de vie qui ne sont *pas* faites. On ne construit rien, on reste seul... et on augmente son risque de maladie.

Mais le phénomène est plus triste encore en amour...

L'amour en boîte de conserve

Les femmes n'en sont pas toujours conscientes, mais pour la plupart des hommes, *s'approcher d'elles et essayer d'engager conversation demande un courage énorme.*

C'est prendre un risque, le risque de l'échec, du rejet qui nous renvoie à nos défauts physiques, notre manque d'esprit, notre incapacité à les faire rire et à les convaincre qu'elles seraient heureuses avec nous...

Se prendre « un vent », comme on dit, n'a aucune conséquence pour le « dragueur » de rue.

Celui-ci aborde n'importe quelle femme sur son passage et il est prêt à lui mentir effrontément pour la manipuler. Il s'en fiche. Il compte sur les statistiques. Une fois sur 100, une fois sur 200, sa tactique finira par marcher, aussi grossière soit-elle, et cela lui suffit.

Mais pour les autres hommes, c'est différent !

La timidité, la pudeur, la crainte de ne pas être à la hauteur *paralysent.* Combien d'amoureux transis n'oseront jamais révéler leur flamme ? Combien de jeunes garçons, sentant confusément les risques de tomber amoureux, préfèrent essayer de se convaincre qu'ils « n'aiment pas les filles » ? Autrefois ils étaient obligés, tôt ou tard, de sortir de leur coquille. Aujourd'hui, des sites web les conseillent pour apprendre, enfin !, à se faire aimer et cela peut être utile si les conseils sont corrects[1].

Mais Internet offre aussi de dangereuses illusions d'échappatoire : l'amitié, l'amour et le sexe virtuels. Je n'ai pas besoin de sortir ni de me montrer. Je n'ai pas besoin de rencontrer, ni même de parler. Je n'ai pas besoin de plaire. Je n'ai pas besoin de me confronter aux autres. Je n'ai qu'à cliquer et je peux réaliser, ou du moins me donner l'illusion de réaliser *tous mes fantasmes,* seul, dans mon coin.

Et le nombre de personnes qui tombent dans le piège est *effrayant.*

Selon une étude publiée dans le *Journal of Developmental & Behavioural Pediatrics,* les garçons commencent à regarder des films pornographiques sur Internet à partir de 12 ans en moyenne. Ensuite, 63 % continuent à les regarder toutes les semaines, et 10 % tous les jours[2] (*73 % en tout, donc* !!).

À grande échelle, ce sont donc des machines, des mémoires d'ordinateurs qui *fournissent à la plupart des hommes occidentaux aujourd'hui non seulement leurs premiers émois affectifs, mais également leur vie affective et sexuelle plus tard,* qui ne se fait qu'avec des images et bruitages préenregistrés et reproduits sur écran artificiel.

Parallèlement, progresse le nombre des jeunes de 18 à 24 ans qui déclarent souffrir de solitude : ils sont désormais 49 % selon une étude TNS-Sofres, à ne pas parvenir à développer assez de liens affectifs satisfaisants avec leur entourage[3].

Est-ce une surprise ?

Pire, même dans les cas (de plus en plus rares) où une relation réelle est établie, Internet continue à faire une *dangereuse concurrence* à la vie du couple : on assiste au spectacle devenu habituel de couples pour qui la présence de l'autre est moins précieuse que les contacts à travers le smartphone. L'amitié elle-même est compromise.
J'ai emmené mes enfants au départ en classe de neige. C'était au petit matin. Des cars étaient là. Je m'attendais à voir des centaines d'élèves surexcités et ravis de partir quelques jours.
En réalité, *c'était un silence de mort.* Dans la pénombre, je n'ai aperçu que de sinistres silhouettes éclairées d'un halo bleuté (la lumière des écrans) occupées à consulter leurs smartphones et à échanger des messages avec des absents. Chacun était enfermé dans son monde, indifférent aux êtres en chair et en os autour de lui.
Et tout ça pour quoi ? Soi-disant pour entretenir un « réseau social ».

« Que se passerait-il si... »

Voici un texte que j'ai trouvé sur Internet et que j'ai accroché dans mon bureau.
« *Que se passerait-il si...*
Que se passerait-il si, la prochaine fois que je fais la queue dans un magasin, plutôt que de vérifier mes messages, j'engageais la conversation ou souriais aux personnes autour de moi ?
Que se passerait-il si, la prochaine fois que j'ai deux minutes à attendre à un feu rouge, au lieu de vérifier mes messages, je faisais une prière au Créateur de l'Univers ?
Que se passerait-il si, la prochaine fois que j'ai 15 minutes de libre devant moi, plutôt que de vérifier mes messages, j'en profitais pour organiser une soirée spéciale avec ma femme ?
Que se passerait-il si, la prochaine fois que j'ai 30 minutes avant de me coucher, plutôt que de vérifier mes messages, je lisais un chef-d'œuvre de spiritualité qui changeait ma vie et celles des autres autour de moi ?
Que se passerait-il si, la prochaine fois que je suis à la cantine de mon entreprise, plutôt que de vérifier mes messages, j'engageais une conversation profonde avec un de mes collègues et que je lui posais des questions sur sa vie ?

Que se passerait-il si, au moment de la publicité à la télévision, plutôt que de vérifier mes messages, je me levais d'un bond et je me jetais sur mes enfants pour les chatouiller et jouer au loup avec eux ?
Que se passerait-il si, la prochaine fois que j'ai une heure durant le week-end pour me relaxer, plutôt que de vérifier mes messages, je mettais une belle musique et je me laissais emporter par sa beauté ?
Que se passerait-il si, la prochaine fois que je rencontre une nouvelle personne, plutôt que de me renseigner sur elle grâce à Facebook en rentrant chez moi, je risquais l'aventure et le mystère de la découvrir en passant vraiment du temps avec elle ? »
Ce n'est pas qu'Internet soit mauvais en soi. Mais les bienfaits d'Internet ne doivent pas nous faire oublier que la vie est courte, que le monde est vaste, et qu'il y a beaucoup de choses importantes et intéressantes à faire !!
Nous sommes des êtres de sang et de chair ; nous avons un corps physique ancré dans le monde réel, où nous avons une vie à accomplir.
Cela demande de la force, du courage, de l'énergie. Soyez audacieux ! Libérez-vous ! Ne vous contentez pas d'une vie semi-artificielle via Internet et Facebook.
Exigez des expériences intenses, des amitiés vraies, du sport et de l'amour physiques et réels !!

Notes

1. Exemple : *http://www.blog-secretdamour.com/comment-faire-tomber-une-fille-amoureuse/*
2. *http://www.gentside.com/insolite/12-ans-l-039-age-du-premier-film-porno-vu-par-les-jeunes-garcons_art53820.html*
3. *http://www.lci.fr/societe/sentiment-de-solitude-linquietante-progression-chez-les-jeunes-1564480.html*

Juin

Extraordinaire huile d'eucalyptus

L'huile d'eucalyptus est une huile essentielle aux vertus médicinales exceptionnelles.

Elle est issue des feuilles séchées d'un arbre australien, l'*Eucalyptus globulus*, à ne pas confondre avec les centaines d'autres espèces d'eucalyptus qui poussent à travers le monde (notamment en France !).

Elle est composée à 70 % de cinéole, un éther de terpène. Mais les huiles brutes contiennent jusqu'à 100 composés chimiques différents. Les principaux sont le a-pinène, le b-pinène, le a-phellandrene, le 1,8-cinéole, le limonène, le terpinène-4-ol, l'aromadendrène, l'épi-globulol, la pipéritone et le globulole.

Les terpènes sont, bizarrement, une sorte de *pétrole naturel* produit par de nombreuses plantes. Ils sont un des composants majeurs des résines des conifères et de l'essence de térébenthine. C'est pourquoi, bien que la térébenthine soit d'origine végétale, elle donne une telle impression de produit chimique.

Mais revenons-en à notre eucalyptus d'Australie. Les Aborigènes s'en servaient en infusion et en remède traditionnel pour les douleurs, les congestions des sinus et les rhumes[1]. Dès les années 1880, les chirurgiens se servaient de l'huile essentielle d'eucalyptus comme antiseptique durant les opérations. Vers la fin du siècle, la plupart des hôpitaux anglais l'utilisaient pour nettoyer les sondes urinaires, ces fins tuyaux dont on se sert pour vider la vessie chez les personnes qui n'arrivent plus à uriner[2]. Depuis 1948, l'huile d'eucalyptus est autorisée aux Etats-Unis comme insecticide et miticide (pour tuer les mites et les tiques).

Effet antidouleur

L'huile d'eucalyptus a une action pour diminuer les douleurs : les recherches indiquent que l'huile d'eucalyptus a des propriétés analgésiques (antidouleur). Une étude publiée dans le *American Journal of Physical Medicine and Rehabilitation* a conclu qu'un mélange d'huile essentielle d'eucalyptus et d'huile essentielle de menthe poivrée « *produit une réaction physiologique significative qui peut réduire les douleurs et servir aux sportifs comme une forme passive d'échauffement*[3] ».
Elle peut être utilisée en massages en cas d'arthrose et de rhumatismes[4].

Pour les voies respiratoires

Contre les douleurs et les inflammations des voies respiratoires, la toux, l'asthme, la bronchite, les sinusites, prendre de l'huile d'eucalyptus diluée par voie orale (par la bouche), ou mettre une goutte pure d'huile essentielle sur un coton-tige à respirer régulièrement.
Une étude publiée dans la revue *Clinical Microbiology and Infection* a constaté que l'huile d'eucalyptus a une action *antibactérienne* sur les bactéries pathogènes dans les voies respiratoires supérieures[5].
Elle stimule le système immunitaire. Selon une étude publiée dans *BMC Immunology,* l'extrait d'huile d'eucalyptus contribuerait à la réponse immunitaire innée[6].
Dans la chambre du malade, on peut installer un diffuseur d'huile essentielle. On peut aussi en mettre quelques gouttes dans le bain.
L'huile d'eucalyptus *régule les sécrétions des muqueuses* et contribue à les maintenir en bon état d'humidité. Elle exerce aussi cet effet sur la peau, ce qui explique qu'on la trouve dans la plupart des produits comme les crèmes solaires naturelles.
Dans ce cas, elle est mélangée à d'autres huiles pour la diluer (huile d'amande douce, huile d'argan, huile de coco vierge...). Je préconise

de commencer par mettre 1 goutte dans 2 cuillerées à café d'huile de dilution, puis d'augmenter la dose autant que nécessaire.

Bonne pour les dents et la tête

Elle est aussi active contre les bactéries responsables des caries dentaires et des inflammations de la gencive[7]. C'est pourquoi on la retrouve souvent dans les dentifrices et les bains de bouche.

Vous constaterez que beaucoup de pastilles, bonbons, sont à l'eucalyptus. Ces composés organiques volatils (COV) ont un effet rafraîchissant et stimulant. Ils sont efficaces en cas d'épuisement mental ou nerveux, stimulant l'activité intellectuelle et l'afflux de sang dans le cerveau. L'huile d'eucalyptus est parfois utilisée dans les salles de classe en aromathérapie.

À noter que l'usage d'huile d'eucalyptus, sous toutes ses formes, éloigne les insectes, ce qui sera particulièrement utile en cette année d'arrivée du virus Zika.

Faites votre propre huile d'eucalyptus

L'huile essentielle d'eucalyptus est extraite des feuilles fraîches cueillies sur les jeunes rameaux. Elle est distillée à la vapeur. Mais le processus de fabrication est simple et vous pouvez en fabriquer vous-même et ainsi économiser et vous assurer un approvisionnement abondant et de fraîcheur garantie.

Voici la recette d'huile d'eucalyptus du Dr Joseph Mercola, à faire à la maison[8] :

Matériel nécessaire :

- Une balance de cuisine
- 25 g de feuilles d'eucalyptus (en herboristerie)
- 1 litre d'huile d'olive ou une autre huile de dilution
- Une cocotte
- Une passoire fine
- Un récipient opaque et hermétique

Préparation :

- Ecrasez délicatement les feuilles entre vos doigts pour libérer les huiles. Mettez les feuilles dans la cocotte et ajoutez l'huile.
- Ajustez le couvercle et mettez le feu sur basse température. Laissez le mélange infuser pendant 6 heures.
- Filtrez l'huile ainsi obtenue avec la passoire et conservez-la dans le bocal hermétique, que vous daterez et fermerez soigneusement.
- Conserver l'huile d'eucalyptus dans un endroit frais et sec où elle sera utilisable pendant 6 mois. Si nécessaire plus longtemps, stocker l'huile dans le bac à légumes de votre réfrigérateur où elle peut être conservée environ un an.
- Avec cette huile vous pouvez fabriquer directement un autre remède : mélanger 1 volume d'huile avec 1 volume équivalent de vinaigre de cidre. Appliquer sur les zones à traiter, ou utiliser sur les blessures, les furoncles et les piqûres d'insectes.

L'huile d'eucalyptus est-elle dangereuse ?

Les huiles essentielles sont des produits actifs. À forte concentration, elles brûlent les muqueuses et peuvent provoquer de nombreux effets indésirables : nausées, diarrhées, vomissements.

L'huile d'eucalyptus fabriquée selon la recette ci-dessus ne sera toutefois pas dangereuse pour l'adulte tant qu'elle est utilisée sur la peau. Mais il faut éviter de la mettre sur le visage ou le nez d'un enfant de moins de 2 ans.

Pour l'usage interne (à avaler), ne pratiquer que sous la supervision d'un médecin.

De façon générale, les femmes enceintes et allaitantes doivent être particulièrement prudentes avec les huiles essentielles.

Notes

1. *http://umm.edu/health/medical/altmed/herb/eucalyptus*
2. *http://www.medicalnewstoday.com/articles/266580.php*

3. Hong CZ, Shellock FG, Effects of a topically applied counterirritant (Eucalyptamint) on cutaneous blood flow and on skin and muscle temperature. A placebo-controlled study, AM J Phys Med Rehabil, 1991 Feb;70(1):29-33.
4. *https://medlineplus.gov/druginfo/natural/700.html*
5. Salari MH, Amine G, Shirazi MH et al., Antibacterial effects of Eucalyptus globulus leaf extract on pathogenic bacteria isolated from specimens of patients with respiratory tract disorders, Clin Microbiol Infect., 2006 Feb;12(2):194-6.
6. Serafino A., Sinibaldi Vallebona P., Andreola F., et al.,Stimulatory effect of Eucalyptus essential oil on innate cell-mediated immune response, BMC Immunol., 2008; 9: 17.
7. Nagata H, Inagaki Y, Tanaka M, et al., Effect of eucalyptus extract chewing gum on periodontal health: a double-masked, randomized trial., J Periodontol, 2008 Aug;79(8):1378-85.
8. *http://articles.mercola.com/herbal-oils/eucalyptus-oil.aspx*

Traitement naturel hallucinant contre la dépression

Ce nouveau traitement naturel est, littéralement, d'une *efficacité hallucinante* contre les cas désespérés de dépression !!!

Il s'agit des « champignons magiques », ou champignons hallucinogènes, bien connus de ceux parmi nous qui ont vécu les années 1960, les Beatles, *Yellow submarine*, etc.

Ces « champignons magiques » contiennent de la psilocybine, administrée aux patients sous forme de gélule.

La consommation de ces champignons, très en vogue chez les hippies dans les années 1960, est aujourd'hui interdite par la loi.

Toutefois, des scientifiques de l'Imperial College de Londres ont eu l'autorisation de les utiliser dans le cadre d'une *expérience scientifique.*

Ils ont sélectionné 12 patients frappés de dépression grave et, jusque-là, ayant résisté à tous les traitements.

Ils leur ont fait avaler des gélules contenant ce champignon sous forme de poudre. Dans un premier temps, sans surprise, les patients ont connu un *intense délire psychédélique*[1]. C'est le but premier des champignons magiques, me direz-vous.

Mais tenez-vous bien, *une semaine plus tard, tous les participants à l'expérience étaient libérés de leur dépression. Trois mois plus tard, cinq d'entre eux n'avaient plus aucun symptôme du problème !!*

Les résultats de cette étude ont été publiés dans la prestigieuse revue médicale *The Lancet Psychiatry* le 17 mai 2016[2]. L'explication proposée serait que la psilocybine provoquerait la croissance de neurones nouveaux dans le cerveau.

Un succès sans aucun équivalent

« *Il s'agit d'un succès sans aucun équivalent qui pourrait révolutionner le traitement de la dépression* », selon Amanda Feiling, de la Fondation Beckley, qui a participé à l'étude.

« *Pour la première fois depuis de nombreuses années, des personnes qui avaient épuisé toutes les pistes de traitements actuellement disponibles ont témoigné d'une baisse de leur anxiété, d'une montée de leur optimisme et de le leur capacité à jouir de la vie* », a-t-elle déclaré[3].

« *Notre étude a montré que la psilocybine est sûre et qu'elle agit vite si elle est administrée avec soin* », a expliqué dans la presse britannique le Pr David Nutt, ancien conseiller médical du gouvernement britannique[4].

« *Si elle est administrée avec soin* » : cette condition est importante à souligner, en effet. Les champignons hallucinogènes provoquent, comme leur nom l'indique, des hallucinations, peuvent brouiller la vision, donner le mal de mer, provoquer de l'anxiété, de l'agitation et même des crises de paranoïa. La personne peut s'imaginer menacée par des dangers qui n'existent pas et adopter des comportements dangereux, comme traverser une route passante en courant et sans vérifier que la voie est libre. Des cas de suicides et d'accidents causés par les champignons hallucinogènes ont été rapportés. En revanche, ces champignons ne sont pas empoisonnés, et il n'existe pas de cas répertorié de décès provoqué par les champignons eux-mêmes (des cas ont été signalés de personnes s'étant intoxiquées en mangeant de mauvais champignons en croyant que c'était des champignons magiques).

Une thérapie qui pourrait (devrait !) être bon marché

Les champignons hallucinogènes utilisés dans cette étude sont communs et *peu coûteux*. On les trouve en Europe, en Amérique du

Nord et en Asie. L'ingrédient actif, la psilocybine est présente dans environ 200 espèces de champignons de type basidiomycète.

Dans un monde normal, *la dépression pourrait être traitée avec ces champignons pour 35 euros par personne,* selon le Pr David Nutt.

Cependant, les réglementations et procédures administratives sont si compliquées pour obtenir l'autorisation de les utiliser que le coût revient à *1750 euros par dose,* soit 50 fois plus cher.

Il a dénoncé les procédures « kafkaïennes » imposées par les autorités, qui ont obligé son équipe à attendre 32 mois avant d'être autorisée à faire cette simple expérience.

Les autorités imposent des exigences irréalistes

Le problème également est que les autorités imposent des exigences irréalistes pour autoriser ce traitement.

Des années d'études et de procédures administratives vont être nécessaires pour qu'un jour, en 2040, voire en 2050, votre médecin vous propose le traitement.

Les 350 millions de personnes à travers le monde qui souffrent de dépression vont donc très probablement *continuer à souffrir inutilement pendant des années.*

Notre seule stratégie de défense est de *faire circuler l'information.* Faites savoir autour de vous ce qui est en train de se passer. Contribuez à briser le mur du silence !!

Les personnes gravement dépressives *ont le droit d'être informées* que ce traitement potentiel existe, et qu'il ne présente pas de danger particulier à partir du moment où il est pris sous étroite surveillance médicale. C'est une information capitale quand on sait l'enfer que vivent les grands dépressifs.

Il faut avoir le courage de le dire, même s'il s'agit de champignons qui ont mauvaise réputation pour des raisons historiques et culturelles. Mais *il n'y a objectivement pas de raison, pour moi, que les autorités privent arbitrairement les grands dépressifs de cette planche de salut possible.*

En attendant de pouvoir accéder à ce nouveau traitement, vous avez la possibilité de recourir aux plantes pour soigner la dépression (s'il ne s'agit pas d'une dépression profonde). Il existe quatre plantes médicinales, reconnues comme ré-équilibrantes des neuromédiateurs déficitaires impliqués dans la dépression : ce sont le safran, la griffonia, le millepertuis et le pois mascate.

Notes

1. Exactement du type de celui que connaissaient les Beatles lorsqu'ils s'imaginaient qu'ils vivaient tous dans un « sous-marin jaune » (*we all live in a yellow submarine*).
2. Carhart-Harris, Robin L et al., Psilocybin with psychological support for treatment-resistant depression: an open-label feasibility study, The Lancet Psychiatry , Volume 3 , Issue 7 , 619 - 627.
3. Ibid.
4. *http://www.telegraph.co.uk/science/2016/05/17/magic-mushrooms-lifts-severe-depression-in-trial/*

Infarctus : le drame de la retraite

Le camping-car trônait, rutilant, devant la petite maison. Il revenait tout juste du contrôle technique. Le réservoir de gazole était rempli à ras bord. La glacière était pleine de victuailles appétissantes.
Michel avait étudié à fond la carte de l'Europe. Depuis cinq ans, il optimisait son itinéraire et déjà il se voyait à Athènes, sur l'Acropole, en canoé dans les fjords de Scandinavie, allongé à l'ombre des orangers d'Andalousie, sirotant une sangria pétillante et glacée.
Sa femme était installée sur le siège du passager. Toutes les valises étaient prêtes. Tous ses papiers étaient en règle, en particulier les dossiers compliqués qu'il avait dû remplir pour *obtenir ses droits à une retraite bien méritée,* après 40 ans d'une carrière qui n'avait pas toujours été drôle dans une grande entreprise.
L'heure du grand départ avait enfin sonné.
Michel monte à bord du camping-car, met la clé sur le contact, pose le pied sur l'embrayage et c'est alors que...
Patatras. Michel se penche en avant, pose la main sur sa poitrine, pousse un faible cri et s'écroule sur le volant, *foudroyé par l'infarctus.*
La scène n'avait duré que quelques secondes.
Le beau rêve de Michel et de sa femme se termina ce jour-là aux urgences du CHU de Niort. Malgré l'arrivée rapide des secours, aucune intervention ne put le sauver. Comme 95 % des victimes d'un arrêt cardiaque, Michel n'a pas survécu.

Chaque année, des milliers de Français meurent d'un arrêt cardiaque peu après avoir pris leur retraite.

Après avoir travaillé et épargné toute leur vie, ces personnes (autant d'hommes que de femmes) disparaissent brutalement sans avoir pu profiter des fruits de leur travail. Elles laissent derrière elles leur conjoint désemparé, leurs enfants et leurs petits-enfants abasourdis par une disparition brutale, tragique et *injuste*.

Ce fléau pourrait (devrait) être évité

Injuste, oui, car ce fléau devrait aujourd'hui être évité.

Les cardiologues à la pointe de la recherche estiment qu'il est possible de *réduire à presque zéro*[1] le risque de maladie cardiaque grâce à des solutions naturelles et accessibles à tous.

Presque zéro, cela paraît incroyable. Et pourtant, il s'agit d'une *donnée scientifique incontestable* validée par les plus grands chercheurs, publiée et republiée ces dernières années dans des revues telles que le *British Medical Journal* ou *The Lancet*, les références mondiales dans le domaine de la médecine.

Des centaines de milliers de vie pourraient être sauvées.

C'est une question de temps passé à l'extérieur, au soleil, à faire de l'exercice physique, et surtout une question d'alimentation.

L'alimentation idéale contre les maladies du cœur est la *diète méditerranéenne*. À base de légumes, poisson, olives, huile d'olive, légumineuses (haricots, lentilles), céréales complètes, fromage de chèvre, fruits à coque et fruits secs, herbes aromatiques et ail. Elle contient peu de produits céréaliers raffinés, peu de sucre, peu de produits laitiers. Les boissons sont le café et le thé (dans les pays arabes) et le vin rouge en Grèce, Sicile, en Italie et en Espagne.

Elle est riche en antioxydants, dans les boissons (vin rouge, thé, café) et dans les légumes colorés. Elle est riche en acides gras oméga-3 présents dans les anchois et sardines, et en acides gras monoinsaturés (oméga-9) dans l'huile d'olive. Elle est enfin, il faut le reconnaître parce que c'est important, *sobre*.

Les repas ne sont pas pantagruéliques.

Effets spectaculaires

Les effets de la diète méditerranéenne sont spectaculaires. Si vous avez déjà été victime d'un accident cardiovasculaire (infarctus ou AVC), cette diète réduit le risque de récidive de 50 à 70 % comme en témoignent les résultats d'une étude très rigoureuse[2].
Cependant, selon les organisateurs de l'étude, ce résultat pourrait être fortement amélioré jusqu'à atteindre près de *zéro pour cent* de risque de récidive, en incluant une revue globale du mode de vie.
Dans l'étude citée ci-dessus, les participants n'avaient que des efforts assez minimes à faire du point de vue alimentaire et pratiquement aucun du point de vue de l'exercice et de l'exposition au soleil.
S'ils avaient également fait du sport et pris plus de soleil pour augmenter leur taux de vitamine D, ils auraient très probablement encore réduit leur risque de mortalité.

Augmentez l'efficacité de votre diète méditerranéenne avec des compléments alimentaires

Les études scientifiques montrent en outre que des actifs naturels contribuent à diminuer encore le risque de maladies cardiovasculaires et à augmenter le nombre d'années de vie en bonne santé.
Il s'agit de l'allicine, un composé organo-sulfuré présent dans l'ail et les plantes de la même famille (oignon, ciboulette, poireau, échalote), de la carnitine, un acide aminé qui renforce le muscle du cœur (le myocarde), et de la CoQ10, un « super-antioxydant » qui protège les artères.
Voici comment.

L'ail réduit les 6 risques cardiovasculaires les plus dangereux

L'ail est utilisé pour ses vertus thérapeutiques depuis l'Antiquité. Les études montrent qu'il a l'étonnante capacité de réduire les six principaux risques de maladies cardiovasculaires.

L'ail est riche en *allicine*, un composé naturel hautement actif. Il contient aussi des glycosides, des lectines, des prostaglandines, des vitamines B et E, des anthocyanines et des flavonoïdes qui peuvent également présenter des effets bénéfiques pour la santé[3].

L'ail est aujourd'hui l'une des plantes les plus étudiées. Près de *5000 articles scientifiques* prouvent qu'il protège contre le cancer et les infections. Mais ses effets contre les maladies cardiovasculaires sont particulièrement remarquables :

- *L'ail réduit la dyslipidémie,* un facteur clé dans le développement de l'athérosclérose et la formation de thrombus[4] : en 2012 et en 2009, deux méta-analyses ont conclu que l'ail était efficace pour réduire à la fois le cholestérol total et les triglycérides[5,6]. Une étude publiée en 2016 montre que la consommation d'un extrait d'ail favorise la diminution de la taille des plaques d'athérome chez des patients atteint d'un syndrome métabolique[7]. Des études ont montré que les molécules actives de l'ail inhibent les enzymes impliquées dans la synthèse du cholestérol et réduisent le phénomène d'oxydation des LDL[8], un phénomène important dans le développement de l'athérosclérose[9].
- *Il diminue la glycémie :* la réduction de la glycémie permet d'abaisser la mortalité due aux complications cardiovasculaires[10]. Une méta-analyse regroupant 7 études cliniques avec placebo pour un total de 390 patients diabétiques a été publiée en 2015[11]. Les auteurs ont montré que l'ail réduit significativement la glycémie car il est capable d'augmenter la sensibilité des cellules à l'insuline[12], de stimuler la sécrétion d'insuline[13], de diminuer l'absorption du glucose au niveau intestinal[14] et de stimuler la croissance des cellules bêta-pancréatiques qui sécrètent l'insuline[15].
- *Il lutte contre le dépôt de calcium sur les parois artérielles* : cette calcification accélère le développement des plaques d'athérosclérose. En 2004, une étude clinique menée sur 19 patients a montré que la consommation d'un extrait d'ail pendant un an permet de réduire la calcification des artères coronaires[16].
- *Il régule la fonction plaquettaire :* les plaquettes sont indispensables à la coagulation sanguine mais elles peuvent également parti-

ciper à la formation de thromboses. Plusieurs études ont montré qu'une supplémentation avec un extrait d'ail diminue l'agrégation plaquettaire chez l'homme[17,18].

- *Il exerce une action anti-inflammatoire* : la protéine C-Réactive (ou CRP) est un marqueur inflammatoire impliqué dans le développement des maladies cardiovasculaires[19,20]. En 2012 une étude clinique a montré qu'un extrait d'ail couplé à de la coenzyme Q10 diminue le taux de CRP dans le sang[21].
- *Il réduit la tension artérielle :* environ 50 % des accidents cardiovasculaires sont liés à un problème d'hypertension artérielle[22]. Une méta-analyse publiée en 2016 et regroupant 20 études cliniques pour plus de 900 patients a montré une diminution significative de la pression mesurée lors des phases de contraction et de relâchement du cœur chez les patients présentant une hypertension et ayant suivi un traitement à base d'ail[23].

Les maladies du cœur et des artères reposent sur des mécanismes multiples et complexes. L'allicine présente dans l'ail a la faculté unique de lutter simultanément contre ces différents mécanismes, ce qui en fait un nutriment cardioprotecteur très intéressant.

Pour compléter les effets de l'allicine, vous pouvez y associer *deux autres merveilles de la nature* dont les bienfaits sur la santé cardiovasculaire ont été prouvés scientifiquement. Il s'agit de la *carnitine* qui renforce votre muscle cardiaque et de la *coenzyme Q10* qui protège vos artères de l'oxydation.

L'acide aminé qui renforce votre muscle cardiaque

Votre cœur est votre plus gros muscle. Chaque jour, il bat 100 000 fois (en moyenne trois milliards de fois au cours d'une vie) et pompe 7000 litres de sang pour irriguer votre système vasculaire long de 1,5 kilomètre. Le sang transporte l'oxygène qui permet à vos cellules de respirer. Si elles ne reçoivent pas suffisamment d'oxygène, elles étouffent et meurent plus rapidement, ce qui accélère le vieillissement et le développement des maladies qui y sont liées.

Pour réaliser ce *travail de titan,* votre muscle cardiaque, appelé myocarde, a besoin d'une grande quantité d'énergie. Cette énergie lui est fournie en partie grâce à la L-carnitine, un acide aminé qui permet le transport des acides gras (du carburant énergétique) à l'intérieur des mitochondries, les « usines énergétiques » que nous avons à l'intérieur de chacune de nos cellules[24].

Une méta-analyse regroupant 13 études cliniques menées entre 1984 et 2007 pour un total de 3629 patients a été publiée en 2013[25]. Les auteurs ont montré qu'une supplémentation en carnitine chez des patients ayant connu un premier infarctus du myocarde *permet de diminuer de 27 % la mortalité globale* (due à un accident cardiovasculaire ou autre). Plus spécifiquement, la carnitine est associée à une diminution de 65 % des arythmies ventriculaires et de 40 % des attaques cardiaques.

Deux études cliniques publiées en 2014 et 2015 ont montré qu'une supplémentation orale en carnitine à une dose de 1000 mg/jour pendant 12 semaines chez des personnes présentant un risque cardiaque permet de réduire les marqueurs du stress oxydant et de l'inflammation. Ces résultats montrent le *rôle bénéfique de la carnitine pour prévenir la récidive d'un accident cardiaque ou l'aggravation d'une maladie cardiovasculaire*[26,27].

En plus de réduire les six principaux facteurs de risque cardiovasculaire grâce à l'ail et de renforcer votre muscle cardiaque grâce à la carnitine, *les cardiologues recommandent de protéger vos artères contre l'apparition de la plaque artérielle.* Là encore, la nature apporte la solution grâce à un troisième nutriment extraordinaire : la coenzyme Q10, un puissant antioxydant et anti-inflammatoire naturel.

Ce super antioxydant empêche les radicaux libres de creuser des trous dans vos artères

D'après certains chercheurs, l'apparition de la plaque artérielle est une réaction d'autodéfense de votre corps face à des dommages causés dans vos artères par des substances oxydantes et inflammatoires.

La paroi intérieure de vos artères est normalement protégée par une fine pellicule qui permet au sang de couler sans s'accrocher, exactement comme de l'eau sur les feuilles des arbres : des gouttelettes peuvent se former à la surface, mais elles finissent par ruisseler, sans laisser de traces.

Le problème apparaît lorsque votre sang contient des *radicaux libres,* des molécules carnivores qui rongent les parois de vos artères comme l'oxygène rouille une barre de fer humide.

Nous sommes tous exposés aux radicaux libres car ils proviennent de l'environnement (gaz d'échappement, fumée de cigarette, polluants), de la mauvaise alimentation, et des déchets naturels dûs à la production d'énergie par vos cellules.

Heureusement, il existe dans la nature des substances naturelles capables de les détruire : ce sont les *antioxydants.* Dès qu'ils sont mis en contact avec les radicaux libres, ils transforment ces molécules carnivores en des corps inoffensifs qui glissent dans le flux sanguin sans plus chercher à griffer ni à faire des trous.

La coenzyme Q10, ou « CoQ10 » est l'un des antioxydants les plus puissants. Tous nos organes vitaux, et en particulier notre cœur, ont besoin d'un apport continu de CoQ10 pour fonctionner. Quand vous êtes jeune, en bonne santé et plein de vie, votre foie fabrique suffisamment de CoQ10 pour fournir la puissance à votre cœur et pour contrer les radicaux libres.

Le problème est qu'à votre 50e anniversaire, *vous produisez 25 % de CoQ10 en moins qu'à 20 ans* (à 80 ans, la diminution peut atteindre 65 %), ce qui explique pourquoi il est si important de se supplémenter en CoQ10.

Cela est plus vrai encore pour les personnes qui prennent des statines (médicaments anticholestérol). En effet, *les statines bloquent la production de CoQ10* en même temps qu'elles bloquent la production de cholestérol[28]. Cela aboutit à une baisse du niveau de CoQ10 dans les mitochondries et donc à une plus grande vulnérabilité aux radicaux libres. Prendre de la CoQ10 pourrait donc être crucial pour les personnes sous statines, à tel point que des médecins aux Etats-Unis militent depuis 10 ans pour que la prise de CoQ10 devienne obligatoire avec les statines[29] !

La prise de CoQ10 pourrait faire une différence pour les personnes qui prennent des statines, mais aussi pour toutes celles qui se préoccupent du vieillissement de leur cœur et de leurs artères.

Les compléments nutritionnels intéressants

De petites quantités d'allicine, de carnitine et de coenzyme Q10 peuvent être obtenues grâce à votre alimentation. Toutefois l'alimentation seule ne permet pas d'obtenir les quantités recommandées par les études scientifiques de référence. L'autre problème est que selon votre âge et votre état de santé global, vous allez plus ou moins bien absorber les nutriments issus de votre alimentation.

C'est pourquoi de plus en plus de nutritionnistes conseillent de compléter notre alimentation avec des *compléments nutritionnels,* en vérifiant bien que les dosages proposés sont suffisants.

En Allemagne, la Commission E allemande qui valide l'efficacité des plantes médicinales recommande la consommation quotidienne de *4 g d'ail frais,* afin d'obtenir chaque jour au moins *10 mg d'allicine,* la dose minimale nécessaire pour bénéficier des effets cardioprotecteurs de l'ail.

Si vous ne consommez pas chaque jour 4 g d'ail frais (très peu le font), vous pouvez compléter vos apports alimentaires avec de l'ail sous la forme d'un supplément nutritionnel d'au moins *10 mg d'allicine par jour,* comme le recommande l'American Heart Association.

La consommation de viande rouge permet d'obtenir une petite quantité de carnitine. On estime qu'une alimentation normale en apporte entre 20 et 200 mg par jour. Mais c'est la prise d'un *supplément nutritionnel d'au moins 1000 mg de carnitine* (1 g) qui a montré des effets positifs sur la santé de personnes ayant déjà souffert d'un infarctus du myocarde. Elle permet aussi de *réduire la consommation de viande rouge,* récemment mise en cause comme potentiellement cancérigène (surtout la viande d'élevage industriel).

Concernant la coenzyme Q10, vous en obtenez dans les viandes rouges et le poisson ainsi que dans certaines huiles végétales et les noix. Le problème est que dès 40 ans en moyenne, nous commençons à perdre progressivement jusqu'à 65 % de notre capacité à synthétiser et à absorber la coenzyme Q10[30].

Le but d'une supplémentation nutritionnelle en coenzyme Q10 est donc de combler ce déficit et d'éviter ses conséquences sur la santé de votre cœur. Concernant les doses, il est conseillé de *prendre 100 à 150 mg de CoQ10 par jour.*

Il vaut mieux prendre votre supplément de coenzyme Q10 au cours d'un repas contenant des lipides, la CoQ10 étant mieux absorbée en présence d'huile ou de graisse.

Trois actifs naturels sûrs

Pris sous la forme de compléments alimentaires, l'ail, la carnitine et la coenzyme Q10 ne présentent pas d'effet secondaire, même à forte dose. Il n'y a donc pas de risque lié à la supplémentation.

L'ail est un aliment utilisé couramment et qui ne présente pratiquement aucun risque d'intolérance ou d'allergie.

La carnitine est utilisée en supplémentation chez l'homme depuis des années sans qu'aucune des nombreuses études cliniques n'ait rapporté d'effet secondaire dangereux, même à forte dose[31].

La CoQ10 n'a aucun effet indésirable : le Dr Peter Langsjoen a analysé 34 études contrôlées par placebo, portant sur 2152 patients souffrant de problèmes cardiovasculaires. Il déclare qu'il n'y a aucune toxicité et aucune interaction médicamenteuse.

Il dit aussi que la CoQ10 est « *entièrement sûre, sans aucune toxicité, selon plus de 1000 études publiées* ».

Toutefois, si vous êtes déjà suivi pour une maladie cardiovasculaire, je vous recommande de demander conseil à votre médecin avant de modifier votre traitement actuel.

L'ail, la carnitine et la coenzyme Q10, lorsqu'ils sont pris aux doses recommandées par les études scientifiques, ne sont pas des placebos ! Ils ont une *action concrète et rapide* sur votre santé cardiovasculaire. Si vous êtes sous traitement, vous devez vous assurer de bien concilier celui-ci avec la prise de ces ingrédients actifs.

Plus efficaces ensemble

Ces trois ingrédients cardioprotecteurs peuvent être pris séparément mais ils ont démontré une plus grande efficacité lorsqu'ils sont pris ensemble. Chacun exerce des bienfaits spécifiques et complémentaires pour votre cœur et vos artères :

- *L'ail réduit les principaux facteurs de risques des maladies cardiovasculaires* : dyslipidémie, glycémie, hypertension et calcification artérielles, inflammation, régulation de la fonction plaquettaire.
- *La carnitine renforce votre muscle cardiaque* (myocarde) en lui procurant le carburant énergétique dont il a besoin (les acides gras).
- *La coenzyme Q10 lutte contre les radicaux libres* qui creusent des trous dans la membrane protégeant l'intérieur des artères, et ouvrent la voie à la plaque artérielle.
- L'apport conjoint de carnitine et de CoQ10 permet de mieux lutter contre les défaillances cardiaques.

En 2007 une étude a été menée sur 64 patients souffrant de problèmes cardiaques pour étudier l'effet conjoint de CoQ10 et de carnitine pendant 12 semaines. Les auteurs ont montré que ce traitement a un effet anti-inflammatoire et antioxydant. Ils ont également montré que le traitement permet d'améliorer la qualité de vie (fatigue, palpitations, capacités physiques) et le rythme cardiaque[32].

En 2012 une étude clinique menée sur 65 personnes (âge moyen de 55 ans) a montré que la supplémentation avec un extrait d'ail (1200 mg/jour) et de la CoQ10 (120 mg/jour) pendant un an permet de diminuer les marqueurs de l'inflammation et de réduire la progression de l'athérosclérose[33].

Lorsque vous associez ces trois actifs à un mode de vie sain, *vous vous prémunissez contre une menace aussi fatale qu'inutile.* Pour rappel, aujourd'hui en France, *une personne sur quatre meurt brutalement d'une maladie du cœur et des artères* alors que les études démontrent que toutes ces vies, dont peut-être un jour la vôtre ou celle de l'un de vos proches, pourraient être épargnées. Si vous souffrez déjà d'une maladie cardiovasculaire ou si vous avez déjà subi un infarctus ou un AVC, *les risques d'aggravation et de récidive diminuent drastiquement.* Mais les bienfaits d'un cœur en meilleure santé ne s'arrêtent pas là. Ils se ressentent dans tous les aspects de votre vie au quotidien.

Votre vie retrouve un nouveau souffle

Votre cœur irrigue tout votre corps en transportant l'oxygène et les nutriments dont chaque cellule de chaque organe a besoin.
Quand votre cœur est plus fort, *votre énergie physique augmente* : vous avez plus de souffle, plus d'endurance et plus de force. Vous vous sentez moins fatigué. Ce qui vous demandait un effort physique vous paraît plus facile : vous pouvez à nouveau monter les escaliers sans avoir le souffle coupé, vous n'êtes plus à la traîne lorsque vous partez vous promener en famille ou avec des amis. Petit à petit, vous retrouvez plaisir à bouger et à réaliser des activités qui demandent un effort physique, comme si vous vous sentiez plus léger et plus jeune. Vous avez également plus d'énergie pour résister à la maladie. Si vous êtes sportif, vos performances s'améliorent car votre cœur soutient mieux les efforts produits par vos muscles et votre système respiratoire. Vous récupérez plus facilement.
Le même phénomène se produit au niveau de votre cerveau qui a besoin d'être bien irrigué pour fonctionner au maximum de ses capacités. Votre attention et votre concentration s'améliorent. Vous êtes capable d'analyser plus vite et plus finement les problèmes que vous devez résoudre.
Vos pensées sont plus claires, votre moral est meilleur, votre stress diminue.

Comment bien vous supplémenter sans vous ruiner

De nombreux laboratoires proposent ces actifs naturels sur Internet ou en pharmacie. Toutefois, peu de formulations respectent les doses recommandées par les études de référence. C'est pourtant une condition fondamentale pour obtenir des résultats et ne pas gaspiller votre argent.

Deux laboratoires proposent des produits de grande qualité.

Le premier est le laboratoire Nutrixeal qui propose chacun de ces trois actifs séparément. Vous pouvez donc choisir de prendre soit leur complément alimentaire d'ail, soit leur complément de carnitine, soit leur complément de CoQ10, soit une combinaison des trois.

Chacun de ces produits est bien dosé au regard des recommandations faites par les études de référence.

L'autre solution est un produit 3 en 1, le Cardio-Balance du laboratoire Cell'Innov.

Elle vous apporte chaque jour les dosages recommandés en allicine (le principe actif de l'ail, 1200 mg titré à 1 %, soit 12 mg), en carnitine (1200 mg) et en CoQ10 (120 mg).

Dernière information importante, l'action de ces nutriments contre l'inflammation, l'oxydation et pour améliorer le métabolisme auront des bénéfices sur votre santé cardiovasculaire et votre énergie. Mais notez également que ces mécanismes influencent aussi grandement d'autres fonctions vitales de votre organisme. Ces actifs auront donc indirectement d'autres bienfaits contre des maladies liées à l'inflammation et à l'oxydation : arthrose, Alzheimer, cancers, diabète.

Notes

1. C'est l'opinion en particulier du Dr Michel de Lorgeril, coauteur de l'Etude de Lyon sur le cœur et spécialiste de la diète méditerranéenne.
2. *https://www.cholesterol-statine.fr/lyon.html*
3. H. Amagase et al., « Intake of Garlic and Its Bioactive Components », The Journal of Nutrition 131, no 3s (mars 2001): 955S - 62S.
4. A. N. Orekhov et J. Grünwald, « Effects of Garlic on Atherosclerosis », Nutrition (Burbank, Los Angeles County, Calif.) 13, no 7-8 (août 1997): 656-63.
5. Tao Zeng et al., « A Meta-Analysis of Randomized, Double-Blind, Placebo-Controlled Trials for the Effects of Garlic on Serum Lipid Profiles », Journal of the Science of Food and Agriculture 92, no 9 (juillet 2012): 1892-1902.
6. Kurt M. Reinhart et al., « The Impact of Garlic on Lipid Parameters: A Systematic Review and Meta-Analysis », Nutrition Research Reviews 22, no 1 (juin 2009): 39-48.
7. Suguru Matsumoto et al., « Aged Garlic Extract Reduces Low Attenuation Plaque in Coronary Arteries of Patients with Metabolic Syndrome in a Prospective Randomized Double-Blind Study », The Journal of Nutrition, 13 janvier 2016.
8. A. Hosseini et H. Hosseinzadeh, « A Review on the Effects of Allium Sativum (Garlic) in Metabolic Syndrome », Journal of Endocrinological Investigation 38, no 11 (novembre 2015): 1147-57.

9. P. Holvoet, « Oxidative Modification of Low-Density Lipoproteins in Atherothrombosis », Acta Cardiologica 53, no 5 (1998): 253-60.
10. Anjali D. Deshpande, Marcie Harris-Hayes, et Mario Schootman, « Epidemiology of Diabetes and Diabetes-Related Complications », Physical Therapy 88, no 11 (novembre 2008): 1254-64.
11. Li-Qiong Hou, Yun-Hui Liu, et Yi-Yi Zhang, « Garlic Intake Lowers Fasting Blood Glucose: Meta-Analysis of Randomized Controlled Trials », Asia Pacific Journal of Clinical Nutrition 24, no 4 (2015): 575-82.
12. Martha Thomson et al., « Anti-diabetic and hypolipidaemic properties of garlic (Allium sativum) in streptozotocin-induced diabetic rats », Int J Diabetes & Metabolism 15 (2007): 108-15.
13. K. T. Augusti et C. G. Sheela, « Antiperoxide Effect of S-Allyl Cysteine Sulfoxide, an Insulin Secretagogue, in Diabetic Rats », Experientia 52, no 2 (15 février 1996): 115-20.
14. Sateesh Belemkar, Kalpesh Dhameliya, et Muslim K. Pata, « Comparative study of garlic species (Allium sativum and Allium porrum) on glucose uptake in diabetic rats », Journal of Taibah University Medical Sciences 8, no 2 (2013): 80-85.
15. A. A. Albajali et al., « Effect of Allium sativa L. on pancreatic. cells in comparison to Nigella sativa L. in streptozotocin induced diabetic rats », Journal of Medicinal Plants Research 5, no 24 (2011): 5779-84.
16. Matthew J. Budoff et al., « Inhibiting progression of coronary calcification using Aged Garlic Extract in patients receiving statin therapy: a preliminary study », Preventive medicine 39, no 5 (2004): 985-91.
17. Khalid Rahman et David Billington, « Dietary supplementation with aged garlic extract inhibits ADP-induced platelet aggregation in humans », The Journal of nutrition 130, no 11 (2000): 2662-65.
18. M. Steiner et W. Li, « Aged Garlic Extract, a Modulator of Cardiovascular Risk Factors: A Dose-Finding Study on the Effects of AGE on Platelet Functions », The Journal of Nutrition 131, no 3s (mars 2001): 980S - 4S.
19. T. P. Zwaka, V. Hombach, et J. Torzewski, « C-Reactive Protein-Mediated Low Density Lipoprotein Uptake by Macrophages: Implications for Atherosclerosis », Circulation 103, no 9 (6 mars 2001): 1194-97.
20. P. M. Ridker et al., « C-Reactive Protein and Other Markers of Inflammation in the Prediction of Cardiovascular Disease in Women », The New England Journal of Medicine 342, no 12 (23 mars 2000): 836-43.
21. Irfan Zeb et al., « Aged Garlic Extract and Coenzyme Q10 Have Favorable Effect on Inflammatory Markers and Coronary Atherosclerosis Progression: A Randomized Clinical Trial », Journal of Cardiovascular Disease Research 3, no 3 (juillet 2012): 185-90.
22. Carlene M. M. Lawes et al., « Global Burden of Blood-Pressure-Related Disease, 2001 », Lancet (London, England) 371, no 9623 (3 mai 2008): 1513-18.
23. Karin Ried, « Garlic Lowers Blood Pressure in Hypertensive Individuals, Regulates Serum Cholesterol, and Stimulates Immunity: An Updated Meta-Analysis and Review », The Journal of Nutrition, 13 janvier 2016.
24. Judith L. Flanagan et al., « Role of carnitine in disease », Nutrition & metabolism 7, no 1 (2010): 1.
25. James J. DiNicolantonio et al., « L-Carnitine in the Secondary Prevention of Cardiovascular Disease: Systematic Review and Meta-Analysis », Mayo Clinic Proceedings 88, no 6 (juin 2013): 544-51.
26. Bor-Jen Lee et al., « Effects of L-Carnitine Supplementation on Oxidative Stress and Antioxidant Enzymes Activities in Patients with Coronary Artery Disease: A Randomized, Placebo-Controlled Trial », Nutrition Journal 13 (2014): 79.
27. Bor-Jen Lee et al., « Antiinflammatory Effects of L-Carnitine Supplementation (1000 Mg/d) in Coronary Artery Disease Patients », Nutrition (Burbank, Los Angeles County, Calif.) 31, no 3 (mars 2015): 475-79.

28. La prise d'inhibiteurs de l'HMG-CoA réductase comme la pravastatine, la simvastatine, ou la lovastatine, par des patients sujets à l'hypercholestérolémie (pour réduire la synthèse de cholestérol), entraîne une baisse de la synthèse de coenzyme Q10 qui provoque une diminution d'environ 50 % de sa concentration plasmatique. Source : Berthold HK, Naini A, Di Mauro S, Hallikainen M, Gylling H, Krone W, Gouni-Berthold I. Effect of ezetimibe and/or simvastatin on coenzyme Q10 levels in plasma: a randomised trial. Drug Saf. 2006;29(8):703-12.
29. Pétition du Dr Whitaker, déposée à la FDA le 24 novembre 2002.
30. Catarina M. Quinzii, Salvatore DiMauro, et Michio Hirano, « Human coenzyme Q10 deficiency », Neurochemical research 32, no 4-5 (2007): 723-27.
31. DiNicolantonio et al., « L-Carnitine in the Secondary Prevention of Cardiovascular Disease ».
32. Adarsh Kumar et al., « Effect of Carni Q-Gel (ubiquinol and Carnitine) on Cytokines in Patients with Heart Failure in the Tishcon Study », Acta Cardiologica 62, no 4 (août 2007): 349-54.
33. Zeb et al., « Aged Garlic Extract and Coenzyme Q10 Have Favorable Effect on Inflammatory Markers and Coronary Atherosclerosis Progression ».

Cancer : l'importance de lutter contre l'inflammation

On sait depuis le XIXe siècle que tout cancer s'accompagne d'une inflammation.
Mais ce n'est que récemment qu'on a commencé à s'apercevoir que cette inflammation n'est pas la conséquence du cancer. Elle en est plutôt la cause. Par conséquent, que ce soit en prévention ou en accompagnement des traitements contre le cancer, il est important de lutter de façon mesurée contre l'inflammation. Je précise « de façon mesurée » car, nous allons le voir, l'inflammation a aussi son utilité.

L'inflammation facteur de cancer

Lorsque des tissus sont agressés et que des milliers de cellules meurent, elles émettent des substances chimiques qui vont déclencher une réaction inflammatoire.
Ainsi, lorsque vous vous piquez, brûlez, égratignez, mais aussi lorsque vous avez une infection d'origine virale ou bactérienne, vous pouvez avoir mal à un endroit donné. Cet endroit rougit, chauffe, gonfle : c'est une inflammation. L'inflammation comporte 4 étapes :

- **Démolition :** les cellules du système immunitaire viennent d'abord détruire l'agent responsable de l'infection (microbes) grâce à des molécules agressives, dont les très puissants radicaux libres.

- **Nettoyage et évacuation des déchets :** elles nettoient ensuite les cellules mortes, grâce à des enzymes, et évacuent les débris dans le flux sanguin ou par le pus.
- **Pose de nouvelles tuyauteries :** elles font pousser de nouveaux vaisseaux sanguins pour faire parvenir au plus vite des nutriments et des cellules de remplacement là où les tissus ont été abîmés.
- **Reconstruction :** enfin, elles aspergent les cellules environnantes de produits appelés « facteurs de croissance » et qui, comme leur nom l'indique, vont stimuler la reproduction des cellules aux alentours pour remplacer les cellules mortes et permettre la cicatrisation.

C'est un service « toutes options » que nous procure notre système immunitaire.

L'inflammation est donc un phénomène hautement souhaitable, lorsqu'elle est de durée limitée, et c'est pourquoi il vaut mieux, quand c'est possible, ne pas la combattre avec des médicaments anti-inflammatoires, qui retarderaient l'avancée des travaux.

Le revers de la médaille

Mais il y a un revers à la médaille. Un énorme revers.

Lorsque des tissus sont agressés de façon continue, pendant une longue période, une inflammation chronique (durable) s'installe. Chacun des mécanismes de l'inflammation décrits ci-dessous, qui paraissent si merveilleux, vont se révéler redoutablement efficaces pour favoriser l'apparition et le développement de tumeurs cancéreuses :

- **Démolition :** les radicaux libres, qui détruisent les microbes et cellules malades, favorisent les mutations d'ADN dans les cellules saines et cancéreuses. Ces cellules mutantes risquent de devenir incontrôlables à leur tour, et d'accélérer la formation ou la croissance des tumeurs.

- **Nettoyage et évacuation des déchets :** les enzymes, qui faisaient si bon office pour digérer les microbes et cellules mortes, fragilisent le support conjonctif des cellules. On sait que la division cellulaire est contrôlée par la présence, autour d'une cellule, d'autres cellules. Désolidarisée de ses voisines, la cellule perd l'autocontrôle de sa taille et de sa croissance. Elle se met à se multiplier de façon inconsidérée. Pire encore, en cas de tumeur, les enzymes peuvent les casser en petits morceaux qui vont rejoindre le flux sanguin et s'installer ailleurs dans l'organisme pour créer d'autres tumeurs.
- **Pose de nouvelles tuyauteries :** c'est une catastrophe quand on a affaire à une tumeur. Plus d'irrigation sanguine, c'est évidemment plus de glucose et une croissance plus rapide. On notera que la recherche actuelle sur le cancer cherche précisément à créer des médicaments qui stoppent « l'angiogénèse », le mot qu'utilisent les médecins pour désigner le développement de nouveaux vaisseaux sanguins.
- **Reconstruction :** c'est encore pire. Les facteurs de croissance accélèrent la multiplication des cellules cancéreuses.

Cette Bérézina due à l'inflammation est donc une catastrophe pour le malade.

Et encore n'ai-je pas tout mentionné, car il faut savoir aussi que l'inflammation favorise l'arrivée de macrophages au niveau de la tumeur, qui détruisent les cellules de votre système immunitaire (les lymphocytes tueurs) qui avaient précisément débarqué en urgence pour attaquer les cellules cancéreuses !!

Des cancers directement causés par l'inflammation

Ces phénomènes inflammatoires peuvent être si violents qu'ils peuvent créer des cancers de toutes pièces, et pas seulement favoriser la croissance de tumeurs existantes.

C'est le cas du cancer de l'estomac, qui se développe suite à une inflammation provoquée par la présence d'une bactérie, l'*helicobacter pylori*, des hépatites B qui peuvent à terme virer en cancer des hépatocytes, du cancer de la prostate, provoqué par une inflammation de la prostate (prostatite).

Lutter contre l'inflammation

La lutte contre l'inflammation est donc indispensable, mais il ne faut pas faire n'importe quoi car votre corps a tout de même besoin de réagir pour détruire les cellules cancéreuses, grâce aux lymphocytes tueurs notamment.

La première chose à faire est de restaurer d'urgence, si ce n'est pas déjà fait, la teneur de vos tissus en acides gras oméga-3.

Ces acides gras, qui sont des sortes de stars de la médecine naturelle, ne peuvent être synthétisés par l'organisme. Vous devez vous les procurer par votre alimentation. C'est pourquoi ils sont dits « acides gras essentiels ». Le problème est que les produits alimentaires qui contiennent des oméga-3 ne sont plus guère consommés aujourd'hui. La plupart des gens n'en mangent jamais. On les trouve dans les petits poissons gras (anchois, harengs, sardines), dans l'huile de lin, de noix, de colza, dans le pourpier. Une fois absorbés, le corps les transforme partiellement en EPA et DHA, puis en prostaglandines de type 1, dont l'action maintenant bien connue est anti-inflammatoire.

Ainsi, dans le sein, plus la proportion de DHA augmente, moins on constate le développement de tumeurs (travaux de Bougnoux, Inserm de Tours).

Lorsqu'un cancer avéré est traité par radio ou chimiothérapie, la tumeur régresse plus facilement lorsque les tissus sont riches en acides gras polyinsaturés (dont les oméga-3).

Il existe enfin des raisons de penser que la prise massive d'oméga-3 pourrait être bénéfique contre le cancer : sur des rats porteurs de tumeurs, des doses importantes de DHA font régresser les tumeurs de 60 % à une dose unique de radiothérapie, contre 31 % pour le groupe témoin (sans DHA).

L'idéal est d'avoir une alimentation contenant entre 1 et 4 doses d'oméga-6 pour 1 dose d'oméga-3. Ce ratio est difficile à obtenir dans l'alimentation moderne. Il sera bien souvent nécessaire de prendre des oméga-3 sous forme de complément alimentaire (softgels).

Produits naturels contre l'inflammation

La santé naturelle offre de nombreuses solutions contre l'inflammation chronique de l'organisme.
La plus connue est le régime hypotoxique du Dr Seignalet et plus récemment l'alimentation sans lait et sans gluten, avec cuisson à basse température (vapeur douce). On évite l'inflammation de l'intestin en évitant les blés modernes mal tolérés.
On peut aussi citer des substances anti-inflammatoires naturelles comme l'harpagophytum, le saule blanc, la grande camomille et le MSM, à prendre sous forme de gélules. Un autre complément alimentaire connu est la boswellia.
Mais les aliments anti-inflammatoires peuvent aussi être ajoutés directement dans votre assiette, sous forme d'aliments ou alicaments : des épices comme le curcuma, le gingembre et le poivre noir riche en pipérine.
De nombreux naturopathes recommandent enfin le Quinton isotonique, de l'eau de mer filtrée recueillie entre 10 et 30 mètres de profondeur au large des côtes bretonnes, au centre de tourbillons que l'on appelle vortex, puis coupée avec de l'eau de source faiblement minéralisée. Elle présente ainsi de fortes ressemblances avec le plasma sanguin.
Elle peut être utilisée en injections sous-cutanées (chez le médecin), mais aussi tout simplement en absorption orale (avaler par la bouche), après l'avoir gardée sous la langue une minute.

Antioxydants

Pour lutter contre les radicaux libres, ce sont bien sûr les antioxydants qui sont en première ligne : vitamine C et polyphénols, que l'on trouve en abondance dans les légumes frais et crus, et bien sûr dans les compléments alimentaires multivitamines à fort dosage (méfiance donc, face aux produits vendus en pharmacie ou au supermarché). Les fameux « Anti-Cox2 » reviennent sur le devant de la scène.

On se souvient de l'énorme scandale des nouveaux anti-inflammatoires Vioxx et Celebrex. Lancés en grande pompe au début des années 2000 et présentés comme la panacée contre les douleurs, notamment l'arthrose, ils furent au cœur d'un énorme scandale et accusés de plus de 40 000 morts aux Etats-Unis.

Ces médicaments fonctionnent en diminuant l'expression de la Cox2, une enzyme qui intervient dans l'inflammation et qui :

- réduit l'apoptose cellulaire, la mort programmée de la cellule : les cellules cancéreuses se multiplient alors indéfiniment, contrairement aux cellules saines qui meurent après un nombre fixe de divisions ;
- supprime les cellules du système immunitaire (lymphocytes tueurs) nécessaires pour éliminer les cellules cancéreuses ;
- favorise la création de nouveaux vaisseaux sanguins (angiogénèse).

Imprudemment prescrits à des populations âgées et fragiles, ces médicaments ont, en effet, fait des désastres.

Toutefois, il a été démontré en médecine humaine comme vétérinaire que de nombreux cancers présentent une surexpression de la Cox2 : cancers de la vessie, du côlon, du poumon, du sein, de l'estomac, du pancréas, de l'œsophage, de la peau et de la prostate.

Les médicaments anti-Cox2 pourraient donc être utiles contre le développement de ces tumeurs. Ce sont des produits banals, faciles d'emploi, mais néanmoins actuellement négligés dans les protocoles « de consensus » appliqués aux malades dans les services hospitaliers d'oncologie.

Toutefois, sachez que tout médecin généraliste est habilité et compétent pour prescrire ce type de médicaments. C'est toujours bon d'en être conscient.

Le « devoir de mémoire », indispensable à la santé mentale

En cette année du centenaire de la bataille de Verdun, j'ai lu une réflexion de l'écrivain américain Walt Whitman, qui remarquait qu'on ne peut pas « *oublier une colline de membres amputés* ».

Lui-même en avait fait l'expérience en 1862. Il était à la recherche de son frère George sur un champ de bataille de la terrible Guerre de Sécession. Cette guerre fut la première « guerre industrielle » où fut utilisée la mitrailleuse lourde :

« *Je vis un tas de pieds, de jambes et de mains amputés* », un tas si grand qu'il aurait « *rempli une charrette entière* [1] ».

Walt Whitman fut épouvanté. Mais il comprit que ceux qui ne l'ont pas vu ne peuvent pas percevoir l'horreur qu'est la guerre moderne. Le risque donc, est qu'ils ne prennent pas la chose au sérieux, et qu'ils se laissent entraîner à leur tour dans les mêmes catastrophes :

« *Celui qui ne connaît pas l'histoire est condamné à la revivre* », a dit Karl Marx[2].

D'où l'importance énorme, pour toute notre société, du « devoir de mémoire ».

Pas besoin d'une bombe nucléaire pour rayer Paris de la carte

Les médias parlent constamment de la menace des « armes de destruction massive », en particulier la bombe atomique.

Ils oublient de préciser que les armes dites « conventionnelles » sont devenues tellement efficaces aujourd'hui qu'elles sont exactement aussi dangereuses que la bombe atomique ou les armes chimiques.

Déjà la bataille de Verdun, il y a 100 ans, fit 700 000 victimes avec de « simples » obus et de « simples » armes à feu. C'est deux à trois fois plus qu'Hiroshima et Nagasaki réunis.

Au Japon, on parle toujours de ces deux villes, mais on oublie de dire que les Américains avaient fait pire à Tokyo avec des bombes traditionnelles. Dans la seule nuit du 9 au 10 mars 1945, ils effectuèrent le raid le plus destructeur jamais mené contre une ville. Environ 40 kilomètres carrés de Tokyo furent réduits en cendres. On estime à 120 000 le nombre de Japonais qui périrent dans cette attaque – le bilan le plus lourd d'un bombardement aérien effectué sur une ville. Hiroshima ne vient qu'après[3].

Sans aller si loin, souvenons-nous des bombardements alliés qui ont rayé de la carte les villes de Hambourg, Cologne, Leipzig, Mayence, Dresde, Magdebourg, et bien sûr Berlin. Du 13 au 15 février 1945, l'armée de l'air américaine et la Royal Air Force (RAF) tuèrent 25 000 civils à Dresde en larguant principalement des bombes à fragmentation et incendiaires. Cette ville, qui était une des plus belles du monde, fut totalement détruite. La ville de Magdebourg fut détruite à 90 %, comme tant d'autres, et *sans bombe atomique.*

Au cours de l'insurrection de Varsovie en 1945, et sans aucune « arme de destruction massive », 180 000 civils et 18 000 soldats furent tués du seul côté polonais. Du côté allemand 17 000 soldats furent tués. Il ne restait plus que 350 000 civils vivants à la fin de l'insurrection : ils furent brutalement évacués et parqués dans des camps de transit aux portes de la ville, puis en grande partie déportés, soit vers des camps de concentration soit vers des camps de travail, les plus faibles étant abandonnés sans ressources[4].

Ceux qui ont assisté à ces horreurs épouvantables, à ces rivières de sang, ne peuvent que s'être juré : « Plus jamais ça !!! ».

« Plus jamais ça ! », c'est la pensée immédiate, évidente que toute personne sensée se fait lorsqu'elle assiste en direct aux atrocités des guerres modernes. « *Quelle connerie, la guerre !* », s'exclama Jacques Prévert, et comme il avait raison.

L'énorme problème est que si les yeux des victimes ne peuvent jamais oublier les horreurs de la guerre, il n'en va pas de même de leurs enfants, et encore moins de leurs petits-enfants.

En quelques années, aussi abominables qu'aient été les massacres, les gens se lassent d'entendre les récits de guerre du grand-père et de la grand-mère qui, prétendument, « radotent ».

En fait, ils ne radotent pas du tout. S'ils racontent leurs souvenirs, c'est dans l'espoir intense que les jeunes réalisent, se souviennent et, surtout, *ne recommencent jamais ça* !!

Et ils ont raison de s'en préoccuper.

Trop rapidement, les personnes qui n'ont pas connu la guerre perdent la notion de ce qui s'est vraiment passé.

Au lieu de voir l'horreur, elles voient l'excitation, l'héroïsme, la possibilité de « se sentir vivre », de « se battre pour un idéal ». Au début du XXe siècle, la mort sur le champ de bataille paraissait désirable à la jeunesse en manque d'aventure ou d'idéal.

Désirable, la guerre, oui. L'état de paix, de non-violence, leur paraissait ennuyeux, morne, parfois même insupportable.

Ils voulaient déclencher une grande guerre, pour voir des *milliers de mains, de bras, de jambes et de touffes de cheveux déchiquetés, sanguinolents, mélangés à la boue, aux fils barbelés. Les plus beaux bâtiments, les plus belles avenues détruits pour ne jamais être reconstruits.*

Au départ il y avait de jeunes garçons, sur leurs jambes, capables de rire et d'aimer. Ensuite il n'y avait plus que des paquets de chair et d'organes éparpillés.

Et c'est cela que l'être humain, dans sa folie, veut.

Mais c'est bien pire aujourd'hui.

Nous en sommes au point, actuellement, où la mort *en se faisant exploser dans un manège pour tuer des enfants* est devenue un désir pour certains. Cela s'est passé en 2016 dans un parc public au Pakistan ; l'attentat a fait 70 morts parmi les familles et les enfants venus fêter Pâques[5].

Le but des kamikazes, ne vous y trompez pas, est d'exaspérer les populations jusqu'à ce qu'elles se jettent, une nouvelle fois, dans une grande guerre généralisée.

Le seul moyen d'échapper à ça, de conserver la santé mentale indispensable au maintien de la paix, qui est le bien le plus désirable, c'est d'enseigner à nos enfants le souvenir de ce qui s'est passé tant de fois dans l'histoire, chaque fois qu'une vraie guerre a été déclenchée.

Il faut leur transmettre le souvenir, la mémoire, la crainte même, de ces drames qui se sont déroulés sur notre sol, il n'y a pas si longtemps. Cultiver chez eux un certain sens du *tragique* afin qu'ils comprennent que ce qu'ils voient, et qui leur plaît, dans les films de guerre et de violence, peut resurgir si l'on n'y prend garde. Et aussi « drôle » que ça leur paraisse quand c'est à l'écran, il n'en ira plus de même quand ils auront eux-mêmes un bras arraché par une grenade, un enfant dans les bras tué par un bombardement.

Si on leur apprend en revanche à rire de tout ça ; à le prendre à la légère ; à se convaincre que, finalement, c'était il y a bien longtemps, et qu'ils ne sont plus concernés. Que ce sont « les autres », que ce sont « des fous ». Que les anciens étaient juste des idiots, et qu'eux en revanche sauront facilement éviter l'engrenage qui conduit à la catastrophe ; alors préparons-nous au pire.

Dernière réflexion

Pour dire « se souvenir », en anglais, on dit *remember*.

Ce mot pourrait se traduire littéralement par *remembrer*.

Vous voyez les corps *démembrés* et vous vous souvenez qu'ils appartenaient à des personnes pleines de vie, de projets, d'espoirs. Mentalement, vous les « remembrez ».

Cette opération mentale est indispensable. Elle nous permet de réaliser que la mort et la destruction n'étaient pas nécessaires. Qu'un autre chemin aurait pu être pris. Un chemin qui aurait préservé la paix, et la vie.

Notes

1. Kelly Scott Franklin, How and Why We Remember the Dead: A Memorial Day Lesson from Walt Whitman, 27 mai 2016, www.thepublicdiscourse.com
2. *http://dicocitations.lemonde.fr/citations/citation-9044.php*
3. *http://www.slate.fr/story/73421/bombe-atomique-staline-japon-capituler*
4. *https://fr.wikipedia.org/wiki/Insurrection_de_Varsovie*
5. *http://www.lemonde.fr/asie-pacifique/article/2016/03/27/plus-de-50-morts-dans-une-explosion-a-lahore-au-pakistan_4890869_3216.html*

Ne pas exagérer avec la santé

Hippocrate disait que l'homme sage doit comprendre que la santé est son bien le plus précieux. Montaigne disait que la santé est la seule chose méritant qu'on y consacre du temps, de la sueur, des ennuis, des biens matériels et même notre vie elle-même pour l'atteindre ; car sans elle, la vie est pénible et oppressante.

Le poète anglais Ben Jonson, contemporain de Shakespeare, s'exclamait :

«*Ô Santé ! Santé ! La bénédiction des riches ! La richesse des pauvres ! Qui peut t'acheter à un prix trop fort, puisqu'il n'y a pas de plaisir dans ce monde, sans toi ?*»

L'écrivain Webster approuvait, en disant que l'or qui achète la santé ne peut *jamais être mal dépensé*. Descartes, dans son *Discours de la méthode*, disait que la santé est, sans aucun doute, le bien le plus grand et le plus fondamental d'une vie. Encore et encore, la même idée a été exprimée dans la littérature. Eh bien ! si vous voulez mon avis... ils se trompaient tous.

Certes, il y a des maladies et des degrés de maladie qui font de la vie un fardeau, à tel point que la mort paraît une alternative désirable.

Mais il est faux de dire que la maladie en elle-même rend nécessairement la vie intolérable ou sans intérêt. Personne, par exemple, ne considère le physicien Stephen Hawking comme un homme en pleine santé ; mais de la même façon, je suppose *que personne n'estime que sa vie ne vaut pas la peine d'être poursuivie.*

Mozart soufrait d'infections fréquentes des voies respiratoires, de maux de tête et de problèmes dentaires, et fut emporté (probablement) par la tuberculose. Beethoven était sourd et dépressif. Schubert était torturé par la syphilis. Edith Piaf était rongée par une polyarthrite rhumatoïde. Kennedy souffrait de la terrible maladie d'Addison (production insuffisante de cortisol et d'aldostérone, deux hormones indispensables au corps humain). Marie Curie souffrait d'anémie aplasique, une déficience des cellules souches provoquant fatigue, essoufflement, pâleur. Napoléon Bonaparte, la main sur le ventre, souffrait d'un terrible cancer de l'estomac métastasé. Molière souffrait d'épilepsie, de même que Jules César. Baudelaire avait la syphilis, Chopin la tuberculose, Renoir de l'arthrite et des rhumatismes déformants. La liste est interminable, vous avez de nombreux autres exemples en note de cet article[1].

La mauvaise santé ne les a pas empêchés de s'exprimer, ni de créer – et de faire les plus belles contributions au monde.

On imagine souvent que les personnes tétraplégiques, qui ont perdu l'usage de *tous* leurs membres, qui ne peuvent plus bouger que la tête, devraient préférer mourir plutôt que de vivre dans cet état.

Eh bien ! ce n'est pas du tout ce qu'observent les médecins qui les soignent. Après quelques semaines ou mois de désespoir bien naturel, la plupart de ces personnes remontent la pente et redeviennent… comme avant.

Cela ne veut pas dire que tous les tétraplégiques sont joyeux. Cela ne veut pas dire qu'il n'y a pas des dépressifs ou des suicidaires parmi eux. Mais il n'y en a *ni plus ni moins* que dans le reste de la population !!

L'humanité est habituée à l'adversité

Nous sommes très mauvais pour anticiper nos réactions face à l'adversité.

Bien souvent, nous disons « plutôt mourir que… » subir telle ou telle épreuve.

Toutefois, le jour où l'épreuve arrive vraiment, nous sommes en général tout surpris de nous apercevoir que :

- Nous ne choisissons absolument pas de mourir.
- Nous découvrons en nous une capacité de résistance insoupçonnée.

Et c'est vrai face à la maladie, et bien souvent même face aux pires maladies. Car, que nous en soyons conscients ou non, nous sommes en fait « adaptés » à vivre avec de grandes difficultés, voire de grandes infirmités. C'est l'histoire de l'humanité qui veut ça. C'est l'héritage inscrit dans nos gènes et dans notre système nerveux.
Nous sommes, par définition, vous, moi, les descendants des plus résistants, des plus combatifs parmi nos ancêtres. Nous sommes, par définition, issus des plus forts parmi les êtres humains, ceux qui ont réussi, une génération après l'autre, à survivre jusqu'à l'âge adulte et à se reproduire.
Nous sommes donc le produit d'une sélection draconienne, qui s'est exercée en faveur des plus courageux, des plus résistants et aussi, il faut le reconnaître même si cela fait un peu peur, des plus féroces.
Or, durant la plus grande partie de l'histoire, la majorité, voire la totalité des hommes, vivaient dans un état de santé déplorable, tout au moins par comparaison avec nos critères actuels.
Il fallait un moral d'acier pour survivre. Mais ils l'ont fait !

L'homme est adapté pour vivre avec une maladie

Certes, les chasseurs-cueilleurs étaient en meilleure santé que les premiers agriculteurs et même que les Européens du XVIIIe siècle.
Mais cela veut dire que leur espérance de vie (hors mort violente) était de 40 ans, contre 30 ans seulement pour les autres. Personne ne pouvait raisonnablement espérer vivre 70, 80 ou même 100 ans, comme c'est devenu si fréquent aujourd'hui. Cela ne se produisait que dans des cas tout à fait rarissimes.
Des études récentes ont montré que les singes anthropoïdes (qui ressemblent un peu à des hommes) comme le chimpanzé, l'orang-outang, le gorille, souffrent pratiquement tous d'un problème de santé ici ou là. Ce sont tous, à leur mesure, des handicapés, des infirmes.
Mais ça ne les empêche pas de vivre, et de perdurer.

Reconnaître que la vie est belle, malgré les épreuves

Il est remarquable que jamais l'humanité n'ait trouvé son sort si terrible qu'elle ait volontairement arrêté de désirer vivre et donner la vie à des enfants.

Au contraire, les périodes les plus dures sont souvent celles où la fécondité augmente le plus. Ainsi le « baby-boom » qui démarra pendant la dernière guerre mondiale. Ainsi le taux de fécondité qui est plus élevé dans les pays les plus pauvres.

Même les Indiens d'Amérique après l'arrivée des conquistadores ont continué à vouloir des enfants. Cela montre qu'ils jugeaient que la vie continuait malgré tout de valoir la peine d'être vécue. Même les esclaves dans les plantations voulaient des enfants, quand on les y autorisait. Partout ailleurs dans le monde et à toutes les époques, sauf peut-être à la nôtre justement, *l'humanité a jugé que la vie était si désirable qu'il fallait évidemment la transmettre si l'occasion se présentait.*

Et pourtant, les conditions de vie étaient dures, à la plupart des époques. Au XVIe siècle en France, le risque pour une femme de mourir en couches était d'un sur douze. Au XVIIIe siècle, à Paris, la moitié des enfants mouraient avant d'avoir atteint l'âge de 5 ans.

Mais ni dans l'art ni dans la littérature, on ne trouve d'élément suggérant que les contemporains trouvaient la vie insupportable.

Au contraire, l'expression du désespoir existentiel s'est répandue dans l'art à mesure que la santé des gens s'améliorait ! Jamais autant qu'à notre époque on n'a fait de spectacles sombres, violents, noirs et désespérants. La vision de la vie exprimée par les poètes et compositeurs d'autrefois semble beaucoup plus légère, joyeuse, positive !

Et peut-être n'est-ce pas un hasard…

Face au danger, préserver la vie à tout prix

Lorsque la vie ne tient qu'à un fil, personne ne se demande si elle vaut la peine ou non. Cela paraît évident qu'il faut à tout prix la pré-

server !! Mais quand elle devient facile et interminable, alors soudain, les gens mettent en doute sa valeur, son sens, son intérêt…
Bon, je n'irai pas jusqu'à vous dire de ne plus nous lire et d'arrêter de prendre soin de votre santé.
Au contraire, ce qui rend nos publications si spéciales est que nous allons parfois au-delà de la simple santé physique pour essayer de toucher aux choses essentielles de l'existence.
Mais je voulais néanmoins insister sur l'importance d'être raisonnable avec notre santé. De prendre nos maux, nos épreuves, nos douleurs, avec distance. De ne pas les laisser envahir notre vie au point de nous obséder et d'embêter tout le monde autour de nous.
La santé, c'est important. Mais il y a plus important encore : c'est de vivre !

Note

1. Voir par exemple : *http://quelqueshistoires.centerblog.net/1536938-Grands-malades-et-grands-infirmes-de-l-Histoire*

La plus chic des maladies

Au XVIIIe siècle, il était chic d'avoir la goutte. On l'appelait la « maladie des rois ». Elle reste aujourd'hui, dans l'imaginaire populaire, la maladie des gros mangeurs, des bons vivants.
Mais c'est une maladie qui touche encore 500 000 personnes en France aujourd'hui[1] !
La goutte est une forme d'arthrite. C'est une inflammation des articulations. Elle est provoquée par un excès d'acide urique dans le sang. Des cristaux très douloureux se forment dans les articulations. Dans 75 % des cas, la goutte touche le gros orteil.
L'excès d'acide urique est traditionnellement causé par *l'excès de viandes faisandées, de fruits de mer et de vin blanc.* La maladie était autrefois répandue dans les milieux aristocratiques, habitués à chasser et à festoyer – d'où sa réputation.
Mais la cause, au XVIIIe siècle, n'avait pas été identifiée. Les gens constataient seulement que l'arthrite était plus répandue dans la haute société riche et cultivée que parmi les populations pauvres et ignorantes.
Parce qu'ils étaient plus riches que les autres, les « goutteux » (personnes malades de la goutte) vivaient en moyenne plus longtemps que les autres. Charlemagne, Charles-Quint, le roi Henry VIII, Louis XIV, le président Théodore Roosevelt, souffraient de la goutte. La conclusion assez raisonnable (mains néanmoins erronée) était que *la goutte n'était pas seulement un signe de standing social* : elle était po-

sitivement… bonne pour la santé, puisque les goutteux vivaient plus longtemps que les autres !
On imaginait que, grâce aux crises de goutte, le corps « évacuait » des substances néfastes du corps. Les hommes qui s'apercevaient qu'ils avaient la goutte *s'en réjouissaient,* ils la voyaient comme un *présage de longévité.*

Des douleurs exquises

Ajoutons à ceci que les souffrances de la goutte entrent dans la catégorie si particulière des « *douleurs exquises* ».
Médicalement parlant, ce sont des douleurs localisées dans des zones bien limitées qui surviennent par lancements. Mais une douleur peut aussi être « exquise » parce qu'elle procure une forme de plaisir, née du contraste entre la poussée et le soulagement qui s'en suit.
C'est le plaisir qu'éprouvent les enfants qui ont une dent qui bouge. Ils la tripotent, jouent dessus avec leur langue et, parfois, vont pousser fortement dessus, provoquant une volupté douloureuse.
Ce phénomène où l'extrême douleur provoque une sorte de plaisir est peut-être lié à la fabrication d'endorphine par le cerveau. L'endorphine est l'hormone du plaisir, elle atténue la douleur physique tout en augmentant la sensation de bonheur et de satisfaction.

Approche naturelle contre la goutte

Ceci dit, la goutte provoque une souffrance atroce. Le gros orteil gonfle et la peau peut éclater.
Le malade peut alors être immobilisé sur un lit, tout mouvement d'air autour de lui devenant intolérable.
Le remède officiel à base de plante est la colchicine, utilisée par la médecine conventionnelle elle-même.
Extraite du colchique, une fleur bien connue et très toxique, la colchicine est prescrite à dose infime lors des crises aiguës d'arthrite et de goutte.

Il faut limiter la consommation de viande rouge qui est riche en purines, et les purines se transforment en acide urique. Eliminez les fruits de mer, les abats et les légumineuses, riches également en purines.
Limitez votre consommation d'alcool et en particulier de bière ainsi que de vin rouge. L'alcool diminue l'élimination rénale d'acide urique.
Réduisez votre consommation de boissons sucrées, y compris les jus de fruit. Selon une étude néo-zélandaise parue en 2013, la prise de boissons sucrées augmente la concentration d'acide urique dans le sang chez des individus avec la variante génétique appelée SLC2A9.
Le fructose, qu'on retrouve souvent dans des boissons sucrées, augmente le risque de goutte comme l'a montré une étude réalisée notamment par l'Ecole de médecine de l'université de Boston.
Prenez de la vitamine C, qui réduira votre niveau d'acide urique dans le sang et donc exercera un effet favorable sur la goutte.
On conseille aussi les tisanes et boissons diurétiques, c'est-à-dire qui font uriner, et donc évacuer l'urée. La goutte est en effet provoquée par une insuffisance des reins à évacuer l'urée. Il en existe de nombreuses : tisane de queues de cerise, d'artichaut, de feuilles de bouleau ou d'ortie.
Buvez beaucoup, 2 à 3 litres d'eau par jour pendant la crise. N'hésitez pas à boire 500 mL d'eau le matin directement après le réveil.
Mangez moins de tomates. Selon une étude parue en 2015, les tomates pourraient favoriser la goutte[2].
Un remède naturel parfois conseillé est d'appliquer des orties fraîches, et donc piquantes, sur la zone enflammée. Le soulagement est, paraît-il, rapide. Mais je ne l'ai jamais pratiqué et ne m'engage pas sur son efficacité.

Notes

1. *http://sfr.larhumatologie.fr/congres/comment/commentList.phtml?strTheme=Arthrose%2C+cartilage%2C+arthropathies+microcristallines*
2. Tanya J Flynn, Murray Cadzow, Nicola Dalbeth, et al., Positive association of tomato consumption with serum urate: support for tomato consumption as an anecdotal trigger of gout flares, BMC Musculoskeletal Disorders 2015 16:196.

Faux seins : ce qu'on ne dit jamais aux femmes

L'humanité ne se lassera jamais, je pense, de se passionner pour les histoires de poitrine féminine.

Des sites Internet entiers y sont consacrés. Officiellement, ils traitent de « l'actualité des stars ». En pratique, ils publient essentiellement des photos volées de « célébrités » en bikini, en tenue légère laissant voir, soi-disant « par accident », telle ou telle partie de leur intimité.

Les sites anglais sont les meilleurs dans ce domaine, comme celui du journal à scandale *Daily Mail*[1].

Impossible d'y échapper si vous allez sur Internet. Même le site du journal *Le Monde* ou de Castorama vous mettent désormais des publicités avec photos et slogans aguichants sur ces sujets. Même si vous ne *voulez pas cliquer*, vous ne pouvez pas ignorer ces images qui surgissent partout.

Or, la partie de l'anatomie qui continue à fasciner le plus est... la poitrine : chacun se demande si unetelle ou, de plus en plus souvent, untel, s'est fait *poser de faux seins*, si le « travail » est réussi, etc., etc.

Le site Aufeminin.com, destiné aux femmes, consacre une rubrique entière aux photos « avant/après » de toutes les célébrités s'étant fait refaire la poitrine[2]. On y parle de Pamela Anderson, star de ma jeunesse aux faux seins d'une rondeur il est vrai fascinante, que sans doute les jeunes ne connaissent plus, et de centaines d'autres starlettes dont j'ignorais l'existence.

Et cet engouement semble bien justifié...

Le conte de fées grâce à la chirurgie

Une étude publiée en 2012 dans la revue *Plastic & Reconstructive Surgery* a montré que, parmi les femmes se faisant refaire la poitrine, *83 % sont plus satisfaites de leur apparence physique, 88 % se déclarent plus heureuses qu'avant,* et *81 % déclarent une amélioration de leur vie sexuelle*[3] !!!

Cette différence est spectaculaire. Peu d'interventions médicales peuvent se vanter d'un taux de succès aussi élevé.

Il faut noter que cet effet positif sur le niveau de bonheur est extrêmement rare. Il ne se retrouve pas avec beaucoup d'autres événements pouvant affecter la vie d'un être humain. Habituellement, tout changement positif dans la vie est rapidement assimilé, fait partie au bout de quelques mois de la normalité, et ne procure plus de joie particulière. Ainsi en est-il par exemple d'une promotion professionnelle, d'une augmentation de salaire, d'un nouvel achat et même du fait d'avoir un enfant.

Le fait en revanche de se retrouver soudain avec une poitrine opulente et rebondie provoque un changement drastique manifestement très apprécié par les intéressées. À tout moment, que ce soit dans la rue, au bureau, sur la plage, en discothèque, dans l'intimité ou même au supermarché, le regard de tout l'entourage change – dans le bon sens ! Décolleté provocateur, bustier, soutien-gorge pigeonnant, voire absence totale de sous-vêtement d'ailleurs, bikini mini-mini, tout devient l'occasion de s'amuser en attirant l'admiration… et le désir, avec un plaisir sans cesse renouvelé. La vie devient un conte de fées !

D'où le succès gigantesque de ces opérations : 5 à 10 millions de femmes se laissent tenter chaque année par la pose d'implants mammaires !

Tout cela est magnifique, n'est-ce pas, mais vous me connaissez trop bien, cher lecteur…

Eh oui, vous vous en doutiez, et vous aviez raison : loin d'inciter mes lectrices à participer à la fête, en leur recommandant ce raccourci vers le bonheur, je vais (encore une fois !) faire mon *rabat-joie.*

Mais que voulez-vous. C'est mon rôle, pas toujours drôle d'ailleurs, que de vous dire la vérité, même si elle ne fait pas plaisir à entendre…

La face sombre des implants mammaires

Malheur, trois fois malheur, mais le fait est que les opérations de reconstruction chirurgicale de la poitrine comportent de graves dangers.

Une étude de la *Mayo Clinic* (le plus grand hôpital des Etats-Unis) portant sur 749 femmes s'étant fait poser des implants mammaires entre 1964 et 1991 a montré que *24 % avaient connu des complications,* incluant des cicatrices dures et douloureuses, des ruptures de leur implant, des hématomes et des infections.

Une étude menée par l'université de Maryland a montré que 64 % des implants en silicone se rompent et fuient dans les 25 ans après avoir été posés. Les autorités de santé américaine (FDA) recommandent donc désormais de se faire *retirer les implants au bout de huit ans*[4], ce qui non seulement laisse souvent des cicatrices, mais implique aussi cette conséquence malheureuse que la femme *se retrouve avec des seins encore plus plats qu'avant,* puisque retirer l'implant entraîne aussi d'enlever des tissus mammaires qui se trouvaient autour.

Les allergies au silicone et le silicone qui se répand dans l'organisme peuvent entraîner de graves maladies auto-immunes : lupus érythémateux, arthrite rhumatoïde, sclérose en plaques[5].

Quant aux implants remplis de solution saline (eau salée), réputés moins allergènes, le problème est que des bactéries et des moisissures peuvent s'y développer. L'enveloppe de silicone est en effet partiellement perméable. Des bactéries dangereuses comme le staphylocoque doré ou l'*E. Coli* peuvent s'y implanter[6].

Les femmes en âge de procréer qui se font poser des implants mammaires pourraient s'attendre à des problèmes en cas d'allaitement. Une étude menée au Texas a montré que 64 % des femmes ayant des implants mammaires avaient trop peu de lait pour allaiter, contre 7 % habituellement. Cette étude date néanmoins de 1971 et n'a pas été confirmée depuis[7].

L'Institut national du cancer, en France, a émis une alerte après avoir constaté un lien entre les implants mammaires et le lymphome anaplastique à grandes cellules (LAGC), une forme de cancer :

« *Il existe un lien clairement établi entre la survenue de LAGC mammaire et le port d'implants mammaires* », a déclaré le groupe d'experts[8].

Plus inquiétant encore, il existe malgré tout un *risque de suicide douze fois plus élevé chez les femmes ayant des implants mammaires.* Attention, cette hausse du risque pourrait toutefois être liée au fait que beaucoup de femmes ayant des implants mammaires se les sont fait poser à la suite d'un cancer du sein, et ont donc subi des épreuves terribles.

Pas étonnant, donc, que les implants mammaires soient régulièrement au cœur de gros scandales.

Les implants mammaires au cœur de gros scandales

Les implants mammaires ont déjà fait l'objet de deux immenses scandales.

Le premier, dans les années 1990, a mené à la condamnation des trois firmes pharmaceutiques qui les produisaient : Dow Corning Corporation, Bristol-Myers-Squibb et Baxter Healthcare Corp. Ensuite, elles ont dû payer 3,7 milliards de dollars aux femmes qui les poursuivaient pour avoir subi de graves complications.

L'autre scandale, encore tout frais surtout dans les esprits français, est celui des prothèses PIP, qui avaient été frauduleusement remplies de silicone industriel plutôt que de silicone médical. Huit femmes dont les implants s'étaient rompus sont décédées d'une forme rare de lymphome (cancer).

Mais d'autres scandales sont à venir, selon toute probabilité : en effet, depuis cent ans que la médecine pratique les implants mammaires selon différentes techniques, *aucune étude sérieuse, de grande ampleur et de long terme, n'a été menée pour déterminer le risque réel lié à cette opération.*

Les prothèses à solution saline, autorisées depuis 2003 aux États-Unis et réputées comme plus sûres, n'ont fait l'objet que d'une étude sur une seule année, alors qu'on sait que la grande majorité des problèmes se posent sur le long terme (plus de huit ans).

Enfin, un fait qui ne trompe pas, et qui indique que le vent est en train de tourner : la star Victoria Beckham, la femme du footballer anglais

David Beckham qui arborait des faux seins qui faisaient l'envie (et la jalousie) de millions de fans à travers le monde, a finalement annoncé en 2014 qu'elle se les était fait retirer afin, a-t-elle dit, de retrouver le charme d'une poitrine naturelle.
Cette « grande nouvelle » a eu un effet immédiat en Angleterre : écroulement des nouvelles opérations d'implants mammaires : -20 % en un an !!
Espérons que son exemple aboutisse à réserver désormais la chirurgie mammaire reconstructive aux femmes victimes du cancer du sein, pour qui le rapport risque/bénéfice est indiscutablement positif.

Notes
1. *http://www.dailymail.co.uk/news/article-3640518/Ben-Butler-GUILTY-murdering-six-year-old-daughter-Ellie.html*
2. *http://www.aufeminin.com/news-people/les-stars-et-leurs-faux-seins-les-photos-avant-apres-s82307.html*
3. McCarthy, Colleen M. M.D., M.S.; Cano, Stefan J. Ph.D., et al., The Magnitude of Effect of Cosmetic Breast Augmentation on Patient Satisfaction and Health-Related Quality of Life, Plastic & Reconstructive Surgery: July 2012 – Volume 130 – Issue 1 – p 218-223.
4. Dr, PhD S Lory Brown, MD Barbara G Silverman, MD Wendie A Berg, Rupture of silicone-gel breast implants: causes, sequelae, and diagnosis, 22 novembre 1997, *www.thelancet.com*
5. Cohen Tervaert JW, Kappel RM, Silicone implant incompatibility syndrome (SIIS): a frequent cause of ASIA (Shoenfeld's syndrome), Immunol Res, 2013 Jul;56(2-3):293-8.
6. *http://www.dailymail.co.uk/femail/article-3342848/Woman-breast-implant-went-MOLDY-inside-says-toxic-silicone-nearly-killed-breastfeeding-baby-doctors-repeatedly-failed-diagnose-infection.html*
7. Hartley, J.H., Schatten, W.E., Postoperative Complications of Lactation after Augmentation Mammaplasty, Plastic and Reconstructive Surgery, 1971; 47: 150-153.
8. *http://curie.fr/actualites/prothese-mammaire-lymphome-anaplasique-grandes-cellules-ce-qu%E2%80%99il-faut-retenir-006027*

7 opérations mortelles à éviter

Une nouvelle étude de Harvard a porté sur les sept opérations chirurgicales qui provoquent le plus de complications et de décès.
L'étude a concerné 421 476 opérations réalisées en urgence, sur des patients allant de 18 à 105 ans.
À elles seules, ces opérations provoquent 80 % des décès, des complications et des coûts chirurgicaux.
Je vous les indique dans l'ordre. Entre parenthèses, vous trouvez respectivement le taux de complication et le taux de décès suite à l'opération :

1. Appendicite (7 % – 0,1 %)
2. Ablation partielle de l'intestin grêle (47 % – 6 %)
3. Ablation partielle du gros intestin (43 % – 5 %)
4. Ablation de la vésicule biliaire (8 % – 0,2 %)
5. Suppression d'adhérence abdominale[1] (28 % – 2 %)
6. Opération d'un ulcère à l'estomac (42 % – 7 %)
7. Laparotomie (introduction d'une caméra dans l'abdomen pour diagnostiquer ou traiter) (40 % – 24 %)

Les complications provoquées par ces opérations incluent en pratique *tous les problèmes médicaux que vous n'avez pas envie d'avoir* : atteinte aiguë des reins, de l'appareil respiratoire, arrêt cardiaque, thrombose veineuse profonde, embolie pulmonaire (caillot de sang dans les poumons), infarctus, infection, choc septique et autre catastrophe.

Ce que vous pouvez faire

On a longtemps cru que l'appendicite non opérée évoluait automatiquement vers la gangrène et la perforation – l'opération était donc obligatoire.
Une revue d'études publiée en 2008 a remis cette idée en cause. Certaines appendicites évoluent spontanément vers la guérison, de nombreuses autres peuvent être traitées avec de simples antibiotiques[2].
Une revue scientifique américaine de chirurgie a publié une étude sur la nécessité ou non d'opérer systématiquement les enfants souffrant d'une appendicite aiguë.
Une nouvelle étude sur le sujet par des spécialistes de l'Ohio (Etats-Unis) vient d'être publiée[3]. Elle a porté sur 77 jeunes de 7 à 17 ans qui se plaignaient de douleurs abdominales depuis moins de quarante-huit heures et qui ne présentaient pas d'abcès, de phlegmon (inflammation du tissu en général d'origine infectieuse), de péritonite ni d'autres complications.
Leurs parents ont eu le choix entre une intervention chirurgicale et un traitement par antibiotiques. Trente parents ont choisi d'éviter l'opération (contre quarante-sept qui l'ont préférée).
Parmi les enfants qui n'ont pas subi l'opération, 93 % ont connu une amélioration immédiate de leur état dans les 24 heures. Seuls *trois enfants* ont dû être opérés malgré tout ! 90 % des opérations ont pu être évitées, et étaient donc inutiles !!
Bien entendu, les jeunes qui ont échappé au bloc-opératoire ont repris plus vite leurs activités scolaires et sportives.
Pour les auteurs de ce travail, cités par le *Journal international de médecine, « il est donc possible de ne pas opérer systématiquement les appendicites non compliquées, avec un taux de 90 % de succès à 30 jours, une amélioration de la durée de convalescence et une meilleure qualité de vie*[4]. »
En France, la leçon est en train d'être apprise lentement… mais sûrement.
Le nombre d'opérations de l'appendicite a diminué et baissé de moitié en l'espace d'une vingtaine d'années, passant de 162 500 en 1997 à 83 400 en 2012[5].

Une bonne raison de garder votre appendice

Pendant des dizaines d'années, la majorité des chirurgiens ont raconté que l'appendice « ne sert à rien ». On pouvait donc l'enlever et le jeter à la poubelle sans s'inquiéter.

Les chercheurs en médecine, eux, considéraient aussi que l'affaire était « pliée », et jugeaient *inutile* d'étudier l'appendice.

Il est pourtant très probable que l'appendice joue un rôle important.

En cas d'infection intestinale et de diarrhée, il se pourrait que ce petit morceau d'intestin serve de réserve à la flore intestinale. Elle conserverait les bonnes souches de bactéries, qui pourraient repartir ensemencer l'intestin une fois la crise passée.

Et peut-être que comme la glande appelée thymus, dans la poitrine, l'appendice joue un rôle plus important pendant l'enfance pour le développement du système immunitaire.

Réduire votre risque d'opération

Concernant les autres opérations, le meilleur moyen de les éviter est d'adopter un mode de vie sain.

Voici six conseils simples qui diminueront votre risque de vous retrouver sur une table d'opération :

1. Faites tout votre possible pour faire au moins un peu d'exercice physique, à l'extérieur, plusieurs fois par semaine.
2. Soignez votre alimentation en mangeant des légumes, du poisson, de bonnes huiles crues, des fruits bio de saison, des noix, des œufs de qualité, des légumineuses (lentilles, haricots, pois…).
3. Réduisez votre consommation de sucre et de produits industriels. Fuyez les 4 P : pains, pâtes, pâtisseries, pizza. Mais fuyez encore plus les chips, biscuits d'apéritif, bonbons, biscuits, sodas et glaces.
4. Buvez un bon verre de vin chaque jour, sans plus.
5. Vérifiez régulièrement votre tension artérielle ; surveillez surtout son évolution (il ne faut pas qu'elle monte). Réduisez

pour cela votre consommation de sel de table (chlorure de sodium) et augmentez celle de potassium (fruits et légumes).

6. Prenez chaque jour un bon complément de vitamine D (au moins 4000 UI) et un bon complexe de vitamines B.

Vous connaissez déjà tout ça. Ce n'est pas compliqué, mais il faut s'y tenir !

Notes

1. Il s'agit de l'accolement de deux organes habituellement libres l'un de l'autre. Il peut exister des adhérences entre côlon et grêle, grêle et paroi abdominale, foie et estomac, etc...
2. Rodney J. Mason. Surgical Infections. August 2008, 9(4): 481-488. doi:10.1089/sur.2007.079.
3. Minneci PC, Mahida JB, Lodwick DL, Sulkowski JP, Nacion KM, Cooper JN, Ambeba EJ, Moss RL, Deans KJ. Effectiveness of Patient Choice in Nonoperative vs Surgical Management of Pediatric Uncomplicated Acute Appendicitis. JAMA Surg. 2016;151(5):408-415. doi:10.1001/jamasurg.2015.4534
4. *http://www.news-medical.net/news/20140415/173/French.aspx*
5. *http://www.lepoint.fr/editos-du-point/anne-jeanblanc/appendicite-une-operation-de-moins-en-moins-pratiquee-12-11-2014-1880535_57.php*

Médecine interdite : l'alchimie

L'alchimie est connue dans l'imaginaire populaire comme une sorte de magie consistant à transformer le plomb en or.
Mais c'est réducteur : les alchimistes cherchaient le remède universel permettant de soigner toutes les maladies (la panacée) et l'élixir de longue vie, une boisson légendaire capable de prolonger la vie humaine.
Les alchimistes s'intéressaient donc beaucoup à l'être humain, la santé, les maladies, et pas seulement aux métaux précieux. On peut les considérer comme des sortes de médecins. Ils ont contribué de façon décisive à l'avènement de la médecine moderne.
C'est une histoire très étrange, que je vais vous raconter…

Les alchimistes, précurseurs de la médecine moderne

Les premiers essais d'alchimie dont on a la trace furent ceux de Théophraste, un philosophe grec du IVe siècle av. J.-C. Certains historiens font remonter les sociétés secrètes d'alchimie à l'Égypte ancienne. Mais l'alchimie est surtout associée dans nos esprits aux *savants et sorciers du Moyen Âge.*
Nous avons raison. C'est à la fin du Moyen Âge, en 1493, qu'est né le fameux alchimiste et astrologue suisse qui allait révolutionner

la médecine : Philippus Theophrastus Aureolus Bombastus von Hohenheim, plus connu sous le nom de *Paracelse.*
Vous aurez noté que son second prénom officiel était Theophrastus, comme le premier alchimiste de l'Antiquité grecque.
Ce n'est pas un hasard. Le père de Paracelse, Wilhelm Bombastus von Hohenheim, était lui aussi alchimiste et médecin. Il avait souhaité baptiser son fils du nom du grand maître de l'alchimie.
La famille de Paracelse vivait à l'abbaye bénédictine d'Einsiedeln, en Suisse, sur les rives du lac des Quatre-Cantons. C'est auprès du père abbé de cette abbaye que Paracelse fut initié aux premiers secrets de l'alchimie.

Paracelse se rebelle contre les principes de médecine d'Hippocrate

À cette époque, la médecine restait encadrée par les théories d'Hippocrate et de Galien, colportées au Moyen Âge par la médecine arabe. Cette médecine reposait sur la « théorie des humeurs » et consistait à donner aux malades des mélanges compliqués de plantes, minéraux, produits animaux.
On estimait que plus une formule était bizarre, plus elle avait de chance de fonctionner.
D'où l'usage de chair de serpent, sang de fœtus, venin de scorpion et autre « bave de crapaud » qui entraient dans la composition des potions, mixtures et élixirs prétendument magiques. Le plus connu d'entre eux, le « thériaque », dont l'origine remonterait au roi de l'Antiquité Mithridate, comptait jusqu'à 100 ingrédients (dont la chair de vipère).
Le problème, évidemment, est que lorsque ces potions produisaient un effet bénéfique sur le malade, il était impossible de savoir à quel ingrédient l'attribuer. De plus, la potion ou le mélange qui contenaient des dizaines d'ingrédients ne pouvaient pas aisément être reproduits à une époque où la classification des végétaux et des éléments naturels n'était pas rigoureuse.

À la recherche de la « quintessence » des choses

En tant qu'alchimiste, Paracelse savait faire fondre des métaux pour les purifier, réaliser des alliages. Il connaissait le principe de l'oxydation et de la réduction. Il savait que les métaux pouvaient former des sels, ceux-ci pouvant être solubles et donc entrer dans la réalisation de solutions buvables.

Il était convaincu que chaque objet avait en lui une sorte d'esprit volatil qu'il appelait la « cinquième essence des choses » ou « quintessence » (quinte-essence). Il supposait que chaque plante, minéral, substance sur terre avait existé à l'époque de la création de l'univers *sous une forme pure, non contaminée.* Avec le temps, pensait-il, les éléments s'étaient *mélangés et chargés d'impuretés.* Ce phénomène avait à la fois diminué leurs vertus curatives et rendu ces produits toxiques.

En revanche, *s'il parvenait à retrouver l'état de pureté originelle des substances terrestres, elles pourraient servir de médicaments et guérir toutes les maladies.*

Après avoir voyagé dans toute l'Europe, non seulement pour explorer les mines de métaux, mais aussi pour suivre des cours de médecine dans les universités, Paracelse en conclut que les enseignements des médecins ne valaient rien.

Il rejeta les théories d'Hippocrate et de Galien. Il refusa de prêter le serment d'Hippocrate quand il fut nommé professeur de médecine à l'université de Bâle, en 1527.

Quelques semaines plus tard, le jour de la Saint-Jean, *il brûla en place publique plusieurs exemplaires de la grande œuvre du médecin arabe Avicenne* (Ibn Sina), le *Canon de la médecine,* asservi lui aussi aux principes d'Hippocrate.

Il se lança en revanche dans les premiers essais de « monothérapie », c'est-à-dire administrer *une seule substance à la fois aux malades,* par opposition à la « polypharmacie », les mélanges compliqués, qui avaient été la marque de fabrique de Galien et d'Ibn Sina.

Mais en tant qu'alchimiste, il commença par des substances toxiques comme le plomb, l'or, le mercure et l'antimoine.

Ce fut une catastrophe.

Sous son influence, les sels de mercure devinrent le traitement officiel de la syphilis, avec des effets horribles pour les patients : « *Sans hésitation, étalez cette mixture sur votre corps et couvrez-en entièrement votre peau... Recommencez dix jours de suite... très vite, vous sentirez que les ferments de la maladie se dissolvent d'eux-mêmes dans votre bouche, produisant un flot dégoûtant de salive* », expliquait en 1530 l'un de ses disciples, le médecin italien Girolamo Facastoro.

On sait aujourd'hui que cette intense salivation est provoquée par *l'intoxication au mercure,* le corps essayant de se débarrasser par tout moyen de ce poison affreux. Mais le traitement fut néanmoins appliqué pendant des siècles et l'on trouvait encore dans les années 1950 des comprimés de mercure et de digitale, prescrits comme diurétiques.

Néanmoins le principe de Paracelse de donner *un produit unique,* et le plus pur possible, aboutit finalement à la découverte des premiers traitements médicamenteux modernes efficaces.

Le premier fut le traitement de la malaria, à partir de la racine de quinquina rapportée au XVIIe siècle par les Jésuites d'Amérique du Sud et qui, purifiée, produit un alcaloïde d'importance majeure en médecine, la quinine.

C'est le même principe qui permit la découverte de la racine d'ipeca, à l'origine du premier traitement contre la dysentrie en 1648 par William Piso, un médecin hollandais qui revenait du Brésil.

La purification de l'opium, qui produit la morphine, aboutit également au XIXe siècle au progrès dans le traitement de la douleur et les antitussifs à base de codéine (dérivée de la morphine).

Aujourd'hui, toute l'industrie pharmaceutique repose sur ces efforts de recherche et de purification des substances, dont on mesure ensuite l'effet lors des recherches cliniques.

« C'est la dose qui fait le poison »

Paracelse apporta une autre contribution décisive à la médecine, de façon accidentelle.

Constatant les effets désastreux des sels de mercure, de plomb, d'antimoine et d'or sur ses patients, il ne se laissa pas démonter. Il décréta

une formule qui devait connaître un succès planétaire et universel, justifiant par avance les expérimentations les plus saugrenues de ses successeurs :
« *Toutes les choses sont poison, et rien n'est sans poison ; seule la dose détermine ce qui n'est pas poison*[1]. »
Autrement dit, si ses patients mouraient empoisonnés au mercure, au plomb ou à l'or, ce n'est pas parce que le mercure, le plomb et l'or sont toxiques en soi, c'est uniquement parce que la dose était trop élevée !
On sait aujourd'hui à quel point ce principe est faux. Le mercure, le plomb et l'or sont toujours toxiques, même à petite dose. Certes, en-dessous d'une certaine quantité, notre organisme survit malgré tout. Mais il n'existe pas de dose à laquelle le mercure, le plomb et l'or soient bons pour la santé.
Néanmoins, ce principe audacieux déboucha par miracle sur une moisson de découvertes qui allaient révolutionner le sort de l'humanité.
Les médecins qui lui succédèrent se mirent ainsi à « oser » donner, à petites doses, toutes sortes de produits à leurs patients, y compris ceux qui étaient connus pour être des poisons. Et c'est ainsi que de nombreuses découvertes révolutionnaires furent faites.
La purification des métaux et la formation de sels organiques devint le principal pilier de la médecine, jusqu'à nos jours. Rappelons que les traitements au *lithium* restent un traitement de première ligne contre la maniaco-dépression.
Les *sels ferreux* (carbonate, citrate, fumarate, gluconate, iodide, lactate, phosphate et succinate) sont utilisés contre l'anémie et ce qu'on appelait autrefois les chloroses. L'*arsenic* (arsphénamine) a permis de traiter la maladie du sommeil et la syphilis (Salvarsan). L'arsenic est utilisé aujourd'hui en chimiothérapie contre la leucémie, le *platine* contre plusieurs cancers (ovaires, testicules, cancer du poumon à petites cellules).
Les traitements de réhydratation nécessitent des solutions minéralisées, elles aussi obtenues par les moyens développés à l'origine par les alchimistes.

Découverte de l'alcool pur

Toujours grâce aux alchimistes, la distillation avait fait de grands progrès au XIIIe siècle avec l'invention de nouvelles formes de verre qui permettaient la distillation fractionnée.
C'est ainsi que fut découverte l'eau-de-vie (*acqua vita*) par le moine franciscain espagnol Joannes de Rupescissa, par la distillation du vin, c'est-à-dire l'alcool à brûler. Il affirma avoir découvert la « cinquième essence », ou « quintessence », qui serait une panacée pour toutes les maladies. C'est l'origine du terme « eau de vie », qui doit être comprise au sens propre.
Arnald de Vilanova (1240-1311), un médecin installé à Montpellier, utilisa aussi les techniques de distillation des plantes et fit de cette ville la première école de médecine d'Europe.

Le médecin doit aimer les hommes

Nous avons encore bien d'autres dettes à l'égard des alchimistes et de Paracelse en particulier.
« *On ne peut point aimer la médecine sans aimer les hommes* », disait-il.
Excellent chirurgien (pour son temps), il préconisait de maintenir les plaies propres. Au lieu de faire souffrir en détergeant ou en brûlant les chairs comme l'enjoignait la médecine arabe, il préférait utiliser la « mumie », composé à base d'huiles essentielles, ou encore les procédés alchimiques tels que les sels d'argent dont les qualités antiseptiques ont été prouvées par la suite.
Enfin, Paracelse était très ferme sur la nécessité pour le médecin d'être honnête, responsable, conscient de ses responsabilités :
« *Je vous recommande de ne pas être âpre au gain, de mépriser le superflu et la fortune, de voir quelquefois des malades gratuitement* », disait-il.
« *Le médecin ne doit pas trop se vanter... Il doit savoir ce que veut la nature et qu'elle est le premier médecin.* »
On ne saurait mieux dire !

Note

1. Dans le texte : « *Alle Dinge sind Gift, und nichts ist ohne Gift ; allein die Dosis machts, daß ein Ding kein Gift sei.* »

Cœur : mangez des mangues

A l'âge de 9 ans, j'eus la chance d'être invité chez des cousins qui vivaient au Costa-Rica.
Le tourisme de masse n'existait pas à l'époque. Le Costa-Rica était encore un pays totalement sauvage, infesté de moustiques, de serpents, d'alligators.
Mais mon plus grand choc fut de découvrir dans leur jardin des *manguiers chargés de fruits mûrs.*
Je ne connaissais pas ce fruit. On n'en trouvait pas encore dans les supermarchés européens.

L'expérience exquise de manger des mangues cueillies sur l'arbre

Si vous n'en avez jamais fait l'expérience, *sans doute ne pouvez-vous malheureusement pas vous imaginer le goût exquis* d'une mangue cueillie sur l'arbre, mûre à point.
Vous repérez que la mangue est mûre quand des traces de sucre sont visibles à la base de la queue. Il faut alors tendre la main, saisir le fruit qui se détache sous une légère pression des doigts. Un parfum capiteux se dégage.
C'est une odeur de pêche sucrée et de fleur acidulée, tiédie par les rayons du soleil…
La peau a la douceur des joues d'un bébé. Elle est fine et un rien suffit à l'entrouvrir. La chair est souple et juteuse, couleur d'abricot. Quand

vous plantez vos dents à l'intérieur, un goût mêlé de pêche, de fleurs, de citron, d'abricot, de banane, de menthe envahit votre bouche. Vous sentez alors, très légèrement, un goût d'essence de térébenthine. Ce goût de térébenthine, c'est le goût un peu chimique et qui fait saliver, qu'on retrouve dans les bonbons « Napoléon », à part qu'il est cette fois complètement naturel.

La texture de la mangue mûre à point est si fondante qu'elle *se transforme en jus* au contact de votre langue et de votre palais. Vous vous demandez qui a élaboré une telle merveille, et par quel miracle un fruit peut être si bon, correspondre à ce point à ce dont on a besoin quand on a faim et soif dans un pays tropical.

Je me rappelle aussi les papayes, les goyaves, mais le plaisir n'était pas le même. Seules les bananes, toutes petites, et cueillies sur un régime, pouvaient rivaliser. Mais l'inconvénient des bananes est qu'elles mûrissent toutes d'un coup. Une fois par an, vous êtes submergé. Il faut alors se dépêcher de les manger avant qu'elles ne pourrissent. Et on se lasse vite des compotes et des tartes à la banane.

Seul problème de la mangue : elle contient beaucoup de sucre. Mais bizarrement, quand les chercheurs ont étudié ses effets sur le poids et le cœur, et ils se sont aperçus que la mangue n'était pas si mauvaise que ça.

Au contraire, il semblerait qu'elle diminue le risque cardiaque, et que les gens qui mangent beaucoup de mangues soient moins gros que les autres !

La mangue serait bonne pour le cœur

Une étude américaine publiée dans le *Journal of Nutrition & Food Science* a observé que les consommateurs de mangues pèsent en moyenne 77,4 kg contre 81,6 kg pour les autres.

Chez les adultes, l'apport en fibres alimentaires était plus élevé chez les consommateurs de mangues (+6 g), et les quantités de graisses réduites. Ils prenaient aussi plus de vitamine B6 (+19 %), plus de vitamine C (+80 %), plus de magnésium (+18 %) et potassium[1] (+19 %).

Rappelons que réduire sa consommation de sodium (sel de table) et augmenter celle de potassium permet de *réduire le risque d'hypertension et de maladie cardiovasculaire.* La mangue étant pauvre en sodium et riche en potassium, c'est un fruit très intéressant pour les personnes souffrant du cœur.
On a également mesuré chez les consommateurs réguliers de mangues un taux de protéine C réactive plus bas que la moyenne. Le taux de protéine C réactive est un marqueur inflammatoire qui est associé à une augmentation du risque d'infarctus, de cancer, d'infection et de maladie inflammatoire. Plus vous en avez, plus vous êtes probablement en mauvaise santé.
A noter que les mangues sont aussi une *source de caroténoïdes et polyphénols.* Ces composés, que l'on appelle des « flavonoïdes » sont à la fois des anti-inflammatoires et des antioxydants bénéfiques pour la santé.

En laboratoire, le jus de mangue tue les cellules cancéreuses

Une étude de 2006 a démontré que le jus de mangue exerce un effet anticancer sur des cellules in vitro, qui s'expliquerait par leur contenu en polyphénols[2].
On ne peut malheureusement pas en déduire que la mangue ait un quelconque effet anticancer sur les personnes malades.
Ces résultats, observés en laboratoire, ont été atteints à des concentrations inatteignables dans la bouche. Méfiez-vous des sites Internet qui prétendent que la mangue est un fruit anticancer.
A noter que ce sont les variétés Haden et Ataulfo qui ont eu la plus forte activité lors des expériences *in vitro*[3].

La question écologique

Faut-il pour autant se jeter sur les mangues au supermarché, en Europe ?

Malheureusement non. Les mangues sont un plaisir réservé aux personnes qui ont la chance d'habiter à l'ombre des manguiers, qui poussent principalement en Inde, et dans les pays des tropiques.

Dans les plantations qui exportent pour l'Europe, les fruits sont irradiés au *cobalt-60 radioactif* pour éliminer la mouche de la mangue.

Elles peuvent aussi avoir été *trempées dans un bain d'insecticide* après la récolte, afin d'éviter les mouches de fruit qui les colonisent dans les pays tropicaux dès qu'on les cueille.

Elles auront aussi été cueillies vertes, et elles auront mûri dans des containers. Leur teneur en flavonoïdes et en vitamine C risque d'être plus faible.

Elles auront enfin *provoqué des émissions massives de carbone, et polluants divers*, pour être transportées jusqu'à chez vous, surtout si elles sont arrivées par avion.

L'idéal avec les légumes et les fruits, je le répète, est de les cultiver soi-même, ou de les acheter chez un producteur local, chez qui on se rend… à vélo (faire un peu d'exercice diminue immédiatement de 20 % votre risque de douze types de cancers[4]).

Les vertus de la mangue tiennent avant tout à leur teneur en polyphénols. Vous retrouvez de grandes quantités de polyphénols dans les fruits et légumes colorés de chez nous, en particulier les petits fruits qui tâchent : myrtilles, mûres, cassis, framboises.

Privilégiez donc toujours les légumes et fruits locaux, et de saison. Si vous habitez les tropiques, profitez-en pour manger des mangues !

Notes

1. O'Neil CE, Nicklas TA, Fulgoni VL (2013) Mangoes are Associated with Better Nutrient Intake, Diet Quality, and Levels of Some Cardiovascular Risk Factors: National Health and Nutrition Examination Survey. J Nutr Food Sci 3:185. doi:10.4172/2155-9600.1000185.
2. Percival SS, Talcott ST, Chin ST, et al., Neoplastic transformation of BALB/3T3 cells and cell cycle of HL-60 cells are inhibited by mango (Mangifera indica L.) juice and mango juice extracts, J Nutr, 2006 May;136(5):1300-4.
3. Noratto GD, Bertoldi MC, et al. « Anticarcinogenic effects of polyphenolics from mango (Mangifera indica) varieties ». J Agric Food Chem 2010;58:4104-12.
4. *http://fitness.mercola.com/sites/fitness/archive/2016/06/03/exercise-can-help-lower-cancer-risk.aspx*

Juillet

Je vous présente Hippocrate

Je souhaitais vous présenter un vieil ami, le Dr Hippocrate.
Le Dr Hippocrate est grec. Nous fêtons cette année l'anniversaire des *2476 ans* de sa naissance !! Certes, le Dr Hippocrate est mort il y a bien longtemps, en 379 av. J.-C. Mais son esprit est toujours *bien présent parmi nous.* De là où il se trouve, *le Dr Hippocrate continue à nous accompagner quotidiennement,* nous tous qui nous intéressons à la santé et à la médecine naturelle. J'écris bien « médecine naturelle » car la médecine conventionnelle moderne, elle, a largement rompu avec les enseignements d'Hippocrate. Ce rejet a commencé à la Renaissance, avec le médecin-alchimiste Paracelse (voir « Médecine interdite : l'alchimie » p.214), qui brûla en place publique les ouvrages d'Hippocrate et des médecins arabes qui s'étaient inspirés de lui.
Ce pathétique événement eut lieu à Bâle (Suisse), la nuit de la Saint-Jean, le 23 juin 1527. À partir de là, le rejet d'Hippocrate et de sa conception du corps humain se généralisa progressivement. L'enseignement de ses idées fut définitivement abandonné dans les universités de médecine à la fin du XIXe siècle.

Hippocrate, un artisan du corps humain

En revanche, on peut dire que les médecines naturelles restent complètement imprégnées de la tradition hippocratique. C'est une richesse inouïe. Lisez la suite et vous allez pouvoir mesurer la dette que nous avons à son égard.

Hippocrate expliquait qu'il fallait *traiter un individu, pas une maladie*[1]. Il s'efforçait de traiter *le corps dans son ensemble*, pas uniquement une partie du corps. C'est ce que nous appelons aujourd'hui la médecine « holistique ». C'est celle qui prend en compte toutes les dimensions de la personne. Le terme vient du grec *holis*, qui veut dire « tout ».

Pour élaborer ses traitements, Hippocrate expliquait que la nature, *physis*, possède en elle-même *des forces de guérison*. Le rôle principal du médecin est *d'aider la nature* à faire son travail, plutôt que de la diriger arbitrairement.

On ne saurait mieux dire. C'est exactement ce que nous pensons à *Santé Nature Innovation* !

La théorie des humeurs

Pour Hippocrate, la santé est un état d'équilibre harmonieux des différentes humeurs (fluides) dont le corps est constitué. Ces humeurs sont au nombre de quatre : le sang, la lymphe, la bile noire et la bile jaune. Elles correspondent aux quatre éléments qui constituent l'univers dans la philosophie d'Aristote : l'air, l'eau, la terre et le feu. Le sang correspond à l'air, l'eau à la lymphe, la terre à la bile noire, le feu à la bile jaune.

Chaque personne a un « tempérament » individuel, déterminé par le rapport de ces humeurs entre elles. C'est ainsi que certaines personnes sont sanguines, bilieuses, lymphatiques, ou mélancoliques (*mélanos* signifie « noir » en grec, et celui qui est mélancolique a trop de bile noire).

Chaque élément est une combinaison particulière entre les quatre qualités de base : le froid, le chaud, le sec et l'humide.

Toute maladie est provoquée par un déséquilibre des humeurs. Pour la corriger, il faut favoriser les humeurs en manque, et évacuer les humeurs en excès.

Cette théorie servira à justifier par la suite le recours massif aux vomitifs, purgatifs et surtout à la saignée, qui firent des catastrophes et

se poursuivirent malheureusement bien au-delà des moqueries (bien justifiées) de Molière contre les médecins de son époque.
Toutefois, il est absolument faux de prétendre que cela soit la faute d'Hippocrate.

Hippocrate est innocent !

Hippocrate n'a jamais encouragé les interventions audacieuses et risquées sur les patients. Au contraire, son grand principe moulte fois répété était : « *Primum non nocere* », autrement dit « *d'abord ne pas nuire* ».
Un de ses principaux apports à la médecine fut d'appeler les médecins à identifier les cas désespérés et à s'abstenir de toute intervention incertaine.
Le premier des traitements devait toujours, selon lui, être la « diète », un terme qui chez lui signifie non seulement l'alimentation mais aussi l'ensemble du mode de vie.
« *Que ton aliment soit ton premier médicament* », disait-il.
Il recommandait de manger une nourriture équilibrée et proportionnée, c'est-à-dire des aliments sans abus correspondant à ses besoins et à son tempérament individuel.
Selon lui, certains aliments doivent être mangés crus, mais d'autres doivent être cuits pour faciliter la digestion.

Premiers diagnostics scientifiques

Un des points forts de la médecine hippocratique était l'accent mis sur *l'anamnèse* du malade, soit le récit des antécédents, pour comprendre comment il en est arrivé là.
Suivait un examen clinique approfondi permettant le pronostic. Il procédait par auscultation, palpation et utilisait beaucoup l'odorat et l'ouïe. Il avait mis au point une technique appelée « succussion » consistant à secouer le malade afin d'écouter les bruits de fluides circulant à l'intérieur de son corps, et ainsi faire son diagnostic.

C'est ainsi qu'Hippocrate fut amené à créer la première classification des maladies. Il distinguait les maladies aiguës, chroniques, endémiques et épidémiques, des distinctions qui sont toujours utilisées.
Il commença à employer les termes médicaux tels que « exacerbation », « rechute », « résolution », « crise paroxystique », « pic » et « convalescence », toujours utilisés également.
Sa description de la pleurésie purulente (suppuration de la muqueuse pleurale dans la cavité thoracique) est toujours enseignée de nos jours aux étudiants en pneumologie et en chirurgie.
Il fut le premier à décrire le symptôme des «doigts en baguette de tambour», un signe important pour le diagnostic de maladies du cœur, du cancer du poumon et de broncho-pneumopathie chronique obstructive. Ce phénomène est d'ailleurs souvent appelé « hippocratisme digital » en son honneur. Il fit également le pronostic de la « ace hippocratique», le changement qui se produit dans le visage au moment de la mort, ou pendant une longue maladie.
Il inventa le traitement des hémorroïdes par ligature et assèchement au fer chaud, une technique toujours en cours actuellement.

Haute tenue morale

Plus que tout le reste, la grande œuvre d'Hippocrate fut d'insuffler dans la profession des médecins, peu prestigieuse à l'époque, une haute tenue morale. Il enseigna que le médecin devait être honnête et son comportement exemplaire.
C'est peu connu mais, dans le célèbre « serment d'Hippocrate », le médecin doit jurer de « suivre lui-même la diète qu'il considère être bonne pour ses patients ».
Pas question donc qu'un médecin qui fume recommande à ses patients d'arrêter de fumer ! Pas question qu'il fasse des excès à table s'il recommande la sobriété à ses malades !
Mais la bonne moralité recommandée par Hippocrate ne s'arrête pas là :
« *Dans toutes les maisons où j'entre, je n'irai que pour le bien du malade, et je m'abstiendrai de tout acte volontaire de malfaisance ni de corruption ; de*

plus, je m'abstiendrai de séduire les femmes ou les hommes, les esclaves ou les hommes libres. »

Pas question non plus, donc, de profiter de leur prestige pour multiplier les conquêtes amoureuses !

Il fut un exemple d'honnêteté rare dans sa pratique médicale, n'hésitant pas à rapporter scrupuleusement un cas où il essaya de traiter 42 patients, dont 25 moururent.

La gentillesse, la douceur (« Là où est l'amour des hommes se trouve aussi l'amour de l'art ») et la dignité sont constamment encouragées, à tel point que l'image traditionnelle que nous avons du bon médecin, humain, dévoué mais aussi cultivé et aimable, s'est construite à la suite de toutes les générations de médecins qui s'efforçaient de cultiver ces vertus, conformément à leur « serment d'Hippocrate ».

Quel que soit le caractère étrange, donc, de certaines de ses théories, la dette que nous avons à son égard est absolument gigantesque.

Merci, cher Hippocrate. Merci d'avoir été, et de continuer à nous accompagner dans notre recherche.

Note

1. Voir *A short History of Medicine* par Erwin H. Ackerknecht, The Johns Hopkins University Press, 1981.

Un jus de fruit incroyablement bon

Le jus de grenade est incroyablement bon pour la santé.
Il est plus riche en antioxydants (anthocyanes, tanins et acide ellagique) que le thé vert, le vin rouge et les baies de goji, trois aliments pourtant réputés pour cela. La grenade est en outre exceptionnellement riche en vitamine C.
Cela explique que son jus soit à lui seul un *cocktail explosif contre les radicaux libres.*

Ne vous laissez pas abuser par les promesses du jus de grenade contre le cancer

Le jus de grenade protège les cellules contre le vieillissement – et donc contre la dégénérescence cancéreuse.
À ce sujet (le cancer), de nombreuses études ont montré l'effet protecteur du jus de grenade, et même une capacité à détruire les cellules cancéreuses. Vous en trouverez des centaines en tapant *pomegranate* (grenade en anglais) sur Google.
Mais ces résultats sont trompeurs. En réalité, ce ne sont que des expériences en laboratoire, et même en éprouvette, qui ne démontrent rien pour les êtres humains. Au contraire, les quelques études humaines qui ont testé le jus de grenade en cas de cancer (prostate ou

sein), n'ont pas trouvé de bienfait du tout ou alors un faible effet positif chez certaines personnes minces ou porteuses de certains gènes[1]. Toutefois, le jus de grenade a bien d'autres bienfaits intéressants…

Protection des neurones, des artères et des articulations

En protégeant les neurones, il a un effet anti-maladie d'Alzheimer. Dans une étude parue dans la revue *ACS Chemical Neuroscience* en 2015, des chercheurs ont découvert que notre flore intestinale fabrique de précieuses molécules, les « urolithines » à partir de l'ellagitanine, un polyphénol présent dans le jus de grenade.

Ces urolithines ont la capacité rare de traverser la barrière hémato-encéphalique (barrière sang-cerveau). Une fois dans le cerveau, elles vont limiter la formation de *plaques bêta-amyloïdes,* celles-là mêmes qui sont impliquées dans la maladie d'Alzheimer. Ce phénomène a été observé *in vitro,* c'est-à-dire en éprouvette.

Mais ce n'est pas tout.

Le jus de grenade réduit aussi votre risque de mourir de crise cardiaque ou d'AVC. En protégeant les cellules endothéliales des artères, il protège contre les maladies cardiovasculaires. Une étude clinique a montré une diminution des lésions d'athérosclérose chez des personnes ayant bu du jus de grenade[2]. Il a été montré aussi que leur sang circulait mieux dans les artères[3].

Le jus de grenade fait même baisser l'inflammation des articulations : selon une étude parue dans la revue *Nutrition* en 2008, les tanins hydrolisables présents dans le jus de grenade suppriment l'inflammation et les atteintes aux articulations dans la polyarthrite rhumatoïde, une grave maladie qui attaque le cartilage et qui peut se déclencher dès la jeunesse[4].

Un goût délicieux

Buvez-donc du jus de grenade ! Et ce sans tenir compte des légitimes mises en garde contre la consommation de jus de fruit, accusés d'être trop sucrés.

Le jus de grenade est pauvre en sucre par rapport aux autres jus de fruit. Il est néanmoins excellent au goût, rafraîchissant, pour tout dire délicieux à boire. Historiquement, le jus de grenade était *horriblement cher* et sujet à toutes les arnaques commerciales, surtout grâce à sa réputation (usurpée, comme nous l'avons vu) d'être anticancer.
Mais aujourd'hui, il est à peine plus cher que le jus d'orange.

Le jus de grenade désormais accessible

Il y a encore 5 ans, le jus de grenade se monnayait 9 euros le litre au minimum. Mais les producteurs se sont adaptés à la demande croissante.
Le jus de grenade bio de marque Bjorg ne coûte plus que 4,68 euros le litre. C'est à peu près le prix de certaines marques de luxe de jus d'oranges pressées.
Si l'on a quelques moyens, on peut donc aujourd'hui boire régulièrement de cet excellent jus de fruit, sans pour autant se ruiner.
Mais méfiez-vous des imitations !

Vérifiez toujours la teneur en grenadine

Le sirop de grenadine Teisseire, bien connu des enfants, ne contient pas un gramme de grenade ! C'est de l'eau sucrée dans laquelle ont été rajoutés des arômes et un peu de jus (10 %) de framboise, cassis, sureau et groseille.
La vraie grenadine est un sirop rouge à base de pulpe de grenade.
La grenade est un fruit originaire du Moyen-Orient. Sa pulpe est très utilisée en Iran, pour faire des sauces. En Egypte, on en fait une liqueur.
De nombreuses autres boissons vendues dans nos supermarchés affichent « grenade » sur leur emballage. Bien souvent, elles ne contiennent que 3 à 5 % de jus de grenade authentique, le reste étant de l'eau, du sucre et des jus bon marché (pomme, orange...). Comme toujours au supermarché, la méfiance est de mise. Mieux vaut savoir lire les petits caractères sur les étiquettes que les énormes slogans aguicheurs.

À votre santé, et profitez-bien du jus de grenade glacé cet été, plutôt que du pastis ou du Martini. C'est meilleur au goût et pour la santé.

Notes
1. Pantuck AJ, Pettaway CA, Dreicer R, et al., A randomized, double-blind, placebo-controlled study of the effects of pomegranate extract on rising PSA levels in men following primary therapy for prostate cancer, Prostate Cancer Prostatic Dis, 2015 Sep;18(3):242-8.
2. Aviram M, Rosenblat M, Gaitini D, et al., Pomegranate juice consumption for 3 years by patients with carotid artery stenosis reduces common carotid intima-media thickness, blood pressure and LDL oxidation, Clin Nutr, 2004 Jun;23(3):423-33.
3. Sumner MD, Elliott-Eller M, Weidner G, et al., Effects of pomegranate juice consumption on myocardial perfusion in patients with coronary heart disease, Am J Cardiol, 2005 Sep 15;96(6):810-4.
4. Shukla M, Gupta K, Rasheed Z, et al., Consumption of hydrolyzable tannins-rich pomegranate extract suppresses inflammation and joint damage in rheumatoid arthritis, Nutrition, 2008 Jul-Aug;24(7-8):733-43.

Découvrez l'arsenal des plantes qui soignent

La médecine par les plantes, ou « phytothérapie », est souvent considérée comme une médecine « douce », avec un brin de dérision.
Les plantes seraient « moins efficaces » que les médicaments. On pense à la verveine, au tilleul, à la camomille...
C'est ignorer que les plantes ne contiennent pas moins de *17 catégories majeures de produits actifs.*
Les produits actifs sont ceux qui ont un effet sur la physiologie humaine. À haute dose, la plupart sont hautement toxiques.
À petite dose, et bien ciblés, ils peuvent avoir des effets remarquables pour la santé.
Ces 17 catégories sont : les phénols, les flavonoïdes, les huiles essentielles, les tanins, les anthocyanes, les coumarines, les saponines, les anthraquinones, les glucosides cardiaques, les glucosides cyanogéniques, les polysaccharides, les alcaloïdes, les glucosinolates, les substances amères, sans oublier bien sûr les vitamines, les acides gras et les minéraux. Ce n'est pas rien !
Ce foisonnement explique les usages multiples des plantes. Sans vous faire un cours magistral, j'aimerais tout de même attirer votre attention cinq petites minutes sur les plus importantes de ces substances.
Je ne vous parlerai pas des huiles essentielles, des vitamines, des acides gras ni des minéraux. Ils ont déjà une place de choix dans pratiquement toutes mes lettres.

Parlons des actifs moins connus mais tout aussi importants pour la santé. J'ai sélectionné de façon parfaitement arbitraire les alcaloïdes, les polysaccharides, les saponines et les flavonoïdes.
Ce sont des noms importants à connaître quand on souhaite maîtriser un minimum la médecine par les plantes. Faites ce petit effort de vous concentrer sur la suite. Vous ne le regretterez pas !
Prêt ? Alors allons-y !

Les alcaloïdes

Les alcaloïdes sont les premiers actifs à avoir été isolés par l'homme pour fabriquer des médicaments : la quinine issue d'écorce de quinquina, contre le paludisme ; la digoxine extraite de la digitale, pour le cœur ; la morphine extraite de l'opium, pour arrêter la toux et décontracter le patient.
Ce sont des molécules très actives. L'une d'elles, la vincristine issue d'une fleur de Madagascar (la *Vinca rosea*) est utilisée en chimiothérapie contre le cancer du sang (leucémie).
L'atropine, présente dans la belladone, dilate la pupille et permettait autrefois aux ophtalmologues d'examiner le fond des yeux.
Les alcaloïdes sont un des fondements de la médecine moderne. Par convention, on leur donne des noms en « ine » pour les reconnaître.

Les polysaccharides

Les polysaccharides sont, comme leur nom l'indique, des ensembles de molécules de sucre liées entre elles. On en trouve dans toutes les plantes. Elles n'ont pas forcément un goût sucré. Parfois, elles ne peuvent même pas être digérées, et provoquent des fermentations dans les intestins.
C'est pourquoi les personnes qui souffrent de ballonnements doivent essayer d'éviter les fruits qui contiennent des polysaccharides qu'elles n'arrivent pas à digérer (selon les personnes, cela peut-être les pommes, les prunes, les cerises, etc. Chacun doit faire ses propres tests).
En phytothérapie, les polysaccharides les plus importants sont les gommes et les mucilages visqueux qui se trouvent dans les racines et

les graines des plantes. Mucilages et gommes absorbent de grandes quantités d'eau et forment une masse gélatineuse qui calme les irritations de l'intestin, soigne la constipation et protège les tissus enflammés. On en met sur les peaux sèches.
La plante la plus réputée dans ce domaine est l'orme rouge, un remède des Indiens d'Amérique parmi les premiers à avoir été adoptés par les colons européens. Les Indiens utilisaient l'écorce interne de cet arbre pour soigner le mal de gorge, la toux, les irritations du tube digestif et diverses blessures ou inflammations cutanées.
Pendant la guerre de Sécession américaine, les chirurgiens militaires l'utilisèrent massivement en cataplasme pour soigner les blessures des soldats. Actuellement, la FDA (autorités de santé américaines) reconnaissent son usage en pastilles et en sirop contre la toux et le mal de gorge[1].

Les saponines

Les saponines sont des substances qui, comme le savon, produisent de la mousse quand on les frictionne dans l'eau. Les saponines comptent parmi les principaux constituants de nombreuses plantes médicinales. Leur structure chimique est en effet proche des stéroïdes, c'est-à-dire de nombreuses hormones humaines : œstrogènes, cortisone, testostérone.
L'igname sauvage (*Dioscorea villosa*) contient des saponines stéroïdes à partir desquelles fut fabriquée la première pilule contraceptive.
Cet exploit fut réalisé par le médecin américain Gregory Pincus en 1954. Mais il avait lui-même récupéré la substance utilisée par le médecin allemand Ludwig Haberland en 1922. Celui-ci procédait à des injections d'extraits d'igname pour bloquer l'ovulation de ses patientes.
Le procédé, trop coûteux, avait été abandonné, mais la possibilité de bloquer l'ovulation grâce à une simple pilule eut un succès fulgurant. Ce n'est que plus tard – et à vrai dire tout récemment – que l'on a compris que perturber le cycle menstruel naturel de la femme entraînait des inconvénients.

Les flavonoïdes

Ce sont des pigments qui colorent les fleurs et les fruits en jaune ou en blanc. On en trouve beaucoup dans le citron.
Très antioxydants, ils sont particulièrement actifs pour maintenir une bonne circulation.
Le sarrasin et le citronnier contiennent par exemple de l'hespéridine et de la rutine, des flavonoïdes qui renforcent la paroi des capillaires.
Certains flavonoïdes ont des propriétés antivirales et anti-inflammatoires.
Les isoflavones que l'on trouve dans le trèfle rouge ont des effets œstrogéniques et sont efficaces dans le traitement de la ménopause.

Utilisez les vertus des plantes !

Il ne s'agit là bien sûr que d'un tout petit aperçu de la puissance des plantes pour la santé. Pour pouvoir vous soigner avec les plantes, il vous faut commencer par connaître les dosages précis, les préparations, et surtout l'infinie palette des plantes ayant un effet sur le cholestérol, l'arthrose, la peau, la digestion, le moral, le sommeil, etc.

Note

1. *http://www.passeportsante.net/fr/Solutions/PlantesSupplements/Fiche.aspx?doc=orme_rouge_ps*

Vos intestins sont-ils troués ?

Un nombre stupéfiant de maladies sont causées, à l'origine, par un problème de trous dans les intestins, et les gens ne s'en rendent pas compte !
Les médecins appellent ça le problème des intestins « hyperperméables » (« *leaky gut syndrome* » en anglais).
Migraine, douleurs articulaires, maladies auto-immunes, dépression, maladies cardiovasculaires, fatigue chronique : toutes ces maladies peuvent être déclenchées ou aggravées par des problèmes d'intestins.
Je vais vous parler des causes et des solutions.
Mais avant cela, un peu d'anatomie.

Notions essentielles à connaître sur vos intestins

Les cellules élémentaires des intestins sont appelées « entérocytes ».
Entre chacune de ces cellules se trouve un espace appelé « jonction serrée ».
Comme leur nom l'indique, les jonctions serrées doivent être serrées.
Elles sont là pour filtrer le contenu des intestins et ne permettre que le passage de l'eau, des nutriments, des électrolytes (potassium, magnésium…) dans le sang.
Mais les intestins sont autant là pour laisser passer les éléments nutritifs que pour nous protéger des substances dangereuses : particules de nourriture non digérées, bactéries intestinales, toxines. Leur rôle est alors de faire barrage.

Malheureusement, comme toute mécanique complexe, la barrière intestinale peut se dérégler. Des petits « trous » peuvent se former dans vos intestins parce que les jonctions serrées se desserrent. Des molécules passent dans votre sang alors qu'elles n'ont rien à y faire.
À ce moment-là, c'est le début des ennuis. Car ce problème peut provoquer les maladies les plus variées, et les plus graves.

Comment l'hyperperméabilité intestinale provoque des maladies

Lorsque les jonctions serrées s'élargissent et forment de petits trous dans l'intestin, des protéines ou des bactéries passent dans le sang. Plusieurs mécanismes peuvent se déclencher, et provoquer des maladies.
Le premier de ces mécanismes est une *réaction immunitaire*. Le corps essaye d'attraper ces molécules et de les détruire pour les évacuer. Pour cela, il provoque une inflammation. Selon l'endroit où se trouvent les corps étrangers, l'inflammation peut se produire dans les articulations, le foie, les artères. C'est alors que se déclenchent ou s'aggravent l'arthrose et les maladies coronaires (les artères qui irriguent le cœur).
Le second mécanisme est une *maladie auto-immune*. Voici comment cela fonctionne : certaines protéines de nourriture *ressemblent beaucoup aux protéines de nos organes*. En essayant de les attaquer, notre système immunitaire attaque aussi les organes semblables.
Par exemple, il a été montré que des morceaux du gluten, une protéine du blé, ressemblent beaucoup aux protéines de notre glande thyroïde. Si vous avez l'intestin hyperperméable et que du gluten passe dans votre sang, votre système immunitaire va réagir en attaquant le gluten... et en attaquant votre glande thyroïde.
C'est pourquoi la maladie de Hashimoto, qui est une hypothyroïdie provoquée par la destruction de la glande thyroïde, est fortement corrélée avec la consommation de gluten. Inversement, les personnes souffrant de cette maladie connaissent souvent une rémission quand elles se mettent au régime sans gluten.

Autres maladies associées à l'hyperperméabilité intestinale

D'autres maladies graves sont associées aux intestins hyperperméables : le diabète de type 1, le syndrome du côlon irritable, la maladie cœliaque, la sclérose en plaques, l'asthme.

L'insuffisance cardiaque est liée à la présence de bactéries et de toxines intestinales dans le sang. Une étude a montré que les personnes souffrant d'insuffisance cardiaque ont 35 % de perméabilité intestinale en plus.

L'intestin hyperperméable peut aussi déclencher de l'acné, des démangeaisons, de la couperose, des maux d'estomac, des maux de tête et de la fatigue.

Les causes des trous dans l'intestin

Les maladies citées ci-dessus, et qui sont potentiellement liées à un problème de perméabilité des intestins, font partie des maladies « émergentes » dont la fréquence a beaucoup augmenté ces dernières décennies.

Et en effet, le mode de vie et l'alimentation modernes sont directement responsables de ces problèmes d'intestins « troués ».

Les principaux coupables sont :

- les blés modernes et la farine blanche hautement raffinée ;
- les protéines du lait de vache ;
- les pommes de terre et les aliments épicés (piment, poivre) ;
- l'alcool ;
- les médicaments comme les anti-inflammatoires non-stéroïdiens (ibuprofène et aspirine) et les antibiotiques ;
- le stress, aigu ou chronique.

Le gluten favorise la production de zonuline, une hormone qui augmente la perméabilité intestinale. La protéine du lait, appelée caséine, est irritante pour l'intestin et accroît la perméabilité intestinale.

Le sucre et les glucides raffinés peuvent augmenter la perméabilité intestinale en augmentant la résistance à l'insuline des cellules des intestins. Une cellule résistante à l'insuline n'absorbe plus tout le sucre dont elle a besoin pour fonctionner. Elle souffre et finit par mourir, ce qui provoque des trous dans la paroi intestinale.

Le Roundup (glyphosate) pourrait être une autre cause de perméabilité intestinale. Il agirait comme un antibiotique, tuant les bactéries dans l'intestin et provoquant une « dysbiose » (perturbation de l'équilibre de la flore intestinale). Mal protégée par les bactéries, la barrière intestinale serait davantage soumise aux agressions, provoquant un élargissement des jonctions serrées.

Que faire ?

Alors que faire ?

La première chose à faire est de prendre conscience du problème. Ecoutez les signaux que vous envoie votre corps. Si vous remarquez des symptômes provoqués par vos repas, vous avez presque certainement un problème intestinal.

Si vous avez une maladie auto-immune ou un des problèmes de santé mentionnés dans cet article, vous pouvez envisager des mesures pour restaurer l'intégrité de votre barrière intestinale.

- Arrêtez le blé, les pommes de terre, les épices qui brûlent.
- Réduisez votre niveau de stress, si nécessaire en changeant de métier ou en déménageant.
- Réduisez ou éliminez votre consommation de sucre et d'alcool.
- Arrêtez les médicaments antidouleur.
- Mangez des aliments bio qui n'ont jamais été en contact avec le Roundup.
- Prenez du bouillon de poule (cuisiné avec la carcasse d'un poulet) ou du bouillon de bœuf (avec des os à moelle). Vous ferez ainsi le plein de collagène.
- Prenez un complément alimentaire de glutamine, un acide aminé essentiel, qui entre dans la composition des entérocytes (les cellules de l'intestin), et accélère la régénération.

- Mangez des aliments fermentés : choucroute, kéfir, cornichons. Ce sont de gros pourvoyeurs de probiotiques, des bactéries qui vont venir renouveler et renforcer votre flore intestinale.
- Vous pouvez faire encore plus avec de bons probiotiques sous forme de compléments alimentaires : prendre les souches *Saccharomyces boulardii, Lactobacillus caseii Var GG.* Il a été montré qu'elles sont efficaces dans le traitement de la diarrhée ; de plus, des données expérimentales suggèrent qu'elles stimulent les sécrétions d'un composant immunologique essentiel de la barrière intestinale, les SIgA[1].
- Prenez également un complexe de vitamines B, de la vitamine D et du zinc en complément alimentaire.

Pour aller plus loin sur le problème des intestins « troués », je vous recommande la page suivante, sur le site de la Fondation pour la médecine intégrative. Attention, c'est en anglais :
http://www.mdheal.org/leakygut.htm
Mais c'est le compte-rendu le plus complet que je connaisse. L'accès est gratuit.
En espérant que cela pourra vous aider.

Note

1. Buts, J.-P., et al., Stimulation of secretory IgA and secretory component of immunoglobulins in small intestine of rats treated with Saccharomyces boulardii. 1990.Eibl, M.M., et al., Prophylaxis of necrotizing enterocolitis by oral IgA-IgG: review of a clinical study in low birth weight infants and discussion of the pathogenic role of infection. J Clin Immunol, 1990. 10(6 Suppl): p. 77S-79S. Siitonen, S., et al., Effect of Lactobacillus GG yoghurt in prevention of antibiotic associated diarrhoea. Ann Med, 1990. 22(1): p. 57-9.

Les plantes des Indiens d'Amérique

Débarqués en Amérique, les colons anglais furent effrayés par les tortures mais aussi par la *médecine* de ce qu'ils appelaient les « Peaux rouges ».
Mêlant l'usage des plantes au chamanisme, la religion et la magie, ils estimaient que cette médecine était diabolique.
Pas question de se compromettre avec ces pratiques primitives et sauvages.
Pour se soigner, ils tentèrent donc d'acclimater les plantes médicinales européennes au nouveau continent.
Cependant, inévitablement, certains aventuriers, trappeurs, furent témoins et bénéficiaires directs des pratiques médicinales indiennes.
Ils s'aperçurent que les Indiens possédaient des remèdes efficaces.
Mais il fallut attendre trois siècles pour qu'un médecin, Samuel Thompson, finisse par réellement s'intéresser à la médecine des Indiens d'Amérique, et à la diffuser.

Samuel Thompson : un médecin un peu filou

Samuel Thompson ne fait pas exception : comme la plupart des personnages qui marquèrent l'histoire de la médecine, il était un peu… filou.
Il prétendit avoir « inventé » une nouvelle discipline, le physiomédicalisme.
Son but était de faire fortune et il affirmait avoir mis au point un « régime curatif » à base de substances émétiques (qui font vomir), purgatives (qui vident les intestins) et stimulantes, et de bains de vapeur.

Sans le dire à personne, il tenait ses plantes des Indiens d'Amérique, et c'est chez eux également qu'il avait découvert les vertus des tentes de sudation (des tentes dans lesquelles on allume un feu pour élever la température et provoquer un effet sauna).

Ses plantes mystérieuses étaient en fait des plantes indiennes :

- la *lobélie*, aux effets émétique, sédatif et tonifiant. Elle est utilisée en comprimés pour relaxer les petits muscles des bronches et soulager l'asthme ;
- l'*échinacée*, très répandue de nos jours en magasin bio, une plante qui stimule l'immunité et protège contre les infections ; elle est utilisée en tisane ou en teinture-mère contre le rhume ;
- l'*hydraste du Canada*, tonique et anti-inflammatoire, prescrite de nos jours pour la convalescence ;
- le *poivre*, plante stimulante ;
- la *vératre*, aux vertus purgatives ;
- le *bois piquant* (*Zanthoxylum americanum*), utilisé contre les déficiences respiratoires.

De fait, le « régime curatif » du Dr Thompson était efficace : en élevant la température du corps, en dilatant les vaisseaux sanguins et en renforçant le système immunitaire, cette cure accroissait la résistance aux infections et accélérait la cicatrisation. Les « physiomédicalistes » connurent un grand succès à partir de la fin du XIXe siècle – succès qui ne fut bien sûr pas attribué à ses véritables auteurs.

Le Dr Wooster Beech fait se rencontrer médecines indienne et européenne

Plus honnête fut le Dr Wooster Beech, vingt-cinq ans plus jeune que Thompson, qui créa la médecine « éclectique », née du mariage fécond entre les plantes médicinales indiennes et européennes.

L'éclectisme connut un grand succès aux Etats-Unis et comptait 8000 membres en 1909.

Ils firent découvrir aux populations d'origine européenne les vertus de l'*actée à grappes*, contre les rhumatismes, de l'*onagre*, dont on fait une huile qui resserre les pores de la peau et est très utilisée aujourd'hui en produit de beauté, de la *damiana* comme antidépresseur, l'*eschscholtzia* (ou pavot de Californie) qui favorise doucement le sommeil, l'*hamamélis,* indispensable en dermatologie et encore aujourd'hui parmi les stars de la médecine naturelle.

Déclin de la médecine indienne en Amérique

Mais la phytothérapie (médecine par les plantes) américaine déclina rapidement après 1907, quand le gouvernement commença à subventionner les études médicales portant sur des médicaments chimiques qui prirent le dessus sur les produits naturels.

Les laboratoires se servirent néanmoins des plantes en usage chez les Indiens pour y rechercher d'éventuelles molécules actives.

Très peu de personnes le savent, mais la première pilule contraceptive produite par les laboratoires Syntex dans les années 1950 fut élaborée à partir d'un stéroïde naturel, proche de la progestérone, découvert dans l'igname sauvage.

L'igname sauvage était bien connue des Aztèques du Mexique, qui l'utilisaient comme antidouleur et contre les rhumatismes. Et de fait, les stéroïdes présents dans l'igname sont des molécules de la famille de la cortisone, le traitement utilisé aujourd'hui contre l'arthrose aiguë. Il est naturel que l'igname ait des vertus anti-inflammatoires et antidouleur.

Les civilisations maya et aztèque possédaient de solides connaissances sur les plantes médicinales : c'est grâce à elles que l'on connaît la *damiana,* un puissant aphrodisiaque, et le prosopis, utilisé en lotion pour les yeux jusqu'à nos jours.

Place centrale du chamanisme

Les plantes de la médecine des Indiens d'Amérique étaient principalement utilisées par les chamans, dans le cadre de rites magiques.

De la Sibérie à l'Amazonie, toutes les sociétés chamaniques admettent que l'âme d'un patient gravement malade se trouve sous l'emprise de forces maléfiques.

Tabac, *piment de Cayenne*, *ail* et *peyotl*, une substance hallucinogène, étaient utilisés non par le malade lui-même mais par le guérisseur qui cherchait ainsi à atteindre le monde des esprits, libérer le malade de ses démons, ou encore obtenir la révélation du traitement efficace.
Cette conception religieuse de la maladie nous est devenue très étrangère. Personne ou presque ne serait rassuré, dans nos sociétés, de voir son médecin prendre des « drogues » pour obtenir la « révélation » du traitement à appliquer.
Je ne me prononcerai donc pas sur l'efficacité de ces pratiques, n'ayant pas été initié aux mystères du chamanisme...
Mais pour l'usage des plantes, c'est sûr, les Indiens nous ont laissé de beaux trésors.

Notes
Virgil Vogel, *La médecine amérindienne*, 1970.
Martin de la Cruz, *Le manuscrit Badianus*, 1552.
Encyclopedia of Medicinal Plants, Dorling Kindersley Ltd, Londres, 1996.

Août

Qu'est-ce que la maladie de Parkinson ?

Le boxeur Mohammed Ali est mort après avoir souffert pendant trente ans de la maladie de Parkinson. Parkinson est une maladie des nerfs. Les médecins appellent cela une maladie « neurodégénérative » mais cela veut dire exactement la même chose : les nerfs sont malades et dégénèrent.
Voici quelques questions et réponses sur la maladie de Parkinson.

Question : Qu'est-ce que le Parkinson ?

Réponse : Le Parkinson est une maladie neurologique (maladie des nerfs) qui vous empêche de contrôler vos mouvements.

Elle commence avec des tremblements. Puis vos mouvements se ralentissent, vous traînez des pieds, vos membres se raidissent, vous perdez l'équilibre et vous peinez de plus en plus à articuler les mots.

Question : Qui l'attrape ?

Réponse : En France, 150 000 personnes souffrent de la maladie de Parkinson. En moyenne, elle débute entre 44 ans et 66 ans. Mais dans 15 % des cas, elle commence avant 40 ans. Hommes et femmes sont également touchés.

Question : Quelle en est la cause ?

Réponse : La cause exacte n'est pas connue. On observe seulement que la maladie de Parkinson se développe lorsque les cellules qui produisent *la dopamine* se détériorent et meurent.

La dopamine est un produit chimique qui permet aux cellules des nerfs (aussi appelées cellules nerveuses) de communiquer entre elles.

La dopamine permet la transmission des signaux électriques qui viennent du cerveau et qui servent à diriger les mouvements du corps. Normalement, grâce à la dopamine, ces signaux passent d'une cellule nerveuse à l'autre.

Ainsi, quand vous bougez un doigt, l'impulsion électrique vient à l'origine de votre cerveau. Mais pour arriver à votre doigt et le faire bouger, elle doit passer de cellule nerveuse en cellule nerveuse, de votre cerveau jusqu'à votre doigt. Chaque fois, elle passe par un petit « pont » formé de dopamine.

Les symptômes de la maladie de Parkinson commencent lorsque tant de cellules à dopamine meurent qu'il n'y a plus assez de dopamine dans le cerveau pour permettre la transmission des signaux électriques. On pense aujourd'hui que les herbicides comme le Roundup et les pesticides tuent ces cellules à dopamine. En effet, la maladie de Parkinson est plus répandue chez les agriculteurs qui produisent non biologique.

Question : Peut-on guérir ?

Réponse : On ne peut pas guérir de la maladie de Parkinson, mais il existe des traitements médicaux qui permettent d'atténuer les symptômes. Les patients peuvent prendre des comprimés de dopamine, ce qui est efficace pendant les 2 à 6 premières années de la maladie. On peut également implanter dans le cerveau des électrodes qui bloquent les tremblements. C'est impressionnant mais efficace.

Mais le patient contribuera beaucoup à l'amélioration de son état s'il fait des activités anti-Parkinson : de la danse, de la musicothérapie (composer, créer mais aussi écouter de la musique peut améliorer la coordination et la démarche[1]), du chant.

L'acupuncture est utilisée depuis longtemps en Chine pour traiter la maladie de Parkinson. L'électroacupuncture pourrait entraîner, à long terme, la régénération des neurones touchés par la maladie[2].

La technique Alexander : il s'agit d'une technique de rééducation posturale, mise au point par un acteur shakespearien qui souffrait de voix cassée et de maux de gorge. La médecine n'ayant pas résolu son problème, il entreprit de s'observer et s'aperçut qu'il raidissait inutilement l'ensemble de son corps lorsqu'il se préparait à réciter ou parler. Il lui fallut huit ans pour résoudre ses propres problèmes de voix.

Frederick Matthias Alexander (1869–1955) fut un grand acteur shakespearien, et inventa la méthode Alexander.

Il mit ainsi au point une technique pour se libérer des mauvaises habitudes de posture et de respiration qui entraînent un grand nombre de problèmes : crispation, maux de dos et de tête, fatigue, limitation respiratoire, manque de souplesse, etc.

À 79 ans, il réussit à *retrouver le contrôle moteur après une paralysie latérale* causée par un accident vasculaire cérébral (AVC). Il enseigna jusqu'à sa mort en 1955, à l'âge de 86 ans.

Sa technique fut utilisée pour aider les Parkinsoniens et, en effet, *un essai clinique randomisé contrôlé confirma en 2002 que la Technique Alexander pouvait améliorer significativement la qualité de vie de ces patients*[3].

Question : À quoi faut-il s'attendre quand on souffre de Parkinson ?

Réponse : La maladie n'est pas mortelle en soi. Toutefois les symptômes empirent avec le temps, en général lentement. La gravité des symptômes et la rapidité de la progression varient beaucoup d'une personne à l'autre. Pour de nombreux patients, il est possible de mener une vie normale pendant 20 ans ou plus avec la maladie. Pour d'autres, il devient difficile de marcher et de vivre sans assistance. Il est alors fréquent que les patients souffrent de dépression, perte de mémoire et autres problèmes cognitifs. C'est alors une maladie très triste, très dure.

Question : Quelles sont les complications les plus inquiétantes ?

Réponse : On peut avoir des problèmes de poumon, car les muscles de la poitrine peuvent s'affaiblir et réduire la capacité de tousser et d'avaler. Les problèmes de fausse route (quand des morceaux de nourriture entrent dans les poumons au lieu d'être avalés normalement) sont une cause majeure de décès parmi les patients souffrant de la maladie de Parkinson.

Question : Est-ce douloureux ?

Réponse : Oui, dans les trois-quarts des cas, le malade souffre physiquement : fatigue proche de l'épuisement, troubles urinaires, troubles digestifs, crampes, constipation…

Bien entendu, Parkinson provoque aussi une intense souffrance morale : isolement, anxiété, dégradation de l'image de soi.

Il est donc très important d'aider les malades.

Question : La médecine naturelle a-t-elle des solutions ?

Réponse : La vitamine D3, à une dose de 4000 UI par jour, est le complément alimentaire naturel de base pour ralentir la maladie de Parkinson. Son effet a été montré par une étude en double-aveugle réalisée au Japon en 2013[4].

On recommande une supplémentation de 300 mg par jour en coenzyme Q10 qui aide au bon fonctionnement des cellules, mais les résultats d'études sont contradictoires.

La cannelle s'est montrée capable d'inverser l'évolution de la maladie de Parkinson, mais cet effet n'a été observé que sur des souris[5].

On note que la dopamine, que l'on donne aux patients sous forme de médicaments, est aussi *une substance naturelle* qui se trouve en grande quantité dans la fève du marais et le pois mascate, utilisé en médecine ayurvédique (médecine traditionnelle indienne). Or, un essai clinique a montré que 30 g d'une préparation à base de pois mascate (*Mucuna pruriens)* entraînait un effet « considérablement plus rapide » que la dopamine classique (Levodopa) donnée aux malades[6]. L'industrie pharmaceutique aurait-elle, une fois de plus, réussi à imposer un médicament breveté, et donc excessivement coûteux, alors que l'alternative naturelle et bon marché est plus efficace ? Apparemment, oui.

Il faut noter aussi que le Tai-Chi est plus efficace que la musculation, souvent recommandée contre la maladie de Parkinson[7]. Bien qu'il soit à l'origine un art martial (art de la guerre), le Tai-Chi peut aussi être considéré comme une danse. Or, la danse est connue pour avoir un effet *notable et immédiat* contre cette maladie[8].

Enfin, le conseil le plus important est d'adopter aussi tôt que possible un mode de vie sain : *fuir les légumes et fruits non biologiques* qui risquent de porter des traces de glyphosate et autres produits chimiques utilisés en agriculture conventionnelle. Ces produits sont les principaux suspects actuellement dans l'épidémie de Parkinson qui touche les agriculteurs.

Notes

1. *http://www.parkidee.it/PDF/PDF%20FR/09.a.musicotherapie.pdf?utm_source=emailing&utm_medium=newsletter-gratuite&utm_campaign=20160801-parkinson*
2. Liang XB, Liu XY, et al. Long-term high-frequency electro-acupuncture stimulation prevents neuronal degeneration and up-regulates BDNF mRNA in the substantia nigra and ventral tegmental area following medial forebrain bundle axotomy. Brain Res Mol Brain Res. 2002 Dec 16;108(1-2):51-9.

3. Stallibrass C, Sissons P, Chalmers C. Randomized controlled trial of the Alexander technique for idiopathic Parkinson's disease.Clin Rehabil. 2002 Nov;16(7):695-708.

4. Suzuki M, Yoshioka M, Hashimoto M, et al., Randomized, double-blind, placebo-controlled trial of vitamin D supplementation in Parkinson disease, Am J Clin Nutr, 2013 May;97(5):1004-13.

5. Khasnavis S, Pahan K, Cinnamon treatment upregulates neuroprotective proteins Parkin and DJ-1 and protects dopaminergic neurons in a mouse model of Parkinson's disease, J Neuroimmune Pharmacol, 2014 Sep;9(4):569-81.

6. R Katzenschlager, A Evans, E Manson, et al., Mucuna pruriens in Parkinson's disease: a double-blind clinical and pharmacological study, J Neurol Neurosurg Psychiatry, 2004 Dec; 75(12): 1672-1677.

7. Fuzhong Li, PhD and Peter Harmer, PhD, MPH, Economic Evaluation of a Tai Ji Quan Intervention to Reduce Falls in People With Parkinson Disease, Oregon, 2008-2011, Prev Chronic Dis, 2015;12:E120.

8. Lisa Heiberger, Christoph Maurer, Florian Amtage, et al., Impact of a Weekly Dance Class on the Functional Mobility and on the Quality of Life of Individuals with Parkinson's Disease, Front Aging Neurosci, 2011; 3: 14.

Comment se motiver ?

Il est méritoire de votre part de lire si fidèlement *Santé Nature Innovation.* Cependant, à ce stade, *vous en savez sans doute largement assez sur la santé naturelle.*

Avec tout ce que vous avez lu sur *Santé Nature Innovation, vous pourriez déjà faire une très grande différence positive sur votre santé,* sur votre vie (et sur celle des personnes que vous aimez).

La question pour vous n'est donc plus : « *de quelles informations ai-je besoin ?* », mais :

« *Que fais-je concrètement de mes connaissances ? Quels sont les conseils que je mets déjà en pratique dans ma vie ?*

Et quels sont ceux qui en sont encore au stade du projet, du rêve, du vœu pieux ?? »

Il est important parfois de vous arrêter. D'arrêter de lire mes lettres. De vous poser. De vous détendre. Et de réfléchir.

Ne vous inquiétez pas.

Vous ne manquerez probablement aucune information vitale.

Il est beaucoup plus important de passer à l'action, même si vous ne commencez que par de *toutes petites choses.*

L'importance de passer à l'action

Par exemple : je parle constamment des études, faits, preuves, sur les vertus d'une supplémentation en vitamine D. Et je ne suis pas le seul.

Julien Venesson le fait. Thierry Souccar recommande constamment la vitamine D. C'est le cas aussi du Dr Curtay et du Dr Hertoghe, ou encore du Dr Rueff, d'Eric Müller et de Gabriel Combris, du Pr Joyeux et de Xavier Bazin, et j'en passe.

En fait, *toutes les personnes compétentes en santé naturelle* savent que la première chose à faire est de prendre de la vitamine D, au minimum 1 500 UI par jour, si possible 4 000 UI par jour.

Et je suis convaincu que vous êtes au courant.

Mais vous-même, *en avez-vous vraiment acheté* ? Si oui, vos gouttes ou vos comprimés de vitamine D3 sont-ils à *portée de votre main* ? Ou sont-ils abandonnés dans un tiroir ou un vieux placard ?

Avez-vous pris votre dose aujourd'hui ? Et hier ? Et avant-hier ?

Même question pour les oméga-3. Même question pour l'exercice physique. Même question pour les probiotiques et les multivitamines…

Ce n'est pas la peine d'aller vers les produits spécialisés, techniques, pointus, si la base n'est pas solide. Vous perdriez votre temps et votre argent.

L'important est de *commencer par les fondamentaux.*

Pourquoi ça bloque

Parfois, nous en faisons tous l'expérience, nous sommes convaincus que nous devrions faire une chose. Elle paraît simple, facile, rapide… et pourtant nous ne la faisons pas.

Nous devons nous forcer pour la faire une fois, deux fois… puis nous abandonnons, nous oublions.

Comment se motiver pour changer ?

C'est là sans doute *la question la plus importante à traiter.*

Il faut réaliser que la plupart des choses que nous faisons dans notre vie sont des sortes d'automatismes.

Nous les faisons… parce que nous les faisons habituellement, parce que nous l'avons toujours fait.

Nos vies sont ainsi déterminées à 95 % par des mécanismes, des réflexes, dans lesquels les choix volontaires interviennent très peu.

Mon confrère Eric Müller prenait l'exemple l'autre jour d'un paquet de chips ou de bonbons. Nous avons l'impression que nous décidons de manger chaque chips, chaque bonbon.
En fait, pas du tout.
Bien des personnes sont en « pilote automatique » au moment où elles ouvrent leur placard pour prendre un paquet de chips. Et elles sont toujours en pilote automatique quand elles l'ouvrent et plongent la main dedans.
Leur cerveau conscient n'intervient qu'au moment, par exemple, de trouver comment marche « l'ouverture facile ». Mais la main plonge presque automatiquement dans le paquet pour porter les chips à la bouche qui, tout aussi automatiquement, les mâche puis les avale.
La bouche envoie aussi, automatiquement, des signaux pour demander « encore » au cerveau, qui obéit... automatiquement, en envoyant la main à nouveau dans le paquet. Et c'est ainsi que le paquet se retrouve vide.
La preuve est que cela ne demande aucun effort de volonté de terminer le paquet. L'effort, presque insurmontable au contraire, est *d'arrêter*. Fermer le paquet, le ranger et ne plus y revenir.
Et c'est difficile. Extrêmement difficile car votre cerveau inconscient et votre corps, eux, ont décidé de continuer !!
Comment font, alors, ceux qui parviennent à sortir de la routine ou, plutôt, à *adopter une autre routine*, plus positive et plus saine ?

Comment faire pour adopter des habitudes plus saines

La réponse est qu'il faut *avoir un autre but, plus vaste, plus ambitieux,* que la simple volonté d'être en meilleure santé, d'avoir une meilleure apparence ou forme physique.
Prenez le cas des acteurs qui doivent *perdre du poids pour tourner un film.*
Dans 100 % des cas ils réussissent, alors que, habituellement, 90 % des gens abandonnent leur régime après moins d'une semaine.

L'explication est simple : l'acteur ne cherche pas à perdre du poids… pour perdre du poids, ou être plus beau, ou en meilleure santé.
Il a un but plus vaste, derrière : il doit être prêt pour le film ! Il sait que le succès en dépend. Que des équipes comptent sur lui. Que des moyens financiers considérables ont été engagés.
Réduire la portion de ses repas, faire de l'exercice physique, ne lui pose alors aucun problème. Cela relève pour lui d'une évidence. Il ne le voit pas comme un sacrifice. Au contraire, il est heureux de chaque privation qui lui permet de se rapprocher de son objectif.
À la limite, il attend avec impatience la privation suivante. Le défi est d'autant plus excitant qu'il a un délai précis (la date du début du tournage) et qu'il ne peut pas se permettre de retard.
C'est *vraiment* comme cela que ça se passe.
Vous imaginez la facilité de faire un régime dans ces conditions.
Comparez cela à la personne qui, toute seule, dans son coin, a décidé d'entreprendre un régime dans le but hypothétique de pouvoir entrer dans un maillot de bain plus petit, et d'être plus à l'aise sur la plage.
Dans ce cas, chaque bouchée refusée, chaque plaisir dont elle est privée lui coûte énormément. Continuer le régime lui paraît être une montagne infranchissable.
Elle se dit que, même avec 5 kg ou 10 kg en moins, tous les regards ne se tourneront pas forcément vers elle avec admiration.
Elle se dit que le plaisir qu'elle tirerait de ce « tout petit bout de chocolat », de cette glace, de cette crêpe, est beaucoup plus tentant car immédiat, direct, assuré, facile (alors que l'autre objectif est distant, improbable, difficile…).
Plutôt que de mettre un maillot plus petit, se dit-elle, il serait tellement plus simple de mettre un ample paréo, de renoncer à son désir de séduire, d'utiliser plutôt son énergie à « s'accepter comme elle est »…
Et c'est ainsi que les bonnes résolutions partent en fumée : parce qu'il n'y a pas d'objectif plus vaste et ambitieux derrière, impliquant d'autres personnes importantes qui comptent sur elle.
La solution, bien sûr, est de placer le régime dans la perspective d'un projet, comme par exemple *d'avoir la forme nécessaire pour un certain*

défi sportif, à telle date, et si possible en équipe, avec des coéquipiers qui comptent sur vous.

Revenons enfin à l'exemple de la vitamine D.

La principale raison de prendre de la vitamine D quotidiennement est de diminuer son risque de cancer, même si la vitamine D est aussi utile contre les infections, pour la solidité des os, contre la dépression.

Mais la simple *peur du cancer ne vous motivera pas* pour prendre de la vitamine D tous les jours pendant le reste de votre vie.

Il faut avoir *un autre projet, positif, motivant, important pour vous*, pour votre entourage et, pourquoi pas, pour le monde entier.

Imaginez que vous soyez sur le point de découvrir une nouvelle source d'énergie, propre, inépuisable, capable de changer l'avenir de l'humanité.

Vous savez que vous tenez la piste.

Mais vous savez aussi que *vous êtes le seul à pouvoir le faire* et, quoi qu'il arrive, votre projet ne pourra pas aboutir avant 25 ans.

Or vous avez 55 ans et vous savez que, dès à présent, votre risque de cancer va augmenter chaque année.

Étant dans la moyenne des Français, vous avez un risque sur trois de déclarer un cancer, auquel cas *votre projet vital pour l'avenir du monde ne pourra pas aboutir.*

Mais il existe une solution simple, peu coûteuse, pour réduire fortement votre risque de cancer. Il s'agit tout simplement de *prendre quelques gouttes de vitamine D tous les jours.*

Dans ce cas, je vous le garantis, vous réussirez à vous y tenir. Cela ne vous posera même aucun problème. C'est avec joie, et sans y penser, que vous prendrez l'habitude d'avaler votre vitamine D tous les matins.

Ce que j'ai écrit est valable pour tous les changements dans la vie. Il faut avoir une bonne raison de vouloir les faire. Un projet important, du type de ceux qui *vous font vous lever le matin.* De ceux qui vous font *piétiner d'impatience.* De ceux qui vous persuadent que *votre vie vaut vraiment la peine d'être vécue.*

Alors encore une fois, profitez d'un moment de pause pour remettre les compteurs à zéro et réfléchir à ces sujets essentiels.

Ce n'est que dans un deuxième temps que vous pourrez revenir à la santé naturelle et vous dire : « *Maintenant, je sais pourquoi il est vraiment si important de prendre ma vitamine D, mes multivitamines, mes oméga-3 !!! Sans cela je risque de tomber malade et ce serait catastrophique car je ne pourrais jamais accomplir tel ou tel projet, qui est pourtant absolument vital pour les gens que j'aime et le monde qui m'entoure !!* »

Comment j'ai escaladé la montagne impossible

Quand l'âge, la maladie nous guettent, nous renonçons trop souvent et trop vite à nos rêves d'enfance.

C'est dommage.

Les études scientifiques montrent au contraire qu'il y a *un cercle vertueux* entre :

- maintenir une bonne santé pour accomplir nos projets ;
- maintenir l'espoir d'accomplir nos projets pour rester en bonne santé.

Si vous me le permettez, je voudrais partager avec vous une expérience que j'ai faite dans ce domaine.

J'ai profité du beau soleil des 2 et 3 août 2016 pour réaliser un de mes plus vieux rêves : escalader le « Doigt de Dieu », le plus beau pic des Alpes.

Le Doigt de Dieu se trouve en France, près de Grenoble. Il culmine à 3 973 mètres.

Il faut *deux jours d'escalade* pour l'atteindre. Vous franchissez des glaciers effrayants, marchez en équilibre sur des crêtes vertigineuses, en suspens sur des gouffres de plus de 1 000 mètres de profondeur.

Vous dormez dans un refuge minuscule, accroché à la paroi.

L'ascension est si longue que vous devez vous lever à 3 heures du matin. Il faudra marcher *15 heures de suite* pour espérer revenir dans la vallée avant la tombée de la nuit.

Crampons, casque, piolet...

Vous êtes équipé de crampons, piolet, cordes et casque... mais ça ne suffit pas toujours.

Beaucoup sont *morts foudroyés* sur ce sommet connu pour attirer la colère du ciel. Tant d'autres ont disparu, emportés dans des crevasses ou engloutis dans l'abîme.

Mais ça vaut la peine !

Bienvenue dans un autre monde

Quand vous êtes en haute montagne, vous *entrez dans un autre monde.* Tout est plus grand, plus puissant, plus violent, à commencer par la beauté et les sensations.

Votre horizon s'élargit. Cette semaine-là, au sommet du Doigt de Dieu, il était possible de voir à plus de 200 km, dans toutes les directions.

L'horizon est clair, le ciel au-dessus de vous est d'un bleu profond, presque noir. Vous êtes comme en avion – sauf que vous êtes dehors, dans la nature la plus sauvage, la plus indomptée par l'homme.

Le soleil brûle les yeux et la peau. Des bruits d'explosion éclatent à chaque fois que des rochers se détachent des parois ou que des séracs (d'énormes morceaux de glace) s'effondrent sur les glaciers qui vous entourent. La montagne vit !

Mais c'est ce qui se passe en vous-même qui est le plus étonnant...

Ce qui se passe en vous-même est étonnant

Vous réalisez que votre corps, si petit, est capable d'incroyables prouesses.

Qui aurait cru que, fourmi au fond de cette vallée des Alpes, vous parviendriez à atteindre cette altitude fabuleuse, *un petit pas après l'autre* ??

C'est une leçon de vie incroyable : avec du *temps*, de la *persévérance*, en acceptant aussi de *fermer les yeux sur nos petits bobos* (ampoules, égratignures, fatigue), nous pouvons aller *au-delà de nos rêves.*

Oui, votre sac à dos est trop lourd, il scie les épaules, vos genoux souffrent à la descente, vous avez soif, faim.
Mais vous êtes là ! Vous respirez. Et sans avoir besoin d'être un surhomme, un athlète, ni même d'être en parfaite santé, vous pouvez, peu à peu, vous élever.

Vos ressources incroyables

Vous découvrez que votre corps possède des ressources insoupçonnées. Il y a trois heures déjà, vous pensiez être « à bout de force ». *Eh bien, non* ! Vous êtes toujours là, et vous continuez à marcher, simplement *parce qu'il le faut.* Votre corps est plus fidèle que vous ne le pensiez. Il ne vous lâchera pas !
C'est aussi, surtout, une grande leçon de confiance face à la vie.
Vous découvrez qu'il ne faut jamais vous écrier au pied de la falaise :
« *je n'y arriverai pas !* »
Car en vérité *vous n'en savez rien.* Vous ne le voyez peut-être pas, mais dans cette falaise il y a un passage, minuscule, que vous pourrez emprunter.
Il faut y croire quand vous vous élancez, et parfois c'est dur !!

Une montagne réputée « impossible » à escalader

C'est le cas en particulier de l'escalade jusqu'au Doigt de Dieu. Elle passe par un autre sommet appelé la Meije, qui fut le dernier sommet des Alpes à être vaincu (en 1877, soit un siècle après le Mont-Blanc).
Jusque-là, tout le monde avait pensé que *c'était impossible.*
Le passage fut découvert par un jeune garçon qui, contrairement aux autres, a cru un jour que c'était possible.
Dans un pur acte de foi, c'est-à-dire de confiance, il a essayé, réessayé, jusqu'à trouver. Et c'est en suivant son chemin à travers les parois que j'ai eu le bonheur, moi aussi, d'atteindre ce sommet.
Ces dernières années, on voit moins de personnes dans les hautes montagnes.

Beaucoup se sont tournées vers le rafting, le VTT, la course à pied dans les alpages (trail).
C'est mieux pour les grandes montagnes, redevenues plus calmes, plus sauvages.
Et c'est bien mieux pour les personnes qui réalisent combien il est important de se ressourcer, loin du fracas et de la folie du monde !

Cancer : un traitement simple et non toxique

Le Dr Laurent Schwartz, cancérologue et chercheur à l'Ecole Polytechnique, a sorti un nouveau livre intitulé « *Cancer, un traitement simple et non toxique* ».
En effet, le traitement du cancer est souvent *une question de semaines, ou de jours* : 50 % des personnes frappées par le cancer du poumon, du pancréas, du foie ou du rein meurent dans les six mois.
D'où l'urgence de vous parler des révélations sensationnelles de ce nouveau livre.
Elles peuvent sauver des vies.
Il s'agit d'une nouvelle approche qui pourrait révolutionner le traitement du cancer.

Soigner le cancer grâce à l'effet Warburg

L'effet Warburg, du nom du prix Nobel de médecine Otto Warburg (1931) est un phénomène bien connu des médecins.
C'est le fait que les cellules cancéreuses *fermentent* pour produire de l'énergie.
Le fonctionnement normal des cellules saines est de brûler le glucose avec de l'oxygène. Mais les cellules cancéreuses font fermenter le glucose, ce qui était le mode de fonctionnement de la vie primitive, il y a 3,5 milliards d'années.

L'avantage de la fermentation est qu'elle est possible *sans oxygène.* L'inconvénient est que la fermentation produit peu d'énergie, par unité de carburant consommée.

Les cellules cancéreuses sont donc très gourmandes en glucose, ce qui permet de les repérer. C'est ce qu'on appelle l'effet Warburg.

Affamer le cancer en le privant de sucre

L'effet Warburg est utilisé pour repérer les tumeurs, avec la technologie du « PET-scan ». On injecte au patient du glucose radioactif et l'on observe les endroits où celui-ci va se concentrer : c'est là que se trouve le cancer. D'où l'idée *d'affamer le cancer en cessant de manger du sucre,* ou tout produit se transformant en sucre.

Le Dr Laurent Schwartz recommande un régime « cétogène », c'est-à-dire constitué de produits gras et de quelques protéines, mais très peu de glucides (sucres).

« *Le régime cétogène se révèle une solution thérapeutique sérieuse et encourageante* », estime-t-il[1].

Mais cela n'a rien de révolutionnaire. La grande nouveauté vient maintenant…

Lutter contre l'acidité provoquée par la tumeur

Le Dr Laurent Schwartz a aussi observé que la fermentation provoque une acidification des tissus autour de la tumeur. Il explique que cette acidification permet aux cellules cancéreuses de mieux « lacérer » les tissus environnants, pour les envahir. En revanche, pour acidifier son environnement, la tumeur, elle, doit perdre son acidité et devenir basique.

C'est d'ailleurs le fait d'être basiques qui permet aux cellules tumorales (cancéreuses) de se multiplier si rapidement.

Cette constatation toute simple est à l'origine d'une idée toute simple elle aussi, mais qui pourrait être la clé pour vaincre le cancer : *diminuer l'acidité autour de la tumeur pour bloquer la multiplication des cellules cancéreuses.*

Et de fait, le Dr Schwartz rapporte que des chercheurs ont essayé de diminuer l'acidité autour des tumeurs, et ils ont constaté une *régression des cancers.*

C'est une nouvelle fantastique. Car il se trouve que l'on dispose de plusieurs médicaments bien connus et peu coûteux pour lutter contre l'acidité, *des médicaments simples, bon marché, peu dangereux.*

Une équipe de chercheurs espagnols qui a travaillé sur ce sujet rapporte plusieurs cas de rémissions inattendues en donnant aux patients cancéreux un cocktail de médicaments anti-acides, très peu toxiques par rapport aux chimiothérapies « normales ».

Le Dr Laurent Schwartz donne la posologie, qui est la suivante (il ne l'a pas testée lui-même mais considère que c'est une « approche logique et porteuse d'espoir ») :

- *Amiloride* : 10 à 40 mg trois fois par jour.
- Un *inhibiteur de la pompe à protons,* par exemple l'oméprazole : 20 à 40 mg par jour.
- Un *inhibiteur de l'anhydrate carboxylase,* par exemple l'acétalozamide (Diamox) : 250 mg par jour.

Mais après avoir bloqué la reproduction des cellules cancéreuses, peut-on faire en sorte qu'elles redeviennent saines et ainsi se débarrasser vraiment de la maladie ?

Oui, répond le Dr Schwartz. Grâce à la stratégie suivante...

Redémarrer le fonctionnement (métabolisme) normal des cellules

Pour traiter le cancer, le Dr Schwartz recommande un traitement qui permette de *redémarrer la combustion normale du glucose dans les cellules,* et ainsi mettre fin à la fermentation et à l'acidification des tissus autour de la tumeur.

Pour cela, il faut « remettre en route » les mitochondries, les petites usines à brûler le glucose qui sont dans les cellules.

Cette fois, le Dr Laurent Schwartz a lui-même sélectionné les médicaments capables de faire cela, et il a lui-même observé des rémissions chez plusieurs de ses patients, cancéreux de longue date.

Dans son protocole, la posologie est la suivante :

- *Acide lipoïque* : 600 mg en injection intraveineuse lente.
- *Hydroxycitrate* : 500 mg en comprimés, matin, midi et soir.

L'hydroxycitrate est en vente libre, considéré comme « complément alimentaire ». L'acide lipoïque en intraveineuse est un médicament. Il est vendu en Allemagne et en Amérique du Nord mais pas en France. Mais il a été prescrit à des centaines de milliers de patients sans causer de problèmes.

Ces produits ne présentent aucun danger, et tout médecin doit pouvoir les prescrire à son patient.

« *Ce traitement n'a pas d'effet secondaire toxique lourd* », explique le Dr Laurent Schwartz.

« *Près de 2 ans ½ plus tard, sur les onze premiers patients, cinq sont encore en vie. C'est un exploit si l'on considère que tous avaient été renvoyés à leur domicile pour y mourir*[2] *!* »

Renforcer les effets par d'autres médicaments

Le Dr Schwartz souligne toutefois que ces deux substances ne suffisent pas en elles-mêmes et sont plus efficaces si elles sont prises en combinaison avec une radiothérapie et une chimiothérapie.

Il signale en outre avoir obtenu de meilleurs résultats encore en y associant de la metformine à forte dose (jusqu'à 3 g par jour).

La metformine est le traitement de base contre le diabète de type 2. Votre pharmacie en vend tous les jours et n'importe quel médecin peut la prescrire.

La guérison à portée de la main

La conclusion du Dr Laurent Schwartz est que nous sommes en train de faire une erreur monumentale en allant vers des traitements toujours plus compliqués et coûteux du cancer (plus de 100 000 euros par cycle de traitement).

Ses décennies d'études l'ont convaincu au contraire que le cancer est une maladie simple.

Ce sont les cellules qui fonctionnent mal, et il existe des mesures simples et peu coûteuses, ainsi que des médicaments courants et non toxiques qui permettent de faire beaucoup pour les malades.
Il pense donc que « *nous pouvons proposer aux malades de nouvelles avancées thérapeutiques, dont l'efficacité pourrait être supérieure à celle de la chimiothérapie tout en entraînant bien moins d'effets secondaires*[3]. »
Ses pistes de traitement sont d'autant plus intéressantes qu'il estime qu'elles permettraient également de soigner l'Alzheimer et Parkinson. Il s'agit donc d'une possible révolution médicale qui est en train de se produire sous nos yeux.

Ce que vous pouvez faire

Vous pouvez donner le livre du Dr Schwartz à votre médecin s'il a le moindre doute sur la véracité et le sérieux de ces nouveaux traitements contre le cancer qui, je le répète, sont simples, non toxiques et peu coûteux.
Dans tous les cas, je vous redis combien je compatis avec vous si vous êtes en train de combattre une grave maladie. Surtout, ne baissez pas les bras, continuez à vous soigner et à rester en alerte sur les progrès des traitements.
Nous sommes dans une période de grands bouleversements, dans le mauvais sens parfois (malheureusement !) mais aussi, il ne faut pas l'oublier, dans le bon sens.
Ce livre est peut-être un bon exemple de ces progrès qui se produisent parfois et qui peuvent aider des millions de personnes.

Notes
1. p. 97.
2. p. 90.
3. p. 107-108.

J'ai tout essayé, impossible de maigrir

Si vous cherchez à perdre du poids sans y parvenir, c'est sans doute qu'il vous manque un ingrédient. Cet ingrédient, ça peut être une bonne flore intestinale.

On a longtemps pensé que la flore intestinale assurait essentiellement les défenses immunitaires. Et pour cause, 80 % de vos défenses immunitaires sont assurées par votre flore intestinale[1]. C'est un service considérable.

Mais la recherche a évolué. Récemment, les scientifiques se sont aperçus que la flore intestinale jouait un rôle dans le contrôle du poids.

J'aimerais vous présenter le *Lactobacillus gasseri,* une bactérie probiotique méconnue, mais qui possède pourtant des propriétés très intéressantes. Les chercheurs ont observé que nourrir votre flore intestinale de *Lactobacillus gasseri* (ou *L. gasseri*) facilitait la perte de kilos en trop.

Trop souvent, la bactérie *L. gasseri* est éclipsée par sa cousine *Lactobacillus casei* (ou *L. casei*), que l'on retrouve au supermarché dans le Yakult et l'Actimel.

La plupart des bactéries probiotiques, comme *L. casei,* sont utilisées pour améliorer les défenses immunitaires. Mais ceci est en train de changer.

Les chercheurs en pointe s'aperçoivent aujourd'hui que la composition de votre flore intestinale est responsable de l'obésité et du diabète de type 2.

Flore intestinale et surpoids

C'est une révolution qui se prépare dans les traitements de l'obésité et du diabète de type 2. Les chercheurs estiment qu'implanter des bonnes bactéries dans votre intestin pourrait être une clé pour traiter l'obésité.

Notre système digestif abrite près de 500 espèces de micro-organismes qui participent à la digestion et à l'immunité. La population de chacune des espèces se compte en milliards ! Cela fait une armée de milliers de milliards de micro-organismes qui peuplent votre intestin et qui, nuit et jour, le protègent, le nettoient, et empêchent les bactéries et levures nuisibles de se développer, en occupant la place.

Pour vous donner une échelle, ces micro-organismes sont dix fois plus nombreux que les cellules de votre corps, soit 100 trillions – 14 zéros[1].

Et c'est cette armée immense qu'on appelle la « flore intestinale ».

Vous devez entretenir votre flore intestinale en la nourrissant d'aliments sains et en la réensemençant régulièrement. Autrement, votre flore deviendra le refuge d'espèces nuisibles qui déclencheront des constipations, des ballonnements, des diarrhées, des inflammations diverses, des altérations de la peau, l'envie de sucré, le surpoids et l'instabilité d'humeur. Mais une mauvaise flore provoque également des maladies plus graves, comme la colopathie fonctionnelle, la diarrhée sanglante, le cancer du côlon, le diabète de type 2 ou l'obésité.

On estime qu'une flore intestinale optimale contient 85 % de bonnes bactéries pour 15 % de mauvaises bactéries.

Trop de spaghettis, de pizzas et de sucres

Le problème fondamental de l'alimentation moderne de base est qu'elle détraque la flore intestinale en réduisant sa variété et en favorisant des espèces de bactéries néfastes. Les antibiotiques aggravent ces effets puisqu'ils détruisent des bonnes bactéries installées depuis votre naissance pour laisser proliférer des espèces non souhaitables.

Dans nos populations, le gluten, que l'on retrouve dans le pain, les pâtes et les pizzas, est souvent mal digéré. Il provoque alors une inflammation chronique de l'intestin. Cette inflammation signale un affaiblissement de la flore intestinale.
L'action du gluten est comparable au fait de gratter continuellement la paroi intérieure de votre intestin avec du papier de verre. Cela détruit la muqueuse qui protège la paroi intestinale. Cette muqueuse est composée de milliards de bactéries. Sans elles, personne ne fait le ménage dans votre intestin pour le maintenir propre et sain.
La paroi de votre intestin devient poreuse et laisse pénétrer toutes sortes de substances néfastes dans votre sang. Ces substances provoquent alors de nombreux dégâts, par exemple une accélération du stockage des graisses.
Tous les aliments sucrés ou qui se transforment rapidement en sucres simples sont également néfastes pour votre flore intestinale. Cela inclut le glucose des pommes de terre, le fructose des jus de fruit et le lactose des produits laitiers. Tous favorisent la prolifération d'une flore fongique qui altère l'immunité, induit le risque de diabète, d'obésité, d'accidents cardiovasculaires et de tous types de cancers.
Une flore intestinale déséquilibrée peut provoquer un surpoids ou rendre la perte de poids difficile. De nombreuses études ont montré que la flore des personnes obèses avait une composition différente de celle des personnes minces[1].

L. gasseri permet de perdre du poids en trop

Des chercheurs japonais ont mené une étude dont l'objectif était d'examiner l'impact du probiotique *Lactobacillus gasseri* sur l'obésité. L'essai clinique multi-centre a été mené en double aveugle, randomisé et contrôlé par placebo, sur 87 sujets ayant un surplus important de graisse abdominale[2]. Après 12 semaines, les sujets traités au *L. gasseri* avaient perdu en moyenne 4,6 % de graisse abdominale et 3,3 % de graisses sous-cutanées. Leur poids avait diminué de 1,4 % et leur tour de taille de 1,8 %.

L'implantation de *L. gasseri* permet d'épaissir la barrière muqueuse de l'intestin. Ainsi les substances nocives ne peuvent plus pénétrer librement dans votre sang[3]. *L. gasseri* permet aussi de modifier les signaux chimiques provenant du système digestif, pour changer le traitement de la graisse dans le corps.

Cette étude confirme les résultats d'un essai antérieur qui avait démontré l'efficacité du *L. gasseri* pour diminuer les niveaux de graisses chez les animaux[1].

Clairement, *L. gasseri* n'est pas la panacée pour maigrir. Les résultats sont là, mais ils sont loin d'être époustouflants. Ne vous attendez pas à fondre du jour au lendemain en prenant ce probiotique.

Mais dans le cadre d'une alimentation saine et d'activité physique, ajouter un probiotique de *L. gasseri* peut faire la différence. Il est certain que si vous mangez sainement, que vous faites de l'exercice et que, malgré tout, vous n'observez aucun changement sur la balance, *L. gasseri* a des chances d'être le déclic qui vous permettra de perdre vos kilos en trop.

Il est sûr qu'une flore intestinale mal entretenue ne peut pas vous servir correctement. C'est comme grimper une côte à vélo alors que votre dérailleur est coincé en grande vitesse. Mieux vaut descendre et pousser le vélo à pied. Mais si vous avez pris soin de votre vélo et que vous pouvez passer en petite vitesse, alors vous gravirez la côte bien plus vite qu'à pied.

De la même manière, selon le soin que vous accordez à votre flore intestinale, celle-ci peut jouer avec vous, ou contre vous.

Une *bonne* flore intestinale peut faciliter votre digestion, vous apporter les nutriments et les vitamines nécessaires, améliorer votre métabolisme pour stocker moins de graisses, et vous protéger des virus, des champignons, des bactéries mauvaises et des maladies qui vous guettent.

Une *mauvaise* flore intestinale va non seulement vous laisser sans défenses devant les attaques extérieures, compliquer votre digestion, avec des risques accrus de constipation, diarrhée, etc. mais elle va surtout permettre à des bactéries malsaines, des levures et des champignons opportunistes et pathogènes (*Candida albicans*) de proliférer dans votre intestin, en leur assurant chaleur, nourriture et protection. Il est donc impératif de soigner sa flore intestinale.

En vous assurant que votre tube digestif est bien ensemencé en *L. gasseri*, vous participez au rééquilibrage de votre flore intestinale et à l'amélioration de votre métabolisme. *L. gasseri* permet d'épaissir votre muqueuse intestinale et de modifier les signaux chimiques de traitement de la graisse à travers votre corps. Cela facilite votre perte de poids.

Le probiotique du lait maternel

L. gasseri est déjà connu comme probiotique pour renforcer les défenses immunitaires. Un essai clinique randomisé en double aveugle testé contre placebo a été mené sur 44 enfants allergiques[4]. Les enfants ayant reçu les probiotiques ont vu une accélération de leur réaction immunitaire aux allergies. Leur santé était également améliorée.

L. gasseri fait partie des bactéries essentielles à la qualité de votre flore intestinale et elle assure également votre bonne santé *au sens large*. Elle provient à l'origine du lait maternel. Si vous avez eu la chance d'être nourri au sein de votre mère, *L. gasseri* sera venu coloniser votre intestin dès votre plus jeune âge. On sait d'ailleurs que les enfants nourris au lait maternel sont moins susceptibles d'être en surpoids.

Pour ceux qui n'ont pas connu cette jouissance, il est fortement recommandé de faire une bonne cure de *L. gasseri* en probiotique pour l'implanter de façon durable dans votre intestin. Si vous êtes appliqués, vous ne pouvez que bénéficier des nombreux effets positifs du *L. gasseri*.

La nature est telle que votre flore intestinale est un héritage de votre mère. Avant de naître, votre tube digestif est stérile. En sortant du ventre, votre intestin est ensemencé par la flore vaginale de votre mère. Puis le lait maternel vous procure d'autres bactéries probiotiques indispensables comme le *L. gasseri*.

De nos jours, entre césariennes et biberons de lait pasteurisé, l'ensemencement à la naissance est moins souvent assuré par la mère. Lors d'une césarienne, on saute l'étape de l'ensemencement par la flore va-

ginale. Si on ne nourrit pas au sein, l'enfant ne reçoit plus ces bonnes bactéries maternelles qui devraient coloniser son intestin.
Ce sont alors les bactéries féroces des hôpitaux ou de l'air vicié de nos villes qui se chargent de l'ensemencement. On comprend alors mieux l'arrivée de générations d'enfants fragiles, allergiques et asthmatiques.
Prendre du *L. gasseri,* c'est donc une manière de reconstruire la flore intestinale saine et solide que la mère livre à son enfant à la naissance.

Le problème des probiotiques par voie orale

En ingérant des probiotiques, vous espérez qu'ils passeront à travers votre système digestif pour proliférer dans votre intestin.
En réalité, un chemin périlleux les attend.
Les bactéries probiotiques subissent les attaques acides des enzymes présentes dans votre salive et dans votre estomac. La plupart des bactéries sont alors décimées et les survivantes n'ont aucune chance de pouvoir s'implanter dans votre intestin une fois la barrière de l'estomac franchie.
Il est donc essentiel de sélectionner une bactérie probiotique capable de résister à votre barrière digestive. Autrement, le traitement n'aura aucune chance de renforcer votre flore intestinale.
Pour simuler les attaques acides, des chercheurs de l'Agroscope de Berne ont mis une souche *L. gasseri* dans une solution de sel biliaire à 0,3 % pendant 3 heures. A l'issue de l'expérience, les bactéries *L. gasseri* avaient survécu. Ils ont également soumis la souche *L. gasseri* à un milieu acide de pH 3 pendant 3 heures. Ils ont observé que la population des bactéries avait diminué de moitié, ce qui est raisonnable[5].
Les mêmes chercheurs ont mené une étude sur des porcelets à qui ils ont donné du *L. gasseri* durant 2 semaines. Comme cette bactérie provient du lait maternel, elle est étrangère à l'espèce porcine.
En inspectant leurs selles après ingestion, les chercheurs ont bien retrouvé des résidus de la souche *L. gasseri,* y compris une semaine après l'arrêt du traitement. C'est une autre preuve que les bactéries avaient bien survécu à la digestion[6].

L. gasseri est un donc un probiotique que vous pouvez prendre avec l'assurance qu'il viendra renforcer votre flore intestinale.

Si vous souhaitez démarrer rapidement une cure de *L. gasseri*, vous pourrez vous en procurer auprès de deux sources de qualité :

- Le laboratoire Supersmart, qui propose le *L. gasseri* dosé à *6 milliards de micro-organismes* (CFU : colonie formant unité) pour 2 gélules par jour. Le produit est vendu en pilulier de 60 gélules gastro-résistantes pour une durée d'un mois.
- Le laboratoire Cell'innov. Dosées à 10 milliards de micro-organismes, chaque gélule (1 seule par jour) est conditionnée individuellement sous blister, afin de protéger le produit de l'air et d'améliorer sa stabilité dans le temps.

Notes

1. *http://articles.mercola.com/sites/articles/archive/2010/07/06/probiotics-bacteria-gut-digestive-health-immune-system.aspx*

2. Kadooka Y1, Sato M, Imaizumi K, Ogawa A, Ikuyama K, Akai Y, Okano M, Kagoshima M, Tsuchida T., Regulation of abdominal adiposity by probiotics (Lactobacillus gasseri SBT2055) in adults with obese tendencies in a randomized controlled trial., Eur J Clin Nutr. 2010 Jun;64(6):636-43. doi: 10.1038/ejcn.2010.19. Epub 2010 Mar 10.

3. Nutrition soins santé, *Effet du microbiote sur notre santé : obésité et diabète de type II.*

4. Martínez-Cañavate A1, Sierra S, Lara-Villoslada F, Romero J, Maldonado J, Boza J, Xaus J, Olivares M., A probiotic dairy product containing L. gasseri CECT5714 and L. coryniformis CECT5711 induces immunological changes in children suffering from allergy., Pediatr Allergy Immunol. 2009 Sep;20(6):592-600. doi: 10.1111/j.1399-3038.2008.00833.x. Epub 2009 Jul 8.

5. Bogovic-Matijasic B, Rogelj I: Bacteriocinogenic activity of lactobacilli isolated from cheese and baby faeces. Food Technol Biotechnol 1999, 37:93-100.

6. Bogovic Matijasic B, Stojkovic S, Rogelj I: Survival and in vivo adhesion of human isolates Lactobacillus gasseri LF221 and K7 in weaned piglets and their effects on coliforms, clostridia and lactobacilli viable counts in faeces and mucosa. J Dairy Res 2006, 73:417-422.

Septembre

Les mains sales

Je reviens de chez des amis qui avaient loué une maison au bord de la mer.

C'est une maison neuve, avec trois chambres, une petite cuisine, une jolie vue mais, au fond, rien d'une villa de millionnaire.

J'ai pourtant été impressionné, choqué même, par le nombre de pièces d'eau, et plus précisément le nombre de robinets.

Chaque chambre a sa salle de bains. Et dans chaque salle de bains, on trouve une baignoire, une douche, un lavabo, un bidet, des toilettes.

Des toilettes, donc, pour chaque chambre, plus encore des toilettes communes, à côté du salon.

Il faut compter encore une petite piscine extérieure chlorée avec sa douche, son lavabo, ses toilettes, à nouveau.

Cela paraissait normal à tout le monde. Personne ne s'en étonnait (à part moi). Mais je pense que, dans quelques générations, les historiens qui étudieront notre époque ne manqueront pas de remarquer cette *véritable folie de l'hygiène.*

Je ne parle pas des conséquences écologiques de consommer tant d'eau (d'autant plus que nous étions dans une zone notoirement menacée par la sécheresse).

En restant strictement dans le domaine de la santé, je m'inquiète des conséquences catastrophiques pour nos systèmes immunitaires, nos allergies, de passer ainsi notre temps à nous laver, nous savonner, nous désinfecter.

Les mains sales

Excusez-moi d'évoquer constamment le passé mais je n'y peux rien, c'est plus fort que moi : quand j'étais petit, beaucoup de personnes autour de moi avaient les *mains sales.*

En utilisant cette expression, « mains sales », je m'aperçois que les jeunes de notre époque ne peuvent même plus imaginer ce que cela veut dire.

Pour eux, avoir les mains sales, c'est avoir les mains pleines de Nutella, ou de confiture. Ou avoir mis les doigts dans son nez morveux. On se passe les mains à l'eau claire et, déjà, elles sont propres.

Mais ce n'est pas ce qui s'appelait les « mains sales », dans mon enfance. Les mains sales de ma jeunesse, c'était une crasse noire, incrustée, *qui ne pouvait pas s'enlever.* Le savon était impuissant, l'eau de Javel elle-même ne servait à rien. Les gens qui travaillaient de leurs mains les plongeaient constamment dans la terre, dans le cambouis, dans le fumier, *ils se servaient de leurs mains comme d'outils,* pour toutes sortes de choses que nous n'imaginons même plus aujourd'hui. Les ongles notamment, étaient entourés d'un liseré noir particulièrement tenace. Il m'est encore arrivé, il y a vingt ans, de voir de telles mains quand j'ai voyagé dans des zones particulièrement reculées d'Asie centrale.

C'est devenu une curiosité aujourd'hui. Mais autrefois, toute la population était comme ça.

Les gens n'avaient pratiquement *jamais* les mains « propres », c'est-à-dire immaculées, au sens de notre société où la plupart des gens travaillent sur des ordinateurs.

Voyez-vous par exemple les veines bleues qui courent sur vos mains ? Autrefois, seule une infime partie de la population, les aristocrates, qui ne travaillaient pas la terre, avaient les mains assez propres pour qu'on puisse remarquer chez eux ces veines bleues. C'est pourquoi on les appelait aussi les « sangs bleus ». Les gens croyaient que ce n'était pas normal !

Mais tous les autres... Et pensons aux hommes des tribus qui s'enduisaient le corps de boue, de glaise, d'argile.

Trop d'hygiène donne des maladies

Certains experts pensent que c'est le manque de contact avec la crasse, la poussière, les pollens et autres bactéries qui explique la montée des allergies.

Et certains scientifiques relient la hausse des maladies chroniques, comme les maladies auto-immunes, les dépressions, l'hyperactivité, à un défaut de contact avec les micro-organismes vivant naturellement dans les sols.

En fait, les études montrent que les enfants qui sont en contact avec des animaux domestiques, notoirement porteurs de « parasites », et qui sont mis au contact des microbes du sol, comme les bactéries, champignons, levures, protozoaires, et des insectes ou des petits animaux, comme les vers de terre, *ont un meilleur système immunitaire et un meilleur développement psychologique.*

Un petit peu de crasse ne nuit pas

Ce n'est pas parce que vous n'avez plus l'âge de faire des pâtés de sable que vous ne pouvez plus bénéficier du contact avec la terre.

Vous pouvez commencer à réfléchir à l'endroit où vous allez préparer votre potager (si vous n'en avez pas encore un).

Faire pousser vos légumes vous apportera de nombreux autres bienfaits, dont le plaisir de manger enfin, à nouveau, des produits qui ont du goût.

Cela vous permettra de faire pousser vos propres plantes médicinales, en plus de vous procurer les herbes aromatiques fraîches qui exalteront le goût de vos plats, et vous procureront les antioxydants et phytonutriments nécessaires à une bonne santé.

Travailler à l'extérieur vous permettra de respirer de l'air frais et de vous exposer plus souvent au soleil. Vous aurez un meilleur taux de vitamine D, votre peau sera plus belle et votre moral plus solide. La vue du vert, et du ciel bleu, régule le taux de sérotonine (l'hormone de la bonne humeur) et votre rythme circadien (cycle du sommeil) s'har-

monisera avec la lumière du jour : votre sommeil sera plus profond, et plus réparateur.
Certains expliquent en outre que le contact avec la terre permettra de décharger l'électricité statique de votre corps, tout en vous connectant avec l'énergie géophysique de la Terre.

Une bactérie dans le sol qui vous veut du bien

On trouve dans le sol un micro-organisme appelé *Mycobacterium vaccae* qui active lui aussi la production de sérotonine, ce qui aide à réguler la libido, la mémoire, l'humeur, le sommeil et le comportement social.
Et quand vous récoltez vos légumes, que vous vous réjouissez de remplir votre panier des fruits de votre labeur, votre cerveau s'inonde de dopamine, un autre neurotransmetteur qui produit des bouffées de bonheur !
Ce phénomène, aussi connu sous le nom d'instinct de cueillette, a été développé par notre espèce il y a plus d'un million d'années. Trouver des légumes mûrs, et les cueillir, provoque un flux de dopamine qui « récompense » notre cerveau, créant un sentiment d'euphorie.
C'est un antidépresseur qui se trouve à votre disposition, dans votre propre jardin !
Et n'oubliez pas d'en faire profiter vos enfants et petits-enfants si vous en avez.
Faites-les jouer avec les vers de terre, les escargots, les chenilles, les bâtons, les cailloux, le chien, etc. Demandez-leur de vous aider à semer les graines, à désherber, arroser, biner, sarcler.
Laissez-les se salir. Sauter dans les flaques. Jouer avec la boue. Et même se piquer aux ronces et aux orties. Ou encore tomber et s'égratigner un peu les genoux, les mains.
N'ayez pas peur du tétanos. Ils ont, on le sait maintenant, bien plus de risque de tomber malade à force d'être trop restés dans les effluves chimiques des désinfectants, plastiques, vernis d'intérieur ; à force d'être trop lavés, frottés, désinfectés !

Pourquoi le diabète est si grave

Trop de sucre dans le sang.
Une forte soif.
Des urines sucrées.
Ainsi décrit, le problème du diabète ne paraît pas si tragique. Certes, il y a des complications… à long terme. Mais comparez ça avec une arthrite déformante qui vous réveille la nuit tant les douleurs sont violentes.
Comparez ça avec un cancer, où des métastases osseuses font éclater les chairs de l'intérieur, provoquent des abcès, des écoulements purulents affreux, où vous perdez des dizaines de kilos, vos cheveux, vos cils.
Comparez ça à toutes les maladies horribles qui peuvent toucher votre cerveau, vos yeux, vos tripes, votre peau…
Le diabète ne paraît pas si terrible à côté. Surtout qu'il existe des médicaments (la metformine, l'insuline…) qui font baisser ce fameux taux de sucre. Alors, pourquoi vous embêter tellement avec ça ?

Pourquoi vous embêter tellement avec le diabète

Pourquoi parler si souvent du diabète ?
Pourquoi vous demander constamment de faire aujourd'hui des sacrifices alimentaires pour prévenir une maladie qui, au fond, n'est pas si grave ?
Eh bien justement ! Si je vous parle si souvent du diabète, si les médecins sont si inquiets de l'épidémie de diabète qui monte, c'est parce que, réel-

lement, *le diabète est une maladie affreuse!* Elle « vaut » largement les autres ! Quand vous connaissez les conséquences, vous vous dites au contraire que les efforts pour l'éviter sont *dérisoires* par rapport aux inconvénients de la maladie.

Le principal problème du diabète, ce sont les cellules nerveuses, c'est-à-dire les cellules qui forment les nerfs. Les cellules, donc, qui vous permettent de sentir les choses, de contrôler votre corps et vos pensées.

Les cellules nerveuses ont la particularité d'absorber tout le sucre qui passe à leur portée. Vos autres cellules ont besoin d'insuline pour ouvrir les portes par lesquelles elles « mangent » le glucose. Mais les cellules nerveuses n'ont pas ce mécanisme. Les médecins disent qu'elles sont « non insulinodépendantes », ce qui veut simplement dire qu'elles n'ont pas besoin de l'insuline.

Quand les cellules ont besoin d'insuline pour absorber le sucre, *elles arrêtent d'absorber le sucre quand il n'y a plus assez d'insuline* (logique...).

Cela peut paraître idiot de le préciser, mais les conséquences sont graves :

- Le niveau de sucre peut continuer à monter dans le sang, *peu leur importe.* Elles n'en prennent plus. Elles évitent donc de s'intoxiquer au sucre.
- Les cellules nerveuses, elles, n'ont pas ce mécanisme. Tant qu'il y a du sucre, elles le mangent. Et c'est ainsi qu'elles s'intoxiquent, qu'elles tombent malades, qu'elles meurent.

Le malade diabétique ne tarde pas à s'en apercevoir.

Des conséquences très visibles et très douloureuses pour le patient

Quand ses cellules nerveuses se mettent à mourir, le patient perd la sensibilité dans ses doigts, ses orteils. Il se coupe, se brûle, se griffe sans s'en apercevoir. Les objets lui échappent des mains. Il perd l'équilibre, n'ayant plus la sensation précise de là où il met les pieds.

Cette perte de sensibilité s'accompagne de violentes douleurs dans les profondeurs de ses membres : on parle de *névralgies* (ou neuropathies diabétiques).

Les névralgies sont des « fausses » douleurs provoquées par les nerfs eux-mêmes, qui sont malades. C'est abominable. On parle de « douleurs suraiguës », continues, sur le trajet des nerfs. Il n'y aucun signe extérieur visible et votre entourage, souvent, n'arrive pas à imaginer ni comprendre combien vous souffrez.
Ces névralgies peuvent se produire partout dans le corps. Quand elles touchent le visage, c'est l'impression qu'on vous applique un fer à repasser chauffé au rouge sur la peau.

Solution d'urgence contre le diabète

La solution est, de toute urgence, de réduire votre sucre sanguin.
Souvent on opte pour les médicaments, mais évidemment le régime alimentaire devrait être la priorité. Régime alimentaire strict, austère, pour ne pas dire *punitif* : plus aucun sucre, ni rapide, ni lent, ni complexe. Autrement dit, pas seulement arrêter les bonbons : stopper d'urgence aussi tout ce qui est pain, pâtes, patates, pâtisserie (les « quatre P de l'Apocalypse »), mais aussi céréales en tout genre, y compris complètes, et même légumineuses. Faire, bien entendu, un maximum d'exercice physique pour empêcher le taux de sucre sanguin de monter, surtout après les repas (mais évidemment, comme il est pénible de faire des efforts sans le « réconfort » de manger de gros plats pleins de glucides ensuite…).

Le scénario catastrophe si on ne fait rien

Si l'on ne suit pas ce régime, les conséquences frappent très vite : vous vous souvenez que vous avez *perdu de la sensibilité* aux extrémités des membres, que vos gestes sont moins précis.
Inévitablement, vous vous faites de petites coupures, de petites plaies. Celles-ci ne veulent pas cicatriser. De toute façon, l'excès de sucre dans votre sang, en même temps qu'il aura empoisonné vos cellules nerveuses, va également boucher vos capillaires, les petits vaisseaux sanguins, fins comme des cheveux, qui irriguent les extrémités de vos membres et les organes (reins, yeux en particulier).

La circulation ralentit dans ces zones, pourtant vitales. Les doigts, les orteils deviennent rouges, douloureux. C'est parce que le sang ne passe plus. Il stagne, les cellules s'intoxiquent, les tissus sont malades et peuvent même se mettre à pourrir (on parle de « gangrène »).
Des plaies apparaissent, surtout aux pieds sur les points de compression. Mais ces plaies ne veulent pas cicatriser. Des infections s'installent, elles se propagent aux ongles et même aux os.

L'autoroute est ouverte vers la gangrène

L'autoroute est ouverte pour que s'installe *la gangrène*. Le diabète est pour cette raison la première cause d'amputation en France, avec plus de 10 000 opérations par an.
Amputé d'un pied, ou des deux jambes, inutile de préciser que l'exercice physique en devient d'autant plus problématique. Insurmontable, diront certains.
Même chose quand les yeux et les reins sont atteints. Aveugle, ou soumis à la dialyse (reins artificiels), le malade diabétique a d'autant plus de mal à trouver le moyen de faire *l'indispensable exercice physique qui lui permettrait de lutter* contre l'atrophie musculaire et de brûler ce satané glucose, cause de tous ses problèmes. La perte de poids, essentielle pour contrôler la glycémie, devient pour lui un rêve de plus en plus inatteignable.
Je vous épargne la suite de l'engrenage infernal : les lésions qui deviennent définitives (surtout dans la rétine, dont les cellules ne se régénèrent pas) ; les reins qui cessent de fonctionner et rendent la guérison de plus en plus hypothétique ; les mutilations, les douleurs horribles qui gagnent peu à peu tout le corps du malade.
Ce n'est pas pour vous embêter, vous effrayer, que je vous écris tout cela. C'est parce que, comme l'a écrit le regretté Dr David Servan-Schreiber, « notre corps aime la vérité[1] ».
C'est pour me justifier, m'excuser aussi, de vous parler si souvent du diabète, de vous ressasser constamment l'importance de manger plus de légumes frais, de poissons gras, de bonnes huiles, d'avocats, moins de cochonneries, de chips, de soda, de chocolat…

C'est pour vous inviter aussi à profiter de ces beaux jours de la fin d'été pour faire de grandes promenades, de longues baignades là où c'est encore possible, des tours à vélo, des chevauchées, que sais-je, dans le soleil et le grand air, qui vous feront tant de bien.

Car à côté de l'alimentation, c'est le fait de mener une vie active qui protège le mieux contre le diabète.

Dès que vous mangez, votre taux de glucose monte dans votre sang. Mais dès que vos muscles bougent, ils brûlent le sucre qui, pour ainsi dire, disparaît comme par magie.

C'est pour cela qu'on conseillait autrefois la « promenade digestive ». Grande tradition, éminemment utile et bienfaisante. Il faut la faire revivre !

Note

1. Voir son livre qui porte ce titre.

Dormir, enfin !

« Ô sommeil, doux sommeil, pourquoi te plais-tu mieux dans la chaumière enfumée, étendu sur d'incommodes et durs grabats, t'assoupissant aux bourdonnements importuns des insectes nocturnes, que dans les chambres parfumées des Grands, sous des dais somptueux et magnifiques ? »

Ainsi se lamente le roi Henry IV d'Angleterre dans la pièce de Shakespeare[1]. Il n'arrive pas à dormir, malgré le luxe de sa chambre.

Il s'aperçoit que ses sujets misérables, eux, *ronflent paisiblement.* Les uns sont couchés à même le sol dans des chaumières enfumées, d'autres contre la selle de leur cheval, pour la plupart au milieu de la vermine et des moustiques vrombissant à leurs oreilles et qui ne paraissent pas les déranger.

Mais lui, dans son lit douillet, dans une chambre parfumée et confortable, *ne parvient pas à dormir.*

Il s'insurge donc contre *ce sommeil injuste* qui se refuse aux têtes couronnées mais qui s'offre aux âmes simples.

Henry IV a même constaté que *les petits mousses, à la vigie des bateaux, en pleine tempête, parviennent à dormir* :

« Quoi ! Tu vas fermer les yeux du mousse sur la cime agitée et périlleuse du mât et tu l'endors dans le berceau même des tempêtes, au milieu du choc des vents qui saisissent les vagues courroucées, hérissent la crinière humide de leurs têtes monstrueuses et les suspendent aux mobiles nuages, au milieu d'un vacarme si affreux que la mort elle-même s'éveille au bruit venant du fond des abîmes !

Ô sommeil injuste et partial, peux-tu dans ces heures orageuses prodiguer le repos au mousse trempé de flots, tandis qu'au sein du calme et du silence de la nuit profonde, et invité par tous les charmes et par tous les soins imaginables, tu le refuses à un Roi ! »

Il est 3 heures du matin, le roi Henry IV s'énerve, se révolte.

Et pourtant, il lui suffirait d'écouter sa femme, Lady Percy, qui tient l'explication – toute simple – de ses difficultés à s'endormir :

« *Ô mon cher Seigneur, pourquoi êtes-vous ainsi seul ? Par quelle offense ai-je mérité d'être, depuis quinze jours, une épouse bannie de la couche de mon cher Henry ?... Pendant tes sommeils légers et pleins de trouble, je veillais auprès de toi, et je t'entendais murmurer des récits de guerres : prononcer des termes de chevalerie à ton étalon bondissant ; lui crier « Courage, à la bataille ! » ; et tu parlais de forteresses et de retraites, de tranchées, de tentes, de palissades, de créneaux et de parapets, de canons et de pistolets, et de tous les dangers d'un combat opiniâtre : ton âme entière était à la guerre. Et ces pensées avaient si fort agité ton sommeil que ton front était couvert de gouttes de sueur grosses comme les bulles d'eau qui s'élèvent sur un ruisseau troublé par une pluie d'orage, et j'ai vu d'étranges mouvements dans les muscles de ton visage, comme d'un homme qui retient son souffle dans quelque grande et soudaine précipitation.* »

Inutile d'en dire plus, le diagnostic est fait !

Le roi Henry IV n'a aucune maladie, aucun trouble du sommeil. Il ne souffre pas d'apnée du sommeil, ni de catalepsie ; inutile pour lui d'aller à l'hôpital, dans un « centre du sommeil », se faire enregistrer les ondes qu'émet son cerveau la nuit.

Il n'a pas besoin de somnifères, de drogues pour s'endormir. Son problème est qu'il est trop excité. Il ne pense qu'à la guerre, à son cheval de bataille, aux mille dangers qu'il court la journée, dans ses conquêtes.

Chaque jour, il met sa vie en danger et son royaume en jeu. Alors évidemment, *il a beau investir dans la qualité de son matelas, il ne peut pas dormir paisiblement.*

Il s'étonne que ses sujets dorment mieux que lui, sur des paillasses, des « grabats » misérables, ou même le mousse en haut de son mât dans la tempête.

Mais ce n'est pas étonnant.

Ses sujets, et les petits mousses sur ses navires, ont la *conscience tranquille*. Ils n'ont pas de questions à se poser. Ils travaillent dur, peut-être leur vie est-elle tout autant menacée, ou plus encore, que celle d'Henry.
Mais ce n'est pas eux qui l'ont choisie, ils ne peuvent rien y faire, leur condition est de se soumettre au destin, d'obéir. Ils sont dans la soumission, l'acceptation, la résignation. Après une journée épuisante, ils s'écroulent de sommeil, où qu'ils se trouvent. Ce n'est que justice qu'ils aient ce réconfort.

Que conseiller au roi Henry IV ?

Avant toute chose, et parce qu'on ne peut pas toujours attendre d'avoir résolu les problèmes de fond, je conseillerais au roi Henry des *huiles essentielles.*
Son épouse Lady Percy semble désolée d'être « bannie de sa couche » depuis quinze jours.
Elle pourrait l'inviter à revenir, et lui faire de bons massages.
Il suffirait à Lady Percy de mélanger quelques gouttes d'huile essentielle de lavande fine, de bergamotier, de petit grain bigaradier, de néroli, de sauge sclarée et de camphrier dans de l'huile d'amande douce (ou de l'huile d'argan, ou d'onagre), puis de les lui appliquer longuement, tendrement, amoureusement.
Henry IV pourrait ainsi cesser de penser à ses plans de bataille, et à son cheval.
Si tout se passe bien, Lady Percy pourrait enchaîner ensuite avec de l'huile essentielle d'ylang-ylang dont les vertus sont bien connues. Henry IV, comme tous les hommes, devrait normalement après cela s'écrouler d'un sommeil profond.

La Grosse Bertha des huiles essentielles contre le stress

Mais si Henry continue à être agité de soubresauts, Lady Percy aura d'autres tours dans son sac.

Elle pourrait recourir à *l'huile essentielle de santal blanc.* C'est la « Grosse Bertha » des huiles essentielles pour calmer les insomniaques. Elle contient des composés proches de la chlorpromazine, le médicament « miracle » qui calme les schizophrènes, aussi appelé la « camisole chimique » (l'alpha-santadol et le bêta-santadol). Il faut en mettre 12 gouttes dans 10 mL d'huile de macadamia.

Le minéral « de base » pour se détendre

Lady Percy pourrait ensuite *renforcer les apports en magnésium* de son mari. Le magnésium est en effet le minéral de base pour lutter contre le stress. Il agit au niveau des cellules musculaires, pour les détendre, et l'effet se fait sentir sur l'organisme tout entier qui s'apaise. Il aide à réduire l'anxiété et l'excitation neuromusculaire, à partir du moment où vous choisissez la bonne formule.

Toutes les formes de magnésium ne se valent pas. Choisir du magnésium sous forme chélatée : glycinate, bisglycinate ou taurinate de magnésium, à des doses de 300 à 600 mg par jour.

Lady Percy devrait enfin *donner des tisanes au roi Henry.* Attention, il existe de nombreuses tisanes pour le sommeil et il est important de les *faire alterner.* Pour éviter l'accoutumance, et varier les plaisirs, alterner la classique camomille et le banal tilleul avec l'eschscholtzia, la valériane (très puissante) et la passiflore.

Une bonne bière au houblon pour bien dormir

Une *bonne bière pleine de houblon,* une des plantes les plus soporifiques que je connaisse en dehors de l'opium, est efficace aussi pour s'endormir, à condition de ne pas avoir de problème de poids car la bière est terrible aussi pour faire grossir.

Mais à son âge, il se pourrait qu'Henry souffre de problèmes de prostate. Dans ce cas, il vaudra mieux éviter de le faire trop boire le soir, au risque de l'obliger à se lever la nuit. Lady Percy le sait mieux que moi. Aucun inconvénient alors à lui donner ces plantes *sous forme de poudre ou d'extrait sec,* en gélule.

Résoudre le problème de fond

Bien sûr, tous ces traitements d'appoint pourraient ne pas suffire car le pauvre roi Henry semble vraiment très stressé, et on le comprend. Souvent, je me suis demandé comment on pouvait s'endormir le soir en sachant qu'il faudrait, le lendemain matin à la première heure, mettre son armure, monter à cheval et s'élancer sur un champ de bataille. Vous imaginez sous les pluies de flèches, les lances acérées, les boulets de canon arrachant des bras et des têtes autour de soi, les coups de hache ouvrant les ventres et les poitrines. Affronter cela me paraît bien pire que les pires tracas professionnels d'aujourd'hui, ou d'avoir à subir les pires collègues ou le pire des petits patrons tyranniques.
Mon conseil au roi Henry : reconsidérer ses objectifs. Changer de vie même, peut-être, ou au moins de métier.

Que faire quand on est indispensable

Changer de métier, cela peut paraître utopique quand on est indispensable là où on se trouve.
Mais continuons à comparer notre situation à celle du roi Henry IV (même si cela pourrait passer pour un manque de modestie). Certes, il faut bien que quelqu'un se dévoue pour défendre la nation.
Mais peut-être n'est-il pas le seul à pouvoir le faire. Une « royauté tournante » pourrait être envisagée.
Historiquement, il n'a jamais manqué de candidats pour monter sur le trône. On a souvent en revanche assisté à des guerres de succession, preuve que le poste attirait trop de candidatures. Personne ne lui demande de sacrifier sa santé. Or, j'avais évité de l'écrire pour ne pas nuire à son image, mais Lady Percy est formelle.

Henry IV, à force de ne plus dormir, a perdu de sa vigueur

À force de ne plus dormir, Henry IV a non seulement perdu sa bonne mine il semble qu'il ait aussi perdu de sa vigueur dans le devoir conjugal :

« *Pourquoi la fraîcheur de ton teint s'est-elle flétrie ? Qui te fait livrer mes trésors, ta jeunesse, ta santé, et les droits d'une épouse, en proie à la sombre rêverie, et à la noire et détestable mélancolie ?* » s'inquiète-t-elle.

Lady Percy dit là, je pense, quelque chose d'important.

Quand on perd le sommeil, on souffre soi-même, mais on fait surtout souffrir son entourage. L'épouse (ou l'époux) est la première à en souffrir. Viennent ensuite les enfants, les collègues, les amis.

C'est donc un problème sérieux. Qu'il faut traiter. Je n'ai pas, dans cette lettre, abordé les cas pathologiques d'insomnie (les cas provoqués par un problème médical). J'ai traité un problème qui est moins grave, ou du moins plus facile à résoudre, mais *beaucoup plus répandu, surtout à notre époque où nous nous imposons un stress, des défis souvent écrasants.*

Pour retrouver un sommeil profond, il faut des méthodes (relaxation, huiles et plantes dont j'ai parlé). Mais le plus important est d'être en paix avec soi-même, autrement dit faire des choix de vie qui vous apaisent.

Ce n'est pas toujours simple. Le changement est même souvent douloureux. Il faut faire son deuil de certaines choses auxquelles on tient (dans le cas d'Henry, ses guerres). Mais on ne vit qu'une fois, il faut s'en souvenir. Et rien n'est pire que de réaliser, trop tard, que l'on s'est trompé de batailles, trompé d'objectif.

Alors si vos choix de vie actuels vous empêchent de dormir, il est temps d'agir radicalement.

Note

1. *Henry IV*, William Shakespeare.

Ma recette de soupe aux orties

Arthrose, prostate, calculs rénaux, eczéma, maux de tête, chutes de cheveux, inflammation des voies urinaires : l'ortie compte parmi les plantes médicinales les plus efficaces, elle fait partie des fondamentaux dans l'armoire à pharmacie familiale.

C'est devenu une plaisanterie, avec mes amis jardiniers bio : si nous étions raisonnables, nous arrêterions nos semis, nos bouturages, nos greffes, nos recherches sur les symbioses de plantes et d'insectes.

Nous transformerions nos potagers en *champs d'ortie*. Ce qui suffirait à nous nourrir, nous soigner, nous vêtir !

Cela plairait aux animaux : tous aiment les orties, à commencer par les poules et les papillons. Selon le naturopathe prêtre suisse Kuenzle, grand spécialiste des plantes, l'ortie aurait disparu depuis longtemps si elle ne piquait pas pour éloigner les profiteurs. Car tous les animaux (dont l'être humain) se seraient jetés dessus !

Tout est bon dans l'ortie

L'ortie fait partie de ces plantes dont *chaque partie est utile* : racine, tige, feuilles, fleurs et graines.

L'ortie, meilleure amie de l'homme ! Ce qui est difficile à entendre dans une société qui n'apprend à ses enfants à reconnaître cette plante que pour s'en méfier, la fuir.

Le souvenir ne s'est pas encore perdu, toutefois, de *la soupe aux orties*. Il paraîtrait qu'elle est devenue chic, « branchée » même[1].
Je vais donc commencer par elle. Parce que c'est un classique. Parce qu'on n'a pas vraiment le droit, au fond, de ne pas savoir faire de la soupe aux orties quand on se prétend intéressé par la santé naturelle et bio.
Mais je me permettrai de vous donner ensuite la recette du jus d'ortie, de l'infusion, de la teinture d'ortie, de l'indispensable shampooing d'ortie, le grand espoir pour les chauves. C'est par là que vous obtiendrez la plupart de ses effets thérapeutiques.
Un site Internet complet, Urticamania, est consacré à l'ortie et à tous ses usages. Visitez-le, c'est impressionnant[2]. Il y a aussi un festival, Orties-Folies, chaque année au mois d'avril à La Haye-de-Routot (Eure).

Ma recette de soupe aux orties

Il faut d'abord trouver des orties, évidemment. Plusieurs mètres carrés (idéalement au moins 3 m^2). Les orties ne doivent pas être en fleur. Les pousses doivent être jeunes et tendres, donc en avril-mai. Les orties, toutefois, font une seconde poussée à l'automne, ce qui signifie que vous n'avez pas encore raté la saison 2016.
Choisissez les pousses qui ne font encore que 30 ou 40 cm de haut et prélevez les 15 cm de la partie supérieure.
Quand vous en avez 200 g, lavez-les à grande eau et coupez-les en gros tronçons. L'ortie abrite de nombreux insectes, donc le lavage est très important, surtout pour les recettes qui suivront, où l'ortie est utilisée crue.
Mais revenons à notre soupe :

- Faites chauffer de l'huile d'olive au fond d'une cocotte pouvant contenir 1,5 L de soupe. Jetez-y des oignons émincés et faites-les revenir 5 min à feu doux, en remuant régulièrement.
- Ajoutez ensuite les orties coupées en gros tronçons et éventuellement des pommes de terre pour épaissir, si vous comptez manger toute votre soupe le jour même (les pommes de terre

dans la soupe ne se conservent pas, même au frigo). Ajoutez 1,5 L d'eau. Salez, portez à ébullition et laissez mijoter à petit feu pendant 20 min.
- Hors du feu, mixez le mélange afin d'obtenir un velouté, gouttez, et corrigez éventuellement avec du sel et du poivre.

C'est très bon, les orties cuites ressemblent aux épinards. Mais si ce sont les effets de l'ortie pour l'arthrose, la prostate, l'eczéma, les maux de tête ou les chutes de cheveux qui vous intéressent, tournez-vous vers le jus d'ortie et les autres moyens de l'utiliser.

L'ortie qui soigne

L'ortie est principalement reconnue contre les problèmes de prostate, les infections urinaires et contre les rhumatismes. Je commencerai donc par ces trois affections :

Prostate

L'hypertrophie bénigne de la prostate est le gonflement, avec l'âge, de la prostate, une glande qui se trouve sous la vessie. Traversée par l'urètre (canal urinaire), la prostate freine et bloque le flux urinaire lorsqu'elle gonfle.

Cela provoque des symptômes pénibles pour les hommes, qui n'arrivent plus à uriner complètement, et vivent avec une impression permanente d'avoir besoin d'aller aux toilettes.

Or, plusieurs études ont montré l'efficacité de la racine d'ortie, d'un mélange de racine d'ortie et de palmier nain (une autre plante efficace contre l'hypertrophie de la prostate), et d'un mélange de racine d'ortie et de pygeum, une plante africaine également connue pour la même indication[3].

Dans tous les cas, les études ont été concluantes. Dans tous les cas aussi, ces études étaient de dimension modeste, ou alors sans groupe placebo. Ces limites, liées évidemment à l'absence d'intérêt financier derrière l'ortie, la plante n'étant pas brevetable, ont servi de prétexte fallacieux à ce que ces résultats soient discutés et, globalement, ignorés de la médecine conventionnelle.

Je signale néanmoins que, dans ces études, *l'ortie et le palmier nain se sont révélés aussi efficaces que les médicaments classiques finastéride et tamulosine.*

Ce n'est pas de la paranoïa que d'imaginer, ou supposer, qu'il y a un lien avec l'étrange silence qui règne dans les milieux médicaux sur l'ortie.

Il est en tout cas bon de savoir que l'Organisation mondiale de la santé, la Commission allemande pour les plantes médicinales (Commisssion E) et l'Organisme européen de reconnaissance des plantes (ESCOP) reconnaissent tous l'usage de la racine d'ortie pour soulager les problèmes urinaires liés à la prostate.

L'usage est extrêmement simple : il suffit de prendre 1,5 g de racine séchée et de les mettre dans 150 mL d'eau froide. Faire bouillir 1 min puis laisser reposer 10 min hors du feu. En prendre une tasse, 3 à 4 fois par jour.

Ou alors vous pouvez prendre un complément alimentaire de 240 mg d'ortie et 320 mg de palmier nain. Le plus connu est un produit allemand, qui fut utilisé pour les études. Il s'agit de Prostagutt Forte®, aussi appelé PRO 160/120®.

Arthrite, rhumatisme

Le traitement de base, traditionnel, qui existe aussi bien chez nous qu'en médecine ayurvédique (médecine traditionnelle indienne), consiste simplement à appliquer sur les endroits douloureux des feuilles d'ortie fraîches (qui piquent). On pose les feuilles pendant 30 secondes, et on les retire. L'efficacité a été établie en 2000 par des chercheurs britanniques[4]. Il s'agit d'un traitement pour courageux.

À noter cependant une pratique encore plus exigeante : la *flagellation thérapeutique* avec des orties fraîches (se fouetter avec des orties). La pratique remonte à l'Antiquité et elle était toujours recommandée par Nicholas Culpeper, célèbre médecin anglais de la première moitié du XVIIe siècle. En pratique, il faut fouetter le dos ou les articulations douloureuses avec un bouquet d'orties fraîches et urticantes (type petite ortie, *Urticas rurens*). Certes, le traitement est désagréable sur le moment, mais le soulagement est bien réel ensuite. Cette technique

est utilisée un peu partout dans le monde, principalement en zone tempérée – les orties tropicales font beaucoup trop mal. Son efficacité a été confirmée scientifiquement par un test clinique britannique.
Pour être efficace, l'urtication doit durer 30 secondes par jour et être poursuivie de 1 à 7 jours. Elle ne doit pas être pratiquée chez les enfants et les femmes enceintes.
Le site Urticamania cite un témoignage (que je n'ai pas retrouvé) qui aurait été publié par la fondation américaine de l'arthrite Arthritis Today[5], à propos d'un certain James, âgé de 55 ans :
« *Souffrant de sévères douleurs lombaires et cervicales, celui-ci connaissait un naturopathe qui souhaitait l'utiliser pour une expérience d'urtication. James, qui ne croyait absolument pas à la médecine par les plantes, accepta par défi, croyant infirmer les affirmations de son ami. L'expérience fut atrocement douloureuse, en particulier dans les minutes suivant la flagellation. Mais une demi-heure plus tard, les rougeurs avaient disparu et la lombalgie chronique s'était envolée, de même que les douleurs cervicales. Le soulagement devait persister pendant une semaine, faisant oublier la sévérité du traitement.*
L'explication scientifique de l'efficacité de l'urtication viendrait de l'histamine contenue dans les poils urticants. Elle provoque la sensation de démangeaison, mais aussi un élargissement des capillaires locaux, permettant au système sanguin de mieux irriguer et réparer la zone malade[6]. »
Bonne nouvelle néanmoins, une étude récente a montré que l'effet est le même en appliquant une simple teinture alcoolique d'ortie (de l'alcool dans lequel des feuilles d'ortie ont macéré). Il faut badigeonner les parties atteintes, plusieurs fois par jour avec de l'esprit d'ortie (parties aériennes de la plante, distillées, à 50 % d'alcool), ou utiliser en compresse ou en cataplasme.

Inflammation des voies urinaires, calculs rénaux

Le principe est de boire des tisanes d'ortie, du jus d'ortie ou encore de la teinture alcoolique d'ortie diluée dans 5 volumes d'eau.
On peut aussi prendre des extraits de feuilles et de fleurs séchées, en capsules ou en comprimés : 300 mg à 700 mg, 3 fois par jour. Là aussi, il est important de beaucoup boire.

Le jus frais de la plante, très concentré, se consomme en petites quantités : 5 mL à 10 mL, 3 fois par jour. Il faut le faire à l'extracteur de jus, et il ne se conserve que quelques heures. On trouve parfois du jus d'ortie qui se conserve en magasin bio.

Maux de tête, eczéma, repousse de cheveux

Les autres bienfaits des orties, comme le traitement des maux de tête, de l'eczéma, de la repousse des cheveux, sont tirés des traditions médicinales et de récits de guérisseurs.
La célèbre herboriste autrichienne Maria Treven, auteure de *La Santé à la Pharmacie du Bon Dieu*, consacre un de ses plus gros chapitres à l'ortie, qui fait partie de ses plantes préférées. Elle ne cite cependant pas les problèmes de prostate, et à peine les rhumatismes.
Pour elle, l'ortie est avant tout une plante purifiante, reminéralisante, riche en fer, permettant de lutter contre la fatigue, les maladies du foie, les troubles de la circulation sanguine et d'innombrables autres maux (tumeurs, crampes, sciatique…).
Elle recommande une cure de désintoxication chaque année au printemps, pendant 4 semaines, avec des tisanes d'ortie. La tisane d'ortie est un peu insipide et je recommande d'y ajouter quelques feuilles de menthe ou de camomille.
Maria Treven raconte en particulier cette histoire émouvante :
« *Un jour, un homme âgé vint vers moi en pleurant. Trois ans plus tôt, il avait attrapé la grippe. Depuis, son urine était marron foncé et il souffrait de maux de tête atroces. Rien ne l'aidait, ni les nombreux comprimés qu'on lui prescrivait, ni les piqûres (les derniers temps, dans la région de la tête). Au contraire, les maux de tête devinrent pires, il était proche du suicide. Je lui rendis courage et lui conseillai des orties fraîches. Deux litres et demi de tisane répartis sur toute la journée, voilà ce qu'il devait boire. Au bout de quatre jours, il me téléphona pour me dire que ses maux de tête avaient totalement disparu. Un peu plus tard, sa femme me déclara qu'il se sentait mieux qu'avant la grippe*[7]. »
Concernant le shampoing aux orties, il suffit de laisser infuser une poignée de feuilles d'ortie sèches dans un demi-litre d'eau bouillante.

Couvrir et laisser reposer une nuit avant de filtrer. Ajouter ensuite 150 g de savon liquide (soit environ un verre à moutarde) et une demi-cuillerée à café d'huile d'amande douce. Si l'on dispose d'huile d'argan ou de noyaux d'abricot, c'est encore mieux. On peut aussi ajouter une cinquantaine de gouttes d'huile essentielle de lavande ou de cèdre bio. Agiter le mélange, mettre en bouteille et étiqueter[8].
L'ortie est réputée pour faire repousser les cheveux, et Maria Treven lui attribuait ses cheveux vigoureux et sans pellicules.

Cueillir des orties à mains nues

L'ortie, une fois séchée ou trempée dans l'eau chaude, ne pique plus. Néanmoins, chacun sait combien le contact de ses feuilles est douloureux. On dit que les orties sont « urticantes », et c'est même ainsi qu'on les appelle en latin : *Urtica.* Les orties sont hérissées de poils en silice, qui recouvrent leurs feuilles, leurs tiges et même leurs fruits.
Les plus grands de ces poils sont de véritables *seringues hypodermiques* (qui traversent la peau). À la base de ces seringues se trouve une ampoule remplie de toxines chimiques (histamine, acétylcholine, sérotonine et acide formique). Au moindre contact, ces seringues traversent votre peau et injectent les toxines qui provoquent des boutons et une sensation de brûlure.
La grande ortie rencontrée en sous-bois est très peu urticante. Certaines variétés tropicales, en revanche, piquent si fort que la douleur peut durer plusieurs mois.
Pour saisir l'ortie sans se piquer, le plus simple est de mettre un gant en caoutchouc épais. Si l'on n'a pas de gants, il faut saisir la tige d'ortie à la base, là où elle a très peu de poils urticants, mais la tige fibreuse risque d'être difficile à casser, sauf chez les jeunes orties au printemps. On peut aussi tenir les feuilles supérieures d'ortie entre le pouce et l'index, de part et d'autre de la tige, et remonter la main en serrant. Les poils de la grande ortie étant en majorité obliques et dirigés vers la pointe de la feuille, on se piquera moins de cette manière. Mais cette méthode ne fonctionne pas avec la petite ortie (*Urtica urens*), dont les poils-seringues partent dans toutes les directions.

En cas de piqûre, frotter la zone piquée avec des feuilles d'ortie écrasées, des feuilles d'oseille ou de plantain. Ça n'enlève pas complètement l'irritation, mais ça l'apaise sensiblement.

PS : j'ai dit que l'ortie permettait de se vêtir. En effet, elle contient des fibres, comme le chanvre et le lin, qui permettent d'en faire de l'étoffe.

Notes

1. *http://www.epicurien.be/blog/recettes/potages-soupes/veloutes/veloute-ortilles.asp?utm_source=emailing&utm_medium=newsletter-gratuite&utm_campaign=20150907-orties*
2. *http://urticamania.over-blog.com*
3. *http://www.passeportsante.net/fr/Solutions/PlantesSupplements/Fiche.aspx?doc=ortie_ps&utm_source=emailing&utm_medium=newsletter-gratuite&utm_campaign=20150907-orties*
4. Randall C, Randall H, Dobbs F, et al., Randomized controlled trial of nettle sting for treatment of base-of-thumb pain, J R Soc Med, 2000 Jun;93(6):305-9
5. *http://www.arthritis.org/living-with-arthritis/treatments/natural/supplements-herbs/guide/stinging-nettle.php?utm_source=emailing&utm_medium=newsletter-gratuite&utm_campaign=20150907-orties*
6. *http://urticamania.over-blog.com/page/9?utm_source=emailing&utm_medium=newsletter-gratuite&utm_campaign=20150907-orties*
7. *La Santé à la Pharmacie du Bon Dieu*, p. 90, Ennsthaler Steyr (Autriche).
8. Recette de Pierre Warren.

Bouffées de chaleur : le kit de secours naturel

En 2002, une grande étude américaine a montré que le traitement hormonal substitutif (THS, pour la ménopause) provoque le cancer[1]. Depuis, les femmes qui atteignent la ménopause n'osent plus rien faire !
Mais c'est dommage.

Le traitement n'était pas le même en France

L'étude a seulement montré que le THS *examiné dans cette étude* était dangereux. Or, cette étude ne portait que sur des femmes américaines obèses et cardiaques.
De plus, il s'agissait d'un traitement très particulier : un authentique *remède de cheval* à base d'urine de juments enceintes (le Premarin) !!!
Le Premarin est une sorte de *bombe à œstrogènes,* absolument pas adapté à la physiologie des femmes. Personne n'a été surpris que l'étude confirme qu'il provoque la « flambée » des cancers du sein.
Quand, dans la presse, tous les THS ont été condamnés sur la base de cette seule étude, les spécialistes ont voulu protester. Ils ont souligné que ce traitement « de jument » n'était utilisé qu'aux États-Unis. Que le traitement utilisé en France, mieux adapté (car contenant un autre type d'œstrogènes et de progestérone), ne donnait pas le cancer[2].

Qu'importe. Personne n'a voulu les entendre. À notre époque d'information mondialisée, il faut une seule information, claire, simple (et fausse), qui puisse convenir à tout le monde. Surtout ne pas donner l'occasion à la population de réfléchir. Cela pourrait être dangereux.

Bref, les THS, y compris à base d'hormones naturelles bio-identiques (et donc sans aucun danger), se sont cassé la figure en France aussi, sur la base de cette étude américaine qui n'avait rien à voir.

Un « happy end » inattendu

Il se trouve néanmoins qu'il y a un « happy end » à l'histoire. L'affaire a permis de remettre au goût du jour les traitements à base de plantes contre les désagréments de la ménopause.

Je vais parler de la sauge contre les bouffées de chaleur – qui ont enfin été étudiées avec un minimum de sérieux.

La sauge est efficace contre les bouffées de chaleur

Selon une étude scientifique publiée en 2011[3], les patientes ont pris une tablette confectionnée à partir de feuilles fraîches de sauge (*Salvia officinalis*) pendant huit semaines et :

- les bouffées de chaleur légères ont diminué de 46 % ;
- les bouffées de chaleur modérées ont diminué de 62 % ;
- les bouffées de chaleur sévères ont diminué de 79 % ;
- les bouffées de chaleur très sévères ont diminué de 100 %.

100 % ! Vous trouverez difficilement mieux !

Ne pas sous-estimer le problème des bouffées de chaleur

À ceux qui n'ont jamais eu de bouffées de chaleur et qui estimeraient qu'il ne s'agit pas d'un gros problème, je dis halte ! C'est que vous n'en avez jamais souffert vous-même.

Il est perturbant de se sentir soudain rougir, chauffer, transpirer, sans raison apparente. Si vous étiez alors en conversation, en réunion, en

rendez-vous, votre entourage se demande ce qui vous prend. Vous vous retrouvez trempée comme une soupe, obligée de partir vous changer précipitamment. La nuit, c'est la chemise de nuit, les draps qui se retrouvent trempés et vous grelottante.
Vous vous sentez comme une cocotte-minute qu'on allume et qu'on éteint. Et cela peut se reproduire toutes les deux ou trois heures.

Si vous n'avez pas de sauge dans votre jardin

Si vous n'avez pas de feuilles fraîches de sauge dans votre jardin, achetez de l'huile essentielle de sauge sclarée. Il faut en diluer quelques gouttes dans une huile végétale et masser le bas-ventre ou bien déposer deux gouttes sur une cuillerée à café de miel deux fois par jour et l'avaler.

L'actée à grappes noires

L'autre plante importante contre les bouffées de chaleur est l'actée à grappes noires (*Actea racemosa*).
Son efficacité est reconnue par les autorités allemandes (Commission E) et par l'Organisation mondiale de la santé.
C'est une plante que vous ne trouverez normalement pas dans votre jardin car elle vient d'Amérique. Vous serez en principe obligée d'en acheter en herboristerie ou dans une boutique en ligne spécialisée.
On trouve des extraits normalisés d'actée à grappes noires en comprimé de 20 mg. En prendre deux gélules, deux fois par jour.
Cette solution a l'avantage de réduire aussi d'autres symptômes parfois liés à la ménopause : l'anxiété et la dépression. L'actée à grappes noires est d'ailleurs recommandée en association avec le millepertuis lorsqu'on utilise celui-ci contre la dépression. Elle est toutefois à éviter en cas de maladie hépatique.

L'homéopathie

Je ne parle pas souvent de l'homéopathie dans *Santé Nature Innovation* car c'est une médecine très particulière, complètement *personnalisée*, selon le terrain du patient. Il est en général contradictoire de recommander un traitement homéopathique valable pour n'importe qui, en toutes circonstances.

Néanmoins, je me dois de signaler cette piste dans le traitement des bouffées de chaleur car des résultats spectaculaires ont été observés lors d'une grande étude observationnelle française en 2008[4].

99 médecins homéopathes et 438 femmes ménopausées (âge moyen 55 ans) ont été mobilisés : *90 % des participantes ont signalé une diminution ou une disparition de tout symptôme deux semaines après le début du traitement* !

Courez donc chez votre médecin homéopathe en cas de bouffées de chaleur récalcitrantes.

Comme spécifié ci-dessus, je ne peux donner le traitement standard (il n'y en a pas, par définition), mais on sait que la majeure partie des remèdes homéopathiques prescrits furent Belladonna (plante herbacée vivace Belladone), Lachesis mutus (obtenu à partir du venin d'un serpent vivant en Amérique du Sud), Sepia officinalis (élaboré à partir de l'encre noire de la seiche), Sulphur (le soufre comme élément de base du médicament homéopathique) et Sanguinaria canadensis (la plante sanguinaire du Canada).

Aussi efficace contre les bouffées de chaleur chez les hommes

À noter que les hommes qui prennent un traitement anti-hormonal contre la prostate peuvent eux aussi souffrir de bouffées de chaleur et on vient de confirmer que la sauge est alors efficace également[5].

En prenant par voie orale 150 mg d'extrait de sauge officinale trois fois par jour, leur score moyen de bouffées de chaleur est passé de 112 à 59, soit une division par deux. Les bouffées de chaleur ont commencé à diminuer de façon significative dès la première semaine jusqu'à la troisième semaine, puis restèrent stables.

Ce traitement n'a aucun effet secondaire.

Si vous allez sur les sites de santé sur Internet, on vous explique que cette efficacité tient à la richesse de la sauge en hormones (phyto-œstrogènes, issus des plantes). Autrement dit, la sauge apporterait les œstrogènes que votre corps a cessé de produire !

Ce serait une sorte de pilule ! Pas rassurant pour les hommes. Et pas rassurant non plus pour les femmes qui se méfient des perturbateurs endocriniens.

Mais je ne crois pas beaucoup à cette explication. La quantité d'hormones produites et contenues dans un brave plant de sauge n'a *rien à voir* avec celle produite par une femme en pleine période de fécondité, et encore moins dans une pilule. La vérité, c'est que personne ne sait pourquoi la sauge a cet effet si efficace contre les bouffées de chaleur.

On le constate. On en profite. C'est déjà énorme.

Notes

1. *https://www.nhlbi.nih.gov/whi/estro_pro.htm*
2. *http://sante.journaldesfemmes.com/genital-urinaire/brigitte-letombe-chat-menopause/ths-et-polemique.shtml*
3. Advances in Therapy, (2011 Jun; 28(6):490-500).
4. M. F. Bordet, A. Colas, P. Marijnen, J. Masson, M. Trichard, Treating hot flushes in menopausal women with homeopathic treatment—results of an observational study, Homeopathy, Janvier 2008, 97(1):10-5.
5. Phytotherapy Research (2012 Feb;26(2):208-13).

Mettez une plante adaptogène dans votre vie

Une plante adaptogène est une plante qui augmente la capacité du corps à gérer toutes les sortes de stress, quelle que soit son origine :

- stress physique ;
- stress moral, intellectuel ;
- stress provoqué par la maladie ;
- stress provoqué par un changement (professionnel, déménagement, retraite, séparation…) ;
- stress provoqué par le bruit ;
- stress cellulaire provoqué par la pollution, les médicaments, etc.

Il est difficile de croire *qu'une seule plante* puisse ainsi nous aider à tous les niveaux.

Et pourtant.

On attribue le concept de plante « adaptogène » au toxicologue russe Nicolaï Lazarev, en 1947. Il testa les effets de certaines plantes sur des hommes soumis à des conditions de vie extrêmes en URSS, notamment des mineurs de l'est de la Russie. En quelques années, Lazarev a établi que la consommation régulière de certaines plantes pouvait augmenter la résistance de l'organisme humain à tous types de stress, qu'il soit émotionnel ou physique.

Les hommes consommant ces plantes étaient par exemple moins touchés par les maladies infectieuses et par le vieillissement de leurs cellules.

Une action correctrice, régulatrice

Mieux encore, les plantes adaptogènes auraient l'étonnante faculté d'exercer une fonction *régulatrice* sur l'organisme, à savoir :

- élever ou abaisser la tension artérielle, selon que celle-ci est trop basse ou trop élevée ;
- élever ou abaisser la température, selon les mêmes critères ;
- stimuler, ou calmer, le système nerveux ;
- faire grossir ou mincir.

Elles auraient donc l'étonnante faculté d'aider le corps à retrouver son état normal, naturel et sain.

Extrême rareté

Ce sont bien sûr des cas rares.

Parmi les 386 000 espèces de plantes recensées, la fiche Wikipédia ne relève que *six* plantes adaptogènes ! Il s'agit :

- du *panax ginseng*, plus connu sous le nom de « ginseng » (*panax* signifie « soigne tout », en grec, c'est la racine du mot « panacée ») ;
- de l'*éleuthérocoque*[1] (*Eleutherococcus senticosus*), aussi connu sous le nom de « ginseng sibérien » ;
- de la *rhodiole* (*Rhodiola rosea*) ;
- de l'*astragale* (*Astragalus membranaceus*) ;
- du *lapacho*, un arbre d'Amérique du Sud ;
- et de la *Schisandra chinensis*.

Mais il n'y a pas de liste officielle. Certains auteurs en excluent certaines et en ajoutent d'autres :

- l'ashwagandha (*Withania somnifera*) ;
- la salsepareille (*Smilax aspera*) ;
- la codonopsis (*Codonopsis pilosula*) ;
- la tulsi (*Ocimum sanctum, O. gratissimum*) ;
- le tribulus ;
- le cordyceps ;
- le maca.

En tout, une bonne douzaine donc, tout de même.
Dans la médecine traditionnelle chinoise, la notion d'« adaptogène » existe sous le concept de «toniques supérieurs». Les «toniques supérieurs» sont les substances qui régularisent les diverses fonctions du corps et augmentent l'énergie, favorisant globalement la santé sans traiter pour autant de maladies spécifiques.

Mettez une plante adaptogène dans votre vie

Si vous ne le faites pas encore, pourquoi n'exploiteriez-vous pas pour votre bien personnel la force des plantes adaptogènes ?
Selon l'herboriste Christophe Bernard, les plantes adaptogènes sont « *indispensables à l'heure actuelle*[2] ». Vous serez moins stressé, tendu, physiquement et moralement, mais plus énergique et efficace.
Ce n'est pas contradictoire. Le stress a un effet paralysant. Il a été montré par exemple que le stress au travail diminue le niveau d'attention et de mémoire[3].
Vous pouvez choisir une ou plusieurs plantes adaptogènes. On trouve dans le commerce des ampoules, avec des mélanges. Mais mon conseil est d'aller au plus simple, et au moins cher.
Choisissez la plante que vous trouvez le plus facilement, dans la plus haute qualité possible, au prix le plus bas possible. En général, ce sera le ginseng, ou l'éleuthérocoque, simplement parce que ce sont les plantes adaptogènes les plus connues, donc les plus répandues, et donc les mieux distribuées. Il se peut cependant, si vous avez un bon herboriste près de chez vous, qu'il soit bien approvisionné en rhodiola, en lapacho, en maca ou en ashwagandha.
Ces noms peuvent vous paraître exotiques. Ne vous y fiez pas. Ce sont des plantes d'une banalité presque affligeante, dès qu'on met son nez dans l'herboristerie. Elles ressortent tout le temps. Tout le monde vous en parle, tout le monde les recommande. *C'est une raison de plus pour essayer.* Même si ce n'est pas original. N'avoir jamais essayé la rhodiola, quand on s'intéresse aux plantes, c'est comme n'avoir jamais vu un James Bond quand on aime le cinéma.

Personne n'est obligé de voir des James Bond. *Malgré tout, cela ferait bizarre de rencontrer un cinéphile qui n'aurait jamais vu aucun James Bond.* Dites-vous que c'est pareil avec les plantes adaptogènes. Le ginseng, c'est *Goldfinger.* L'éleuthérocoque, c'est *Jamais plus Jamais.*
Si vous n'aimez que le cinéma français, c'est l'équivalent alors de *La Grande Vadrouille* et des *Bronzés.* Des classiques *incontournables.*
Choisissez celle dont le goût vous plaît le plus. Ou faites votre propre mélange. Je ne peux prévoir, pas plus que quelqu'un d'autre, comment vous réagirez, vite ou non, fort ou non.
C'est à vous de faire votre expérience. Vous avez toute une gamme à disposition.

Précautions à prendre

Les plantes adaptogènes donnent un coup de fouet. Votre corps et votre esprit *vont mieux fonctionner.*
Cela veut dire que vous allez consommer plus de nutriments essentiels parce que vos cellules vont plus « carburer ».
Le risque, alors, est de pousser votre organisme à fond, au-delà de ses capacités, sans vous en rendre compte, et de vous approcher ainsi dangereusement du burn-out. C'est toujours Christophe Bernard, cité plus haut, qui met en garde contre cela.
Je recommande donc, pendant votre cure, *la prise d'un bon complément en multivitamines et minéraux,* surtout de bons apports en magnésium. C'est encore plus important que d'habitude.
Malgré tout, ça peut ne pas suffire. Arrêtez la cure si vous avez l'impression, au bout de quelques mois, que l'effet est en train de s'inverser. C'est classique. C'est le gros « inconvénient », si je puis dire, des plantes adaptogènes : elles ne peuvent pas vous stimuler toujours et partout.
Elles sont là pour vous accompagner dans les moments difficiles, les temps d'épreuve, de changement, de conversion ou de reconversion. Pas pour mener une vie de fou permanente.

Les dosages à respecter

Pour l'éleuthérocoque, vous pouvez le prendre sous forme de teinture, 60 à 100 gouttes deux fois par jour, ou sous forme de racine en poudre, que vous préparez en décoction : mettez 1 à 2 cuillerées à café bien remplies dans un demi-litre d'eau, faites frémir dix minutes, puis laissez reposer une heure avec un couvercle, et buvez.

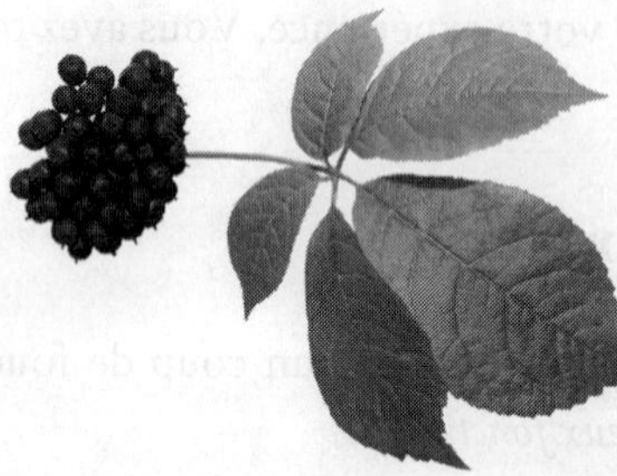

Pour le ginseng, c'est très simple car on trouve facilement des ampoules dans le commerce. J'ai recommandé une fois le ginseng blanc, le rouge étant traité à la vapeur haute température. Il se trouve que, selon toute probabilité, les deux se valent. Vous pouvez prendre 50 gouttes de teinture tous les matins ou alors 2 gélules de 500 mg de racine en poudre, une à deux fois par jour (jamais le soir).
Pour l'ashwagandha, 40 gouttes de teinture trois fois par jour, ou alors ½ à 1 cuillerée à café de racine en poudre sous forme d'infusion deux fois par jour, matin et soir.
Pour les autres plantes, vous pouvez vous référer aux posologies indiquées sur des sites sérieux comme Passeportsante.net ou le site de Christophe Bernard[4].
Vous ressentirez les effets des plantes adaptogènes après trois ou quatre semaines.

Notes

1. *http://www.passeportsante.net/fr/Solutions/PlantesSupplements/Fiche.aspx?doc=eleuterocoque_ps*
2. *https://www.altheaprovence.com/blog/vertus-des-plantes-medicinales/#adaptogene*
3. Sandstrom A et al. Cognitive deficits in relation to personality type and hypothalamic-pituitary-adrenal (HPA) axis dysfunction in women with stress-related exhaustion.Scand J Psychol. 2011 Feb;52(1):71-82.
4. *https://www.altheaprovence.com/blog/plantes-adaptogenes/*

20 causes qui bloquent la perte de poids

Lorsque vous maigrissez, votre corps se défend. Il est fréquent de parvenir à perdre beaucoup de poids au début, sans grand effort. Cependant, la perte de poids peut ralentir ou carrément *s'arrêter,* et ce assez rapidement. Le nutritionniste islandais Krist Gunnars signale sur son site 20 raisons fréquentes qui expliquent ce phénomène[1].
Vous trouverez aussi ci-dessous ses conseils précieux pour franchir le plafond de verre et continuer les progrès (toutes les études utilisées sont référencées dans l'article source).

1) Peut-être perdez-vous du poids sans vous en apercevoir

Si vous avez l'impression d'avoir atteint un plafond de verre, et de ne plus parvenir à perdre plus de poids, peut-être avez-vous simplement *besoin de vous relaxer.*
Il est extrêmement fréquent que la balance se stabilise quelques jours (ou semaines). Cela ne veut PAS dire que vous avez arrêté de perdre de la graisse.
Le poids du corps a tendance à fluctuer de quelques kilos d'un coup. Cela dépend de votre alimentation et de vos hormones, qui ont un puissant effet sur la quantité d'eau dans votre corps (surtout chez les femmes).

Si vous faites du sport pour mincir, il est aussi possible que vous soyez en train d'acquérir de la masse musculaire. Le phénomène est particulièrement fort après les premières séances, quand on reprend l'exercice régulier. Les os aussi, se renforcent. Ils deviennent plus denses, et donc aussi plus lourds.
Ce sont de bonnes choses car le but est de perdre du gras, pas seulement du poids.
Il est donc conseillé de ne pas seulement utiliser la balance pour mesurer vos progrès. N'oubliez pas de mesurer aussi votre tour de taille et votre tour de cuisse, et de vous peser une fois par mois avec une balance qui calcule votre teneur en muscles, en graisse et en os.
Autre chose : la façon dont vos vêtements s'ajustent et votre impression en vous regardant dans le miroir sont de très bonnes indications. Cela peut évoluer favorablement alors même que votre poids est stable. C'est bien alors votre corps qui s'améliore.
Moralité, à moins d'être bloqué sur le même poids depuis au moins 2 semaines, vous n'avez sans doute pas à vous inquiéter de quoi que ce soit.

2) Vous n'enregistrez pas ce que vous avez mangé

La *prise de conscience de ce qu'on mange* est extrêmement importante lorsque vous essayez de perdre du poids. Beaucoup de personnes n'ont aucune idée de ce qu'elles mangent vraiment. Les études montrent que *noter ce que vous avez mangé* aide à perdre du poids. Il ne s'agit pas de compter les calories ni même de peser votre nourriture. Avant de commencer votre assiette, *mettez sur votre table tout ce que vous comptez manger* et prenez-en une photo avec votre smartphone. Si vous ne pouvez pas vous empêcher de grignoter hors des repas (ou si des petits snacks sains comme des carottes ou une poignée d'amandes font partie de votre mode de vie sain pour maigrir), prenez-en aussi une photo.
Gardez cette habitude avant de mettre quoi que ce soit dans votre bouche, y compris les boissons (sauf l'eau) car elles sont caloriques, parfois très caloriques (jus de fruit, alcool). Elles agissent sur l'appétit même quand elles n'apportent aucune calorie.

Vous pouvez aussi bien sûr noter ce que vous mangez dans un carnet. Les études montrent que le simple fait de noter ou photographier ce qu'on mange fait maigrir plus vite, car vous suivez beaucoup mieux ce que vous absorbez.

Et si votre balance ne veut plus descendre, *repassez-vous le film de tout ce que vous avez mangé ces quinze derniers jours.* Peut-être ne serez-vous pas finalement si étonné de n'avoir pas perdu plus de kilos.

3) Vous ne mangez pas assez de protéines

Les protéines sont le nutriment le plus important pour perdre du poids. Manger 20 à 30 % de protéines peut augmenter la consommation d'énergie de 80 à 100 calories par jour ; de plus, automatiquement, vous mangerez plusieurs centaines de calories en moins par jour.

Cela réduit aussi fortement les fringales et le désir de malbouffe.

Cela s'explique par l'effet des protéines sur les hormones qui régulent l'appétit, comme la ghréline.

Si vous avez l'habitude de petit-déjeuner, profitez-en pour consommer beaucoup de protéines à cette occasion. Le traditionnel petit-déjeuner anglais à base d'œufs, de lard et de haricots blancs (riches en protéines végétales) est idéal de ce point de vue.

Vous avez aussi la garantie de n'avoir aucun creux durant la matinée, et il est même probable que vous aurez *à peine envie de manger à midi* (traditionnellement, les Anglais n'avaient pas de déjeuner de midi, d'où l'habitude en revanche du thé à quatre heures et demie : « Tea time ! »).

Manger beaucoup de protéines permet d'éviter le ralentissement du métabolisme, un effet indésirable fréquent de la perte de poids. Cela aide également à éviter de regagner du poids.

4) Vous mangez trop de calories

La stagnation peut avoir une cause simple : vous mangez tout simplement trop de calories. Je ne recommande pas de compter vos calories pour maigrir. En revanche, il est important d'avoir une notion générale du sujet, autrement dit être capable d'estimer en gros combien on mange de calories par jour.

Une fois par mois, donc, vous pouvez calculer pendant 3 jours le nombre de calories que vous avez ingérées. Vous aurez ainsi l'intuition de ce à quoi vous devez vous tenir le reste du temps. Il existe de nombreux calculateurs de calories gratuits en ligne sur Internet.

5) Vous ne mangez pas sain

La *qualité* de la nourriture est aussi importante que la quantité.

Manger sain améliore la santé et régule l'appétit. Les aliments sains ont tendance à rassasier plus vite que la malbouffe, à calories égales.

Rappelez-vous que de nombreux produits industriels étiquetés « bio » ne sont pas sains.

Essayez de ne mettre dans votre assiette que des aliments simples et aussi proches que possible de leur forme d'origine.

6) Vous n'utilisez pas vos muscles

Il est important de faire travailler vos muscles d'une façon ou d'une autre, sans quoi votre régime vous fera perdre votre précieuse masse musculaire, en même temps que vous perdrez vos excès de graisse.

La musculation en particulier permet d'éviter le ralentissement du métabolisme, et vous garantit que votre corps est vraiment sain.

7) Vous craquez trop souvent (même sur des aliments sains)

En période de régime, il est fréquent d'avoir envie de « craquer », ce qui consiste à manger très vite de grandes quantités de nourriture, bien supérieures aux besoins du corps.

C'est un problème important. Le pire est de « craquer » sur des aliments malsains (chips, Nutella) mais craquer sur les noix, amandes, le fromage ou le chocolat noir est terrible également.

Une seule séance de boulimie peut ruiner une semaine entière d'efforts bien équilibrés.

8) Vous ne faites pas d'endurance

Les sports d'endurance ont acquis une mauvaise réputation ces dernières années, mais il n'empêche que la marche, la natation et la course à pied restent les moyens les plus efficaces de perdre de la graisse viscérale.
La graisse viscérale est celle qui s'accumule dans le ventre, autour des organes de l'abdomen. C'est la plus dangereuse, la plus mauvaise pour la santé. Vous en débarrasser est un des moyens les plus efficaces d'améliorer votre santé.

9) Vous buvez encore du sucre

Les boissons sucrées sont le pire aliment pour grossir dans nos magasins. Notre cerveau ne réagit pas aux calories contenues dans les boissons sucrées pour nous faire manger moins des autres aliments.
Ce n'est pas seulement vrai des boissons sucrées comme le Coca ou l'Orangina. Cela s'applique aussi aux boissons énergétiques et vitaminées comme Vitaminwater qui sont bourrées de sucre.
Même les jus de fruit posent problème. Ils ne doivent jamais être consommés en grande quantité. Un seul verre contient autant de sucre que plusieurs fruits (à moins de ne presser qu'une orange, ou une pomme, ce qui ne fait pas grand-chose à boire).

10) Vous dormez mal

Mal dormir prive d'énergie. Le corps et le cerveau cherchent alors à compenser par l'apport de calories supplémentaires, surtout sous forme de sucre.
Un bon sommeil est une des choses les plus importantes à rechercher pour votre santé physique et mentale, ainsi que pour votre ligne.

Les études montrent que le mauvais sommeil est un des principaux facteurs de risque d'obésité. Les adultes et les enfants qui dorment mal ont 55 % et 89 % de risque supplémentaire de devenir obèses, respectivement.

11) Vous n'avez pas assez réduit les glucides

Si vous avez beaucoup de poids à perdre, ou si vous avez des problèmes métaboliques comme le diabète ou le prédiabète, alors vous devriez envisager un régime pauvre en glucides.
Dans les études de court-terme, ce type de régime a montré qu'il faisait perdre deux à trois fois plus de poids que le régime classique pauvre en graisse qui est en général recommandé.

12) Vous mangez trop souvent

C'est un mythe qu'il faudrait manger de nombreux, mais légers, repas au cours de la journée pour accélérer le métabolisme et perdre du poids. Les études montrent en fait que la fréquence des repas a peu ou pas d'effet pour brûler la graisse ou perdre du poids.
Il est aussi compliqué et consommateur de temps de préparer et manger de la nourriture constamment. Cela rend l'art de manger sain bien plus compliqué.
Au contraire, le jeûne intermittent est une méthode extrêmement efficace pour maigrir. Le gain de temps est étonnant, de n'avoir ni à préparer, ni à manger, ni à nettoyer son repas. Cela consiste à éviter de manger sur des périodes précises allant de 15 à 24 heures ou plus.

13) Vous ne buvez pas assez d'eau

Boire de l'eau peut aider à perdre du poids.
Dans une étude sur douze semaines, les personnes ayant bu un demi-litre d'eau une demi-heure avant chaque repas ont perdu 44 % de poids de plus que les autres.

Il a aussi été montré que boire de l'eau augmente la quantité de calories de 24 à 30 % sur une période d'une heure et demie.

14) Vous buvez trop d'alcool

Si vous aimez l'alcool et voulez perdre du poids, il vaut mieux boire une eau de vie mélangée à une boisson non calorique. La bière, le vin et les boissons sucrées alcoolisées sont très riches en calories.
Les cocktails sont les pires de toutes.
Souvenez-vous aussi que l'alcool lui-même contient 7 calories par gramme, ce qui est énorme.
Ceci dit, les études sur l'alcool et le poids sont contradictoires. Boire de façon modérée semble ne pas poser problème, tandis que l'alcoolisme et les fortes consommations d'alcool sont corrélées à la prise de poids.

15) Vous ne mangez pas en pleine conscience

Une technique appelée « l'alimentation en pleine conscience » pourrait être un des outils les plus puissants du monde pour perdre du poids.
Cela implique de s'arrêter, de s'asseoir à table, de méditer au moins 30 secondes avant de commencer à manger, de savourer chaque bouchée, tout en se mettant à l'écoute des signes naturels qui disent à votre cerveau que vous avez assez mangé.
De nombreuses études ont montré que manger en pleine conscience peut entraîner une perte de poids significative et réduire les épisodes de boulimie.
Voici quelques trucs pour manger en pleine conscience :

- Mangez avez zéro distraction, juste vous et votre nourriture, assis à une table.
- Mangez doucement et mâchez soigneusement. Essayez de prendre conscience des couleurs, des odeurs et des textures.

- Lorsque vous ressentez les signaux de la satiété, buvez un grand verre d'eau et arrêtez de manger.

16) Vous avez un problème médical qui complique les choses

Certains problèmes médicaux peuvent influencer la prise de poids et rendre l'amaigrissement bien plus difficile.
Cela inclut l'hypothyroïdie, le syndrome des ovaires polykystiques, et l'apnée du sommeil.
Certains médicaments également rendent plus difficile de mincir, ou peuvent même faire grossir.
Si vous pensez que c'est votre cas, abordez le problème avec votre médecin.

17) Vous êtes accro à la malbouffe

Selon une étude publiée en 2014, environ 19,9 % des gens correspondent au critère de l'addiction à la malbouffe.
Les personnes qui ont ce problème de malbouffe sont dans une situation semblable aux drogués.
Si vous êtes accro à la malbouffe, moins manger ou changer de régime peut paraître absolument impossible. Dans ce cas, faites-vous aider.

18) Vous vous êtes trop privé trop longtemps

Ce n'est pas forcément une bonne idée de faire un régime trop longtemps.
Si vous avez perdu du poids pendant plusieurs mois d'affilée et que vous avez atteint un plafond de verre, alors peut-être avez-vous simplement besoin d'une pause. Augmentez votre apport de calories de quelques centaines par jour, dormez plus et faites de la musculation dans le but de gagner de la force et d'avoir un peu plus de muscles.

Visez le maintien de votre masse grasse pendant un à deux mois avant de commencer à essayer de perdre à nouveau du poids.

19) Vos attentes sont irréalistes

Mincir est un processus généralement beaucoup plus lent que la plupart des gens ne le pensent.

Bien qu'il soit souvent possible de perdre beaucoup de poids au début, très peu de personnes continuent à maigrir au rythme de 0,5 à 1 kg par semaine.

Un autre problème majeur est que beaucoup de personnes ont des attentes irréalistes sur ce qu'il est possible d'atteindre avec un régime sain et de l'exercice.

Le fait est que tout le monde ne peut pas ressembler à un mannequin ni à un bodybuilder.

Les photos que vous voyez dans les magazines et sur les affiches sont presque toujours améliorées avec Photoshop – personne littéralement ne ressemble à ça.

Si vous avez déjà perdu du poids et que vous vous sentez bien dans votre peau, mais que la balance ne semble plus vouloir bouger, peut-être devriez-vous commencer à travailler à accepter votre corps comme il est.

Il y a un point où votre poids va atteindre un niveau qui correspond à la zone de confort de votre corps. Essayer d'aller au-delà ne vaut pas la peine, et peut même être impossible pour vous.

20) Vous êtes trop obsédé par le régime

Les régimes ne marchent presque jamais sur le long terme. Quoi qu'il en soit, les études montrent en fait que les personnes qui font des régimes prennent plus de poids sur le long terme.

Plutôt que d'aborder le problème sous l'angle du régime, votre premier but pourrait plutôt être de devenir une personne plus heureuse, en meilleure santé, et en meilleure forme.

Travaillez à nourrir votre corps plutôt que de lui infliger des privations, et faites que la perte de poids soit un effet secondaire naturel (et bienvenu) !

Note

1. *https://authoritynutrition.com/20-reasons-you-are-not-losing-weight/*

Ces symptômes touchent plus de 600 000 personnes en France

Jusqu'à présent, la plupart des médecins conventionnels affirment à leurs patients que la sensibilité au gluten n'existe pas. Selon eux,

- soit les patients ont *la « vraie » maladie cœliaque* : à la moindre molécule de gluten, leur intestin s'enflamme, les villosités intestinales sont ravagées (les villosités sont les replis de l'intestin qui permettent l'absorption des nutriments) ;
- soit leur problème de gluten est imaginaire.

Les patients jurent qu'ils souffrent de ballonnements, de maux à l'estomac, de diarrhée, de fatigue, de démangeaisons et d'autres symptômes quand ils mangent des produits contenant du gluten.

Il se trouve que ce sont les patients qui avaient raison.

Une nouvelle étude montre que les symptômes des intolérants au gluten *n'étaient pas imaginaires.* Des chercheurs au Centre médical de l'université Columbia ont révélé que vous n'avez pas besoin de souffrir de maladie cœliaque pour éprouver une réaction immunitaire sévère dans tout votre organisme, lorsque vous mangez des produits à base de blé.

« Maladie cœliaque » contre « sensibilité au gluten »

La maladie cœliaque est une maladie auto-immune.

Lorsque la personne mange du gluten, une protéine qui se trouve dans le seigle, l'avoine, le blé et l'orge, elle éprouve des problèmes digestifs, ainsi que des problèmes articulaires, des évanouissements, de l'eczéma, une baisse de moral pouvant aller jusqu'à la dépression et, sur le long terme, une perte osseuse, une baisse de la fertilité, des cancers du tube digestif et l'apparition d'autres maladies auto-immunes (thyroïdite de Hashimoto, polyarthrite rhumatoïde, psoriasis, etc.). Ces symptômes peuvent être très variés et très difficiles à relier à l'ingestion de gluten. De fait, les trois quarts des malades ne sont pas correctement diagnostiqués.
La sensibilité au gluten a des symptômes moins évidents. Ils peuvent inclure des ballonnements, de la fatigue, de la diarrhée. Au moins 600 000 personnes en France (1 % de la population) en souffrent.

Enfin, la preuve

Cette nouvelle étude a été publiée dans la revue médicale *British Medical Journal* « *Gut* », consacrée aux problèmes digestifs. Elle montre que les personnes souffrant d'une sensibilité au gluten connaissent une inflammation systémique mesurable lorsqu'elles mangent des céréales contenant du gluten.
Leurs marqueurs sanguins d'inflammation montent. Les tests ont montré que leur système immunitaire combat le gluten qu'elles mangent.
Le Dr Peter Green, directeur du centre pour la maladie cœliaque à l'université de Columbia explique :
« *Notre étude montre que les symptômes rapportés par les personnes souffrant de ce problème ne sont pas imaginaires, comme il a été suggéré. Elle démontre qu'il y a une base biologique à ces symptômes.* »
La solution devrait être simple : faites un régime sans gluten !
Mais manger sans gluten n'est pas si simple qu'il y paraît.

Les aliments sans gluten qui détruisent votre santé

Certains aliments étiquetés sans gluten ne le sont pas. Des études montrent qu'environ 30 % des aliments industriels étiquetés sans gluten en contiennent encore.

Par ailleurs, les aliments industriels sans gluten sont remplis d'autres ingrédients mauvais pour la santé, exactement comme leurs homologues avec gluten.

Voici les pires coupables :

- *Les glucides bas de gamme* : ils incluent les aliments à base de farine de riz, farine de pomme de terre, amidon de maïs et de tapioca. Ils font augmenter le taux de sucre sanguin plus vite que le sucre et que le pain blanc. Les aliments sans gluten faits à partir de ces ingrédients fragilisent la paroi intestinale (déjà fragile quand on est malade !), provoquent des baisses d'énergie et augmentent le risque de diabète.
- *Les sucres ajoutés* : lorsqu'ils suppriment le gluten, les industriels de l'agroalimentaire compensent souvent en ajoutant des sucres raffinés. Ils augmentent eux aussi l'inflammation dans le corps, et font bien sûr monter le taux de sucre sanguin.
- *Le soja* : beaucoup d'aliments « santé » sans gluten sont à base de soja. Mais il faut faire très attention à la façon dont vous choisissez votre soja. Plus de 93 % du soja produit au niveau mondial est OGM. Les OGM provoquent des allergies et peuvent être toxiques. Il est en général produit à grand renfort de glyphosate (Roundup) qui se bioaccumule dans l'organisme.
- *Fausses céréales* : beaucoup de pâtes sans gluten sont fabriquées avec de « fausses céréales » comme le quinoa et l'amarante. Souvent présentées comme les aliments bio « miracles », ces graines sont malheureusement riches en saponines qui peuvent aussi provoquer des inflammations de l'intestin.

Éviter ces pièges est un bon début. Mais vous devez aussi faire certaines choses importantes pour soigner votre intestin.

Résoudre votre problème de gluten

Les études montrent qu'environ 30 % des personnes victimes de maladie cœliaque continuent à souffrir de certains symptômes même lorsqu'elles ont adopté un régime sans gluten.

Dans ce cas, une piste intéressante est de se tourner vers le régime « paléo ». Le régime paléo (abréviation de paléolithique) est le mode alimentaire qu'avaient nos ancêtres chasseurs-cueilleurs, qui vivaient *avant* l'invention de l'élevage et de l'agriculture, autrement dit avant que la consommation de blé ne devienne massive.

Cette époque est appelée Paléolithique.

Une étude a montré que 82 % des personnes souffrant de maladie cœliaque connaissaient la rémission grâce au régime paléo.

L'approche est simple. Vous pouvez manger :

- de la viande d'animaux élevés en plein air, ayant mangé leur nourriture naturelle (de l'herbe pour les bovins, des petits animaux et des plantes pour les poules...), du poisson sauvage ;
- des légumes et fruits bio, des oléagineux (tout type de noix, noisettes, amandes, non grillés, non salés) ;
- des graisses de bonne qualité : huile vierge de coco et d'olive ;
- du vin (un à deux verres par jour, préférablement du vin rouge).

Mais vous ne pouvez pas manger :

- d'aliments industriels transformés (plats préparés, chips, biscuits, bonbons, crèmes dessert...) ;
- de céréales raffinées : pâtes, pain, céréales ;
- de viandes élevées en batterie ;
- de produits laitiers ;
- d'OGM ;
- de bière (faite à partir de céréales).

Le grand défi du régime paléo

Ce qui est le plus difficile avec le régime paléo (qui est donc aussi, vous l'avez compris, sans gluten et sans lait), n'est pas de manger des aliments paléo : ceux-ci sont délicieux et apportent grande satisfaction. Le défi est d'abandonner la nourriture-poubelle à laquelle nous sommes habitués. Pleine d'arômes artificiels, de sucre, de sel, de croustillant, de colorants, de graisses, la nourriture-poubelle est *addictive*.

Nous ne nous en apercevons pas, en général. Mais elle nous sert de « béquille » affective au quotidien : à chaque frustration, coup de stress, déception, moment d'impatience, hop, nous faisons « passer » le moment difficile en avalant une petite sucrerie, un petit biscuit, une boisson sucrée (incluant le café sucré). Ces petits réconforts nous sont pratiquement indispensables pour « tenir ».

Se contenter des nourritures relativement peu sucrées, peu assaisonnées, peu cuites, peu caloriques de nos ancêtres chasseurs-cueilleurs est, au départ, un défi considérable.

Il faut redécouvrir le plaisir des goûts amers, forts, moins salés et moins sucrés. Sur le long terme, c'est beaucoup mieux. C'est une vraie nourriture d'adulte. On s'aperçoit que cette nourriture molle, pâteuse, sucrée et insipide qu'on nous sert est une nourriture de bébé immature.

C'est comme découvrir les grands vins quand on a bu que du Coca-Cola. Au début, cela paraît horriblement sec, fort, piquant ou acide. Et puis on découvre les arômes, la rondeur, la « cuisse », le « retour »… et on laisse le Coca-Cola à ceux qui n'ont pas de goût !

Octobre

Combattre les rides avec le sport

Le botox, les liftings, la chirurgie esthétique font terriblement années 1990. Les dernières recherches montrent qu'une étonnante approche alternative, naturelle et gratuite, fait mieux que toutes ces méthodes ratées pour inverser les rides et le vieillissement de la peau.

Cette alternative miracle : le sport.

Une récente étude a constaté que les personnes qui commencent le sport tard dans leur vie peuvent inverser les rides sur le visage, les pattes d'oie, les zones de peau pendante, et il existe une explication scientifique à cela. La nouvelle est si importante qu'elle a été annoncée dans le plus grand quotidien américain, le *New York Times*[1].

Des chercheurs canadiens, à l'université de McMaster dans l'Ontario, ont observé que le sport combat les changements qui se produisent dans les couches à la surface de la peau avec l'âge.

Après environ 40 ans, la plupart des gens connaissent un épaississement de la couche supérieure de leur peau, appelée le *stratum corneum.* C'est la partie la plus facilement visible à l'œil nu. Elle a tendance à devenir plus sèche, écaillée, dense.

Pendant ce temps, la couche qui se trouve juste sous la surface, appelée le derme, commence au contraire à mincir. Elle perd de l'élasticité et des cellules. Cela donne à la peau un aspect plus translucide et flasque, expliquent les chercheurs.

Cela se produit même chez les personnes dont la peau n'a jamais été abîmée par le soleil.

Mais ces nouvelles découvertes montrent que le phénomène peut être neutralisé et même inversé chez les animaux et chez les êtres humains.

Elles ont prouvé que les personnes de plus de 40 ans qui font au moins trois heures de sport modéré ou intensif par semaine ont un *stratum corneum* plus fin et plus lisse, et un derme plus épais et plus élastique. La différence s'est révélée visible au bout de trois mois :

« *Sous le microscope, la peau des volontaires ayant participé à l'expérience ressemblait à celle d'une personne beaucoup plus jeune, et la seule chose qu'ils avaient faite était un peu de sport !* » a témoigné le Dr Mark Tarnopolsky, qui a supervisé l'étude.

L'explication du phénomène n'est pas claire. Mais les chercheurs soupçonnent un lien avec les myokines, des substances fabriquées par les muscles en activité. Ils ont constaté des niveaux très élevés de myokines appelées IL-15 dans la peau des personnes qui avaient fait du sport (+ 50 %). Ces myokines pourraient entraîner les changements de structure dans la peau.

Cependant, d'autres substances sont certainement impliquées. Selon le Dr Tarnopolsky, prendre des pilules ou se faire des injections d'IL-15 pour éliminer les rides a peu de chance d'être aussi efficace que le sport.

Comment se motiver

Mais que le sport ait des vertus, vous n'en avez jamais douté !

Vous savez bien que le sport est indispensable pour garder la ligne, la santé, un bon niveau d'énergie…

La grande question n'est donc pas « *Faut-il faire du sport ?* » mais plutôt « *Comment se motiver à faire du sport sur le long terme ?* ».

La réponse est simple : vous ne tiendrez pas, personne ne tient longtemps, si faire du sport n'est pour vous qu'une contrainte que vous vous infligez pour votre santé (ou votre beauté).

Il est indispensable de choisir un sport qui vous apporte autre chose : du plaisir, des frissons, des aventures, des rencontres, du bien-être… Selon votre âge, votre état de santé, vos goûts, vos contraintes, il faudra choisir le sport qui vous convient.
En ce qui me concerne, tout le sport que je fais passe par ma passion pour la nature.
Ainsi je travaille d'arrache-pied dans mon jardin potager et pour arracher les mauvaises herbes, tailler mes arbres, retourner mon compost, transporter du fumier, entretenir mon poulailler... Je marche beaucoup dans la nature, souvent en portant mes enfants ou un sac à dos avec pique-nique, affaires de camping. Je me baigne dans les rivières, les étangs, et dans la mer pour voir les fonds quand j'ai la chance d'y être. Dès que l'occasion se présente, je fais de l'alpinisme. Je suis toujours allé à vélo à l'école, puis au travail, sauf tout récemment parce que l'itinéraire est trop dangereux (et j'en souffre). Tout cela a fait, et continue de faire, beaucoup de « sport » dans ma vie, mais je ne le fais pratiquement jamais « pour faire du sport ».
Je le fais parce que j'aime manger les légumes de mon potager, j'aime sentir le vent frais, l'eau fraîche sur ma peau, entendre les oiseaux, observer les plantes, contempler de beaux paysages, marcher côte à côte avec des amis, les écouter, échanger, ce qui est idéal quand on marche… Je fais du vélo parce que c'est plus simple, je dépasse les embouteillages, j'aime aussi le vent de la course…
Si je devais arrêter tout ça, je ne me dirais pas : « *Mince, cela va me priver de sport !* » Je dirais : « *Mince, cela va me priver de joie, de moments de bonheur !* »
Sauf qu'il est vrai quand même, que, à chaque fois, le fait d'avoir bougé, fait des efforts, éprouvé mes muscles et ma résistance physique ajoute au plaisir.
Chacun, donc, doit trouver sa voie.
Mon frère est fou de danse (danse de salon), ce qui est en fait extrêmement sportif. Tous les muscles sont sollicités, mais lui aussi fait ça parce qu'il aime énormément danser avec sa femme.
D'autres aiment la vitesse du vélo, la force d'un cheval qui franchit des obstacles, les joies des jeux de balle, la compétition de l'athlétisme,

la beauté des mouvements de gymnastique, l'étourdissement du patinage artistique…
Alors, je ne vous dis pas « faites du sport pour avoir moins de rides ». C'est vraiment affreux de présenter les choses comme ça.
Je dis : « *Offrez-vous les grandes joies que vous trouverez dans un sport que vous aimez. Votre vie sera plus belle… et votre corps aussi.* »

Note

1. *https://mobile.nytimes.com/blogs/well/2014/04/16/younger-skin-through-exercise/*

Les racines philosophiques de la médecine alternative

Pendant des milliers d'années, la médecine a fait pire que mieux : les traitements empiraient le sort des malades. C'était la médecine de Molière.
Ainsi les sangsues, les lavements, l'huile bouillante dans les blessures d'arquebuse, les vomitifs, les purgatifs, les mixtures des sorcières et magiciens à base de chair de vipère, de corne de bouc, les traitements au mercure, à l'or ou au plomb des alchimistes, l'huile d'olive ou les vins dans les veines empoisonnaient les malades, les affaiblissaient.
C'était une catastrophe et j'invite toute personne qui en doute à lire des ouvrages sérieux d'histoire de la médecine[1].
Mais nous avons persisté. En effet, l'être humain ressent naturellement un besoin puissant de « faire quelque chose » devant un de ses semblables blessés, ou malades. Il se dit qu'il faut essayer quelque chose, y compris si c'est n'importe quoi. Et quand ça ne fonctionne pas, il se console en se disant qu'au moins, il aura « fait de son mieux ».
Ce n'est qu'il y a soixante ans à peine que les hommes ont commencé à tester rigoureusement l'efficacité des traitements médicaux, à grande échelle. Cette œuvre ne fut pas le fait de médecins mais de mathématiciens, plus précisément de statisticiens. Ils s'attelèrent à la tâche compliquée, lourde, coûteuse, pénible, de comparer des groupes de patients. Ce fut l'invention de *l'essai randomisé contrôlé*, et le grand architecte de cette révolution s'appelait Austin Bradford Hill. Austin Bradford Hill a élaboré une liste de critères pour évaluer rigoureusement l'efficacité d'un traitement médical[2].

Je ne vais pas entrer dans le détail car un traité de statistiques n'y suffirait pas. Retenez simplement qu'il est compliqué, long et coûteux de faire une étude pour tester de manière fiable les effets d'un traitement.

De plus, quels que soient vos efforts, il y aura toujours un risque d'erreur : vous pensez avoir observé qu'un médicament est efficace mais il ne l'est pas. C'était une illusion d'optique, causée par le hasard. Le risque peut être réduit, il ne peut jamais être éliminé. La situation se complique quand on sait que 80-90 % des études publiées sont biaisées[3,4]. Selon une célèbre étude de Stanford :

« *Les réfutations d'études et les controverses (autour des résultats d'études) sont constatées parmi tous les types de recherches, des essais cliniques et des études épidémiologiques traditionnelles jusqu'aux recherches sur les molécules les plus modernes. La préoccupation est en train de montrer que dans la recherche moderne, les fausses découvertes sont la majorité ou même la grande majorité des allégations publiées. Cependant, cela n'est pas étonnant. Il peut être prouvé que la plupart des découvertes prétendument faites par les chercheurs sont fausses*[5]. »

On peut invoquer toutes sortes de causes, comme l'avidité des laboratoires pharmaceutiques qui cherchent à vendre leurs produits coûte que coûte, la corruption des experts, l'incompétence des autorités...

Mais la cause principale est la suivante : faire des études cliniques randomisées contrôlées est extrêmement coûteux, compliqué, long. Peu de gens sont prêts à les financer ; peu de gens à y participer ; peu de gens ont les moyens et les capacités de les vérifier rigoureusement quand elles sont publiées.

Les études vraiment fiables sont donc trop peu nombreuses, faites sur un faible nombre de malades, et généralement financées par un organisme ayant un intérêt économique dans les résultats de l'étude. On peut le regretter, mais c'est ça ou rien.

La médecine conventionnelle n'est pas si « scientifique » que ça

Néanmoins, il est clair que la médecine conventionnelle, qui se présente comme « basée sur des preuves » (en anglais « *evidence based medicine* »), est beaucoup moins scientifique qu'elle ne le prétend.

Prenons quelques exemples.

Il y a une substance dont j'étais convaincu qu'elle était efficace : la morphine, comme antidouleur.

J'avais d'autant plus confiance en la morphine que c'est la substance la plus ancienne utilisée en médecine. On la retrouve dans un grand nombre de civilisations, de l'Europe à la Chine en passant par l'Égypte, chez les Grecs, les Sumériens et les Indiens qui, tous, utilisaient le pavot (la plante dont est issue la morphine).

La morphine est un des premiers alcaloïdes à avoir été synthétisés, dès la fin du XVIIIe siècle, et nous avons donc un recul particulièrement grand pour juger de son efficacité.

J'étais donc certain qu'il s'agissait là d'une substance à utiliser sans arrière-pensée, même si on en connaît bien sûr les dangers et les effets indésirables.

Eh bien voilà que, patatras, une étude vient de sortir en juin 2016 indiquant, contre toute attente, que la morphine pourrait en réalité n'être ni plus ni moins efficace qu'un simple placebo pour les maladies douloureuses qui durent plus de neuf mois, et augmenter les souffrances des patients[6]. Évidemment ce ne sont pas certaines douleurs épouvantables des cancers ORL, des suites d'une intervention chirurgicale lourde et longue, des multiples fractures d'un polytraumatisé, d'une sciatique paralysante.

Je ne sais pas si cette étude est fiable ou non. Mais le fait qu'elle existe, qu'elle n'ait pas été réfutée pour l'instant, fait que, désormais, il est permis de mettre en doute l'utilité de la morphine pour les maladies longues.

C'est la même chose avec un autre produit utilisé depuis très longtemps (les années 1780) par les médecins : la digoxine, issue de la digitale, contre l'insuffisance cardiaque.

Une étude de 1997 a conclu que la digoxine ne réduit pas la mortalité[7]. Une étude de 2016 a indiqué qu'elle augmente la mortalité chez les personnes en insuffisance cardiaque[8].

Les patients traités à la digoxine courraient donc un risque pour rien (car la digoxine est extrêmement toxique et une erreur de dosage peut être fatale). C'est le contraire de ce qu'on avait toujours pensé et, désormais, les cardiologues sont dans le flou.

L'aspirine pourrait elle aussi présenter plus de dangers que d'avantages, de même que la pénicilline :
« *La plupart des gens sont d'accord pour dire que la FDA (autorités de santé américaines) n'aurait jamais autorisé l'aspirine si elle avait existé à l'époque ; même la pénicilline, le médicament miracle qui a aidé de façon spectaculaire à allonger l'espérance de vie de l'humanité quand elle fut introduite dans les années 1940, est douteuse. Les réactions allergiques à la pénicilline ont tué une plus grande proportion de patients que le Vioxx (un anti-inflammatoire qui fit un immense scandale dans les années 2000 et fut retiré du marché). Les saignements gastro-intestinaux provoqués par l'aspirine l'auraient fait éliminer dès le stade des essais sur des animaux*[9]. »
Le paracétamol lui-même est peut-être beaucoup trop prescrit.
L'opération chirurgicale en cas d'appendicite, si populaire il y a encore vingt ans, ne l'est plus aujourd'hui car on s'est aperçu que l'opération ne servait, la plupart du temps, à rien, par rapport à une simple cure d'antibiotiques. De même pour l'opération des amygdales.
Des études estiment que les antibiotiques, qu'on a utilisés en quantités énormes depuis cinquante ans, se révèlent avoir des effets indésirables totalement inattendus comme l'obésité et les maladies métaboliques, par l'altération de la microflore intestinale[10]. Par ailleurs, la baisse de leur efficacité face à la montée des bactéries ultrarésistantes pourrait bientôt les rendre obsolètes.
Des études récentes indiquent maintenant que les antidépresseurs ne sont pas plus efficaces que les placebos[11]. Que les antidouleurs tiennent l'essentiel de leur efficacité de l'effet placebo également[12].
On trouve donc de tout parmi les études « sérieuses » et « scientifiques ». *Tout et son contraire.*
Ce qui ne veut pas dire qu'il faille condamner la médecine conventionnelle.
Mais son intérêt pour les patients n'est pas tant dans les études cliniques que dans la pratique médicale concrète de leur médecin, issue d'une tradition, d'un enseignement et enrichie par leur expérience propre. Ce sont des réflexes, des gestes, des attitudes, des produits, des interventions faites à propos qui débouchent sur le mieux-être et les guérisons réelles que nous constatons.

Mais les bases « scientifiques » de cette pratique sont beaucoup moins solides qu'on ne l'aimerait.

La médecine moderne n'est pas un domaine où règnent les certitudes. Très souvent, beaucoup plus souvent qu'ils ne le laissent penser, les médecins restent surpris des résultats de leurs actions. Les remèdes marchent beaucoup plus vite, et beaucoup mieux qu'ils ne l'attendaient ; ou beaucoup plus lentement et beaucoup plus mal.

Le hasard, la chance, les phénomènes inexpliqués, continuent à représenter une part considérable de la médecine d'aujourd'hui.

La médecine conventionnelle ne doit donc pas s'ériger en communauté dogmatique convaincue de détenir la vérité scientifique, et réclamer un pouvoir d'autorité pour brider la liberté thérapeutique d'autrui.

Le jour viendra peut-être où elle aura tant progressé que les médecins pourront réparer un être humain avec autant de certitude qu'un mécanicien répare une voiture. La multiplication des prothèses en est la preuve : les hanches, les genoux, les épaules, les voies biliaires ou urinaires, les reins et maintenant le cœur.

Mais nous n'en sommes pas du tout là à présent. Surtout pour toutes les maladies chroniques, compliquées, systémiques, qui représentent l'essentiel des dépenses médicales (cancer, maladies cardiovasculaires, maladies auto-immunes, maladies chroniques inflammatoires, diabète, maladies neurodégénératives, maladies mentales…).

Prenez n'importe quel sujet médical et creusez-le vraiment jusqu'au bout : vous vous apercevrez que les experts les plus pointus ne sont pas d'accord entre eux. Par exemple, certains des plus grands experts estiment que le cholestérol doit être combattu, d'autres non. Parmi eux, certains estiment qu'il existe un bon et un mauvais cholestérol, d'autres non. Le débat n'est pas tranché.

Les plus nombreux, ceux qui sont en position de force dans les institutions, à l'Ordre national des médecins par exemple, seront toujours tentés d'user de leur autorité pour faire taire les contradicteurs. Les faire passer pour des « farceurs », des incompétents, des « charlatans », les exclure pour avoir la paix et éviter que leur « prestige scientifique » ne soit remis en cause. Ce sont leurs oukases parisiens, proches des politiques et des sièges des laboratoires pharmaceutiques qui payent leurs congrès, leur « recherche », proches des médias qu'ils manipulent, pour imposer leur loi.

Mais il ne faut jamais se laisser convaincre par l'argument : « *nous sommes les plus nombreux donc nous avons raison* » ou « *c'est moi le président donc taisez-vous* ».

Ce n'est pas ainsi que fonctionne la science. Bien souvent, et je dirais même systématiquement, *les croyances les plus établies finissent par être remises en cause.*

C'est une règle absolue, jamais démentie dans l'histoire, surtout en médecine !!

Et il n'y a aucune raison de penser que nous soyons aujourd'hui entrés dans une « ère nouvelle » où la médecine serait désormais arrivée à des certitudes qui ne bougeront plus.

Une telle vision serait même risible de naïveté. Citez-moi n'importe quel traitement médical, je me fais fort de vous prouver qu'il y a une chance, une possibilité, qu'on s'aperçoive un jour qu'il ne fallait surtout pas faire ça, qu'on a fait plus de tort que de bien en l'utilisant. Même le désinfectant sur les plaies, le paracétamol pour le mal de tête, les plombs contre les caries, l'insuline pour les diabétiques, les laxatifs pour les constipés, les antidépresseurs pour les dépressifs, les anxiolytiques, les somnifères pour les personnes qui dorment mal, l'angioplastie pour les cardiaques, les AINS contre l'arthrose peuvent être discutés.

Je prends ces exemples car ce sont des traitements médicaux courants, que tout le monde connaît. Ils sont prescrits chaque jour à des milliers de personnes. Ils sont enseignés dans les facultés, approuvés par les autorités, considérés comme évidents à tous les niveaux du système médical.

Eh bien posez la question à un médecin compétent. S'il est de bonne foi, il reconnaîtra que, au fond, pour aucun de ces traitements on est tout à fait sûr que ce soit une bonne chose, définitivement. Et non seulement cela, mais il vous dira qu'il est très probable qu'un jour toutes ces procédures seront remises en cause. Pour certaines, elles le sont déjà.

Ce n'est pas pour dire du mal de la médecine conventionnelle. Mais c'est pour souligner, parce qu'on ne le fait pas assez, que nous ne sommes pas arrivés au bout de la connaissance, à la « fin de l'histoire » de la médecine.

Toutes nos connaissances sur le corps humain sont mouvantes. Elles sont susceptibles d'être remises en cause à tout instant par une nouvelle donnée, une découverte. Il y a vingt ans, on nous promettait la fin de toutes les maladies grâce à la génétique. Cela s'est avéré être une impasse. Mais il se peut que la façon de soigner toutes les maladies change radicalement dans un avenir plus ou moins proche, et que beaucoup de nos méthodes si « avancées » se révèlent avec le recul avoir provoqué dans l'ensemble plus de mal que de bien. Parlons de la chimiothérapie par exemple. Des campagnes de dépistage du cancer. Des vaccins. De la pilule contraceptive hormonale, de la Dépakine, qu'on nous présente encore comme un médicament « indispensable[13] », des antidépresseurs, des bisphosphonates contre l'ostéoporose, des anti-acides (inhibiteurs de la pompe à protons) contre le reflux, et de tant d'autres médicaments.

Et c'est là que j'en viens aux racines philosophiques des médecines alternatives.

Les médecines naturelles, ou alternatives, ou complémentaires (vous pouvez aussi les appeler médecines douces, ou intégratives, la logique s'applique aussi), regroupent *par définition* les pratiques qui sont rejetées par la médecine conventionnelle, qui les estime illusoires, discréditées, charlatanesques.

Moyennant quoi, la médecine conventionnelle surestime sa capacité à distinguer les bons et les mauvais remèdes, et à se poser en arbitre dans tous les domaines.

Les études randomisées contrôlées ont permis de bâtir certains repères, avec un degré de fiabilité acceptable. Elles ont permis aussi de repérer de nombreuses pratiques médicales dangereuses, qui ont ainsi pu être écartées.

Néanmoins, la complexité de ces études, leur degré d'exigence pour qu'elles soient fiables, les moyens matériels qu'elles exigent, l'opacité qui règne sur les conditions réelles d'organisation de la plupart d'entre

elles font que la médecine ne peut se permettre, aujourd'hui, de se servir de ces études pour justifier un comportement dogmatique.
La liberté thérapeutique, l'ouverture d'esprit, le droit de se soigner autrement, le droit d'expérimenter doivent absolument *rester les fondements de la pratique médicale,* et ce pour très longtemps encore.
Nous n'en sommes pas encore arrivés, pour aucune maladie, au stade où quiconque peut dire : « *Désormais, on sait, voici le traitement définitif le plus efficace. Pour le bien des patients, nous pouvons donc interdire toute alternative, parce qu'elle sera forcément inférieure.* »
Bien sûr, de nombreux médecins, chercheurs, sont tentés de croire cela. Ils aimeraient imposer leur vision. Mais il ne faut pas les laisser faire. Et les autorités publiques ne doivent surtout pas leur prêter leur bras armé.
Faire cela serait une grave erreur, qui compromettrait toute possibilité de progrès, qui conduirait la médecine conventionnelle à devenir une sorte d'église obscurantiste, une sorte de secte fermée.
Il s'agit d'une question de droit des patients, mais aussi d'une condition essentielle pour maintenir ouverte la voie vers le progrès de la connaissance médicale.
Il était nécessaire que j'aborde ce sujet de fond car les autorités médicales ont aujourd'hui trop confiance en elles-mêmes. Elles ont trop de certitudes. Elles sont trop tentées de se comporter en tribunal, en police, et se retrouvent constamment juge et partie. Pensons à la manière aberrante dont elles ont persécuté le Pr Henri Joyeux. Il ne s'est pas laissé faire, même si on voulait lui interdire de consulter, de conseiller. Il ne s'oppose pas à la médecine conventionnelle, il s'oppose à ses abus de plus en plus fréquents, aux dépenses colossales qui minent le budget de la santé.
Les autorités médicales ont quitté le terrain concret des patients, ou ne l'ont jamais atteint, car biologistes, sociologues, épidémiologistes, statisticiens... souvent conseillers des ministères passent leur journée dans des rendez-vous et des repas de lobbying auxquels ils ne savent plus résister. Ils estiment que c'est une bonne chose car ils ont la certitude d'agir pour le bien des patients. Mais ils se trompent. Ils sont victimes d'une illusion. Ils pensent qu'ils savent ce qui est bon pour les patients parce

qu'ils font trop confiance aux études cliniques. Mais ils ne semblent pas comprendre la portée réelle de la connaissance scientifique médicale, qui est par nature très limitée, surtout actuellement où nous n'en sommes qu'au début.

Ils ont oublié que le doute, le débat, la remise en cause, la capacité à écouter ses contradicteurs et à se confronter à leurs arguments sont une condition de l'émergence de la vérité, du progrès vers la vérité.

C'est vrai dans toutes les sciences mais c'est plus vrai encore en médecine, qui n'est pas tout à fait une science. C'est un art qui ne se décide pas dans les ministères et encore moins dans les laboratoires pharmaceutiques, mais d'abord au chevet du malade.

Or, les conditions normales du débat n'existent plus aujourd'hui. Voyons la façon dont la ministre de la Santé Marisol Touraine parle : « La vaccination, ça ne se discute pas », est-elle capable de déclarer publiquement.

Cela montre son degré d'égarement, d'incompréhension de ce qu'est réellement la recherche médicale, ou même la science en général.

Respecter les médecines alternatives, c'est préserver l'écosystème dont pourront sortir de nouvelles approches prometteuses.

C'est pourquoi j'ai tant d'admiration pour le Pr Luc Montagnier, qui est à la fois prix Nobel de médecine mais aussi grand défenseur des approches alternatives. C'est un homme d'une grande modestie, et d'un grand réalisme, qui a compris que la « science médicale » actuelle n'est qu'une étape du progrès scientifique, pas la fin ultime.

Respecter les médecines alternatives, c'est se souvenir que la médecine est faite pour les patients, et pas les patients qui sont faits pour la médecine. Au début de ce troisième millénaire, nous n'avons jamais vu autant de malades jeunes : cancéreux, diabétiques, hypertendus, stériles, autistes, de maladies auto-immunes, de maladies sexuellement transmissibles (sida, cancer du col utérin, et ano-génitaux...).

Les patients doivent pouvoir se soigner de la façon qu'ils jugent la meilleure pour eux.

Pour cela, ils doivent pouvoir s'adresser à divers types de thérapeutes, qui ne doivent pas être inquiétés s'ils proposent des approches différentes.

Personne ne doit leur dire, ou leur laisser entendre, que la médecine conventionnelle sait forcément ce qui est le meilleur pour eux. Le degré d'incertitude est trop grand. L'ouverture, la liberté, les médecines alternatives, complémentaires le plus souvent donc, doivent conserver la place la plus grande possible, pour des progrès les plus rapides possible.

Notes

1. Par exemple Roy Porter, The Greatest Benefit to Mankind, a Medical History of Humanity, Norton, 1999.
2. *https://fr.wikipedia.org/wiki/Crit%C3%A8res_de_Bradford-Hill.*
3. *http://www.livescience.com/8365-dark-side-medical-research-widespread-bias-omissions.html*
4. *http://well.blogs.nytimes.com/2013/01/14/clinical-trials-flawed-by-biased-reporting/?_r=0*
5. *http://journals.plos.org/plosmedicine/article?id=10.1371/journal.pmed.0020124*
6. *https://www.sciencedaily.com/releases/2016/06/160620191412.htm* et Tuttle AH, Tohyama S, Ramsay T, et al., Increasing placebo responses over time in U.S. clinical trials of neuropathic pain, Pain, 2015 Dec;156(12)-2616-267The Digitalis Investigation Group. « The effect of digoxin on mortality and morbidity in patients with heart failure » [archive] N Engl J Med. 1997;336:525–533.
8. Madelaire C, Schou M, Nelveg-Kristensen KE, et al., Use of digoxin and risk of death or readmission for heart failure and sinus rhythm: A nationwide propensity score matched study, Int J Cardiol, 2016 Oct 15;221:944-50.
9. *http://www.theatlantic.com/magazine/archive/2010/07/no-refills/308133/*
10. Emmanuelle Le Chatelier et al.«Richness of human gut microbiome correlates with metabolic markers». Nature. 29 août 2013. - Aurélie Cotillard et al. «Dietary intervention impact on gut microbial gene richness». Nature. 29 août 2013.
11. Cipriani A., Zhou X., Del Giovane C., et al., Comparative efficacy and tolerability of antidepressants for major depressive disorder in children and adolescents: a network meta-analysis, August 2016, *www.thelancet.com.*
12. Tuttle AH, Tohyama S, Ramsay T, et al., Increasing placebo responses over time in U.S. clinical trials of neuropathic pain, Pain, 2015 Dec;156(12)-2616-26.
13. *http://www.lemonde.fr/sante/article/2016/08/25/depakine-les-medecins-se-justifient_4987800_1651302.html*

Les bienfaits de la médecine conventionnelle

Dans cette lettre, je vais dire du mal de la santé naturelle, et du bien de la médecine conventionnelle !

Enfin, pas trop de mal de la santé naturelle, je vous rassure. Mais enfin il faut quand même mettre quelques points sur les i.

Et je vais partir des travaux de Walter Sneader, professeur de pharmacologie à l'université de Strathclyde, à Glasgow (Écosse), spécialiste international des substances médicinales.

Peu connu et peu cité en France, il a pourtant à son actif une œuvre colossale, ayant répertorié l'ensemble des substances naturelles et artificielles rigoureusement testées sur l'être humain[1].

Comparer objectivement produits naturels et médicaments chimiques

Il est vrai que ses travaux ne sont publiés qu'en anglais, dans un langage assez scientifique. Mais tout de même.

Son travail est d'une importance primordiale. Il a répertorié les substances utilisées en médecine à travers les âges et dans toutes les civilisations, qu'elles soient issues :

- des plantes et des substances actives extraites des plantes : les alcaloïdes, les non-alcaloïdes (glycosides, guaiacol, podophyllotoxine, paclitaxel, salicyline...), ainsi que toutes les molécules analogues et dérivées, les alcools, le cannabis, l'opium, etc. ;

- d'organismes animaux (ou de l'être humain) : les hormones sexuelles, surrénales, thyroïdiennes, les neurohormones, les peptides, les prostaglandines, les vitamines, le sang et tous les produits biologiques qu'il contient, les antimétabolites (les purines, les pyrimidines, les nucléosides, les inhibiteurs de la protéase et de la neuramidase) ;
- des micro-organismes : antibiotiques, analogues d'antibiotiques, et tous les autres produits issus des levures, champignons, bactéries ;
- des métaux et minéraux : fer, mercure, arsenic, antimoine, bismuth, or, argent, lithium, zinc, platine, tous les sels qui en sont issus, les sels minéraux (potassium, magnésium, calcium, sodium) ;
- des nutriments : acides gras, protéines, acides aminés, les différents sucres, etc. ;
- et même des produits chimiques : les teintures, les sulfamidés, les molécules de synthèse en tout genre, y compris issues du génie génétique comme les anticorps monoclonaux.

Nul ne peut donc accuser le Pr Walter Sneader d'être « fermé », « borné », « vendu à l'industrie pharmaceutique », de « tout savoir sur les médicaments chimiques » et « rien sur les substances naturelles ». Le Pr Walter Sneader a au contraire cette *vue d'ensemble* si rare, qui permet de comparer objectivement l'efficacité de tous les produits de santé, des plus naturels jusqu'aux plus chimiques.

Cette vue d'ensemble est indispensable pour faire les meilleurs choix thérapeutiques.

Pourquoi on a créé des médicaments chimiques

Ce qu'oublient souvent de dire les partisans de la santé naturelle, c'est que les hommes n'ont pas eu le choix quand ils ont cherché à créer des médicaments « artificiels », en recourant à la chimie.

La « nature » ne leur offrait *pas* de remède clé en main pour soigner la lèpre, la peste, la tuberculose, les cancers, la syphilis, la schizophrénie, et tant d'autres maladies terribles.

Il faut se mettre à leur place : ils étaient horrifiés de n'avoir pas plus à offrir pour soulager les malades.

Mal soignées, pas soignées du tout, ces maladies étaient si horribles que le médecin lui-même (ne parlons même pas du malade !) devait faire preuve *d'héroïsme* pour laver les plaies purulentes, soigner les ulcères malodorants, couper des jambes, des bras, des tumeurs énormes, avec un taux d'échec catastrophique.

Rendez-vous compte que, jusqu'à Ambroise Paré (le grand chirurgien de la Renaissance), les médecins « soignaient » les plaies sur les champs de bataille en y versant *de l'huile bouillante.*

Cette technique de cautérisation avait été enseignée par la médecine arabe, très prestigieuse à l'époque. Le blessé subissait des souffrances qui n'ont pas de nom. Mais le médecin lui-même, Ambroise Paré le raconte très bien, devait faire preuve d'un grand courage pour ne pas s'évanouir pendant l'opération.

Rien n'est plus absurde que d'aller aujourd'hui *reprocher aux médecins de l'époque* d'avoir cherché des moyens de faire mieux que les quelques tisanes et moyens « naturels » mais largement inefficaces, et plus souvent nuisibles, qu'ils avaient à leur disposition.

Augmenter l'efficacité des produits naturels

Si, par exemple, nous n'utilisons plus l'écorce de saule contre les fièvres et le mal de tête, mais l'acide acétylsalicylique (aspirine), c'est parce que c'est beaucoup plus efficace.

L'acide acétylsalicylique est-il « chimique », « artificiel » ? Oui, dans la mesure où elle ne peut être fabriquée que par l'industrie chimique (Bayer). Mais non, dans la mesure où il s'agit à l'origine d'une molécule *tout ce qu'il y a de plus naturel,* présente dans l'écorce de saule (et la reine-des-prés, le castoréum). Simplement, elle a été purifiée, puis a subi une modification chimique (ajout d'un groupe acétyl, c'est-à-dire un groupe COCH3) tout à fait classique, pour en augmenter les effets antidouleur

et anti-inflammatoire et *diminuer les effets indésirables* !! L'acide acétylsalicylique est en effet *mieux toléré* par notre organisme.
Si certaines personnes préfèrent un produit moins efficace, avec plus d'effets indésirables, libre à elles de rejeter l'aspirine. Mais franchement, cela n'a pas beaucoup de sens.
Ce fut la même chose avec le paludisme, ou malaria, qui a accablé l'Europe jusqu'au début du XXe siècle. Les Jésuites avaient certes rapporté au XVIIe siècle l'écorce du quinquina, un arbre d'Amérique du Sud, pour soigner la malaria. Mais le remède était plus qu'incertain, débattu, voire rejeté (par l'Académie de médecine d'Angleterre), car on ne parvenait pas à déterminer précisément s'il était efficace (il l'était, mais pas assez pour que cela apparaisse clairement aux médecins et aux malades).
Il fallut attendre d'être capable d'extraire chimiquement *la quinine,* un autre alcaloïde, pour que le remède devienne vraiment efficient. Cela ne fut possible qu'à la fin du XVIIIe siècle.

Fabriquer des grandes quantités de produits rares

Un autre apport du progrès industriel et technique fut de produire en grande quantité des substances médicinales trop rares dans la nature.
Prenez le célèbre agent anti-cancéreux paclitaxel issu de l'if (l'arbre).
Pour traiter tous les cancers du monde au paclitaxel, il faudrait abattre des forêts de cet if. Or, justement, la variété qui produit le paclitaxel est une variété très rare, qu'on trouve autour de l'océan Indien, et chaque arbre n'en contient que des quantités infimes.
Heureusement, les chercheurs ont fini par parvenir à reproduire le paclitaxel en laboratoire, et ainsi soigner les malades, tout en épargnant les ifs rares.
Ce fut le même problème avec la cortisone. Substance extraordinaire pour réguler l'inflammation, elle ne se trouve qu'en quantité infime dans les glandes surrénales des mammifères. Il est donc tout à fait méritoire et fantastique pour l'humanité que des chercheurs aient réussi à fabriquer en 1947 de la cortisone de synthèse, ce qui d'ailleurs faillit ne pas arriver tant ce fut compliqué.

C'est le cas encore de la plupart des antibiotiques, qui sont des substances fabriquées en toute petite quantité par des moisissures. En aucun cas les quantités fabriquées naturellement n'auraient suffi à soigner des gens. Rappelons que le premier homme traité à la pénicilline décéda, car les médecins n'avaient tout simplement pas assez de pénicilline pour *une seule* personne. Ils furent obligés de récupérer ses urines pour les filtrer et récupérer la pénicilline excrétée pour la lui ré-injecter, mais cela ne suffit pas pour le sauver !!

Les industriels qui mirent en place les usines nécessaires pour fabriquer la pénicilline à grande échelle et ainsi sauver des dizaines de milliers de soldats blessés pendant la Seconde Guerre mondiale rendirent un fier service à l'humanité. Il faut avoir le courage de le dire, même au risque de se faire critiquer.

Merci à eux pour la pénicilline qui a sauvé des millions de vies par la suite. N'oublions pas non plus que la plupart des grosses opérations chirurgicales, opérations à cœur ouvert, transplantations, *ne pourraient avoir lieu* sans les antibiotiques et la cortisone. En effet, ces produits sont indispensables pour empêcher les inflammations et les infections mortelles consécutives aux opérations.

Pour des médecines complémentaires

Cela ne remet pas en cause la supériorité des approches naturelles, par le mode de vie, l'alimentation, la complémentation nutritionnelle, les plantes, pour toutes sortes de maladies très répandues, dont je parle constamment.

Mais ce n'est pas parce qu'on privilégie la nature qu'il faut être naïf. La médecine naturelle est le plus souvent complémentaire de la médecine conventionnelle, c'est la raison pour laquelle tant d'experts de SNI sont médecins.

Note

1. Voir en particulier *Drug Discovery : A History* de Walter Sneader.

Cailloux dans les reins : c'est horrible !

La douleur physique la plus terrible pour l'être humain est celle des cailloux dans les reins, aussi appelés « calculs rénaux ».
Quand j'étais petit, je me demandais toujours pourquoi on parlait de « calculs ». Pourquoi pas cailloux ?
Le mot calcul vient de *calculus* en latin, qui veut dire « osselet ».
Les osselets sont les petits os de la colonne vertébrale des moutons. Ils sont principalement composés de calcium, et c'est le cas aussi des pierres ou cailloux qui se forment dans les reins. C'est pourquoi on les appelle « calculs », en vocabulaire médical.
Pour la petite histoire, les enfants avaient toutes sortes de jeux avec les osselets. Et comme on leur apprenait à compter avec, c'est de là que vient le mot « calcul » en français.

« Douleurs atroces »

Les médecins parlent de « douleur atroce et sporadique » pour désigner ce que ressent la victime de calculs rénaux. Sporadique veut dire « se produisant à intervalles irréguliers ».
Imaginez que sur une échelle de douleur allant de 0 à 10, où 0 est l'absence de douleur et 10 la douleur maximale que vous puissiez imaginer ressentir, vous êtes à 10. C'est l'horreur !

Malheureusement, ce problème est très fréquent. Il a beaucoup augmenté ces trente dernières années. 5 à 10 % des gens vivront une crise de colique néphrétique au cours de leur vie. C'est énorme : parmi mes lecteurs, des dizaines de milliers seront touchés !

Comment peut-on avoir des cailloux dans les reins ? D'où viennent-ils ? Pourquoi font-ils si mal et comment les éviter, et s'en débarrasser ?

Nous allons voir tout cela. Et je vais vous indiquer un moyen naturel et très original de se soigner : aller au parc Astérix et faire un tour de Grand Huit ou de montagnes russes. C'est très sérieux, j'y reviens dans un instant, après une courte explication sur l'origine des cailloux dans les reins.

Comment les cailloux se forment dans les reins

Les reins servent à filtrer le sang. Normalement, les déchets sont microscopiques. Ils sont dilués dans l'urine, qui coule dans de petits tuyaux dans les reins appelés uretères, vers la vessie.

Mais il arrive que ces déchets « cristallisent », c'est-à-dire forment de petits grains.

En effet, ces déchets sont en grande partie des « sels » minéraux. Comme le sel que vous mettez dans l'eau, ils peuvent former des grains lorsque la concentration est trop forte. Cela se produit en particulier quand on ne boit pas assez d'eau.

Ces grains peuvent être fins, mais ils peuvent aussi grossir. Ils finissent alors par former des petits cailloux qui bloquent les uretères.

C'est ce qui provoque les douleurs appelées « coliques néphrétiques » (*néphros* veut dire « rein » en grec), qui se produisent dans les flancs.

Solution

Les petits cailloux finiront par passer dans la vessie – après vous avoir torturé. Mais les plus gros cailloux doivent être cassés avec des ultrasons. Parfois, on est même obligé d'opérer en ouvrant les reins pour les retirer directement.

Ces opérations sont pénibles et se produisent après (ou pendant) les coliques néphrétiques abominables.
Mieux vaut prévenir que guérir, donc, et cela tombe bien car les solutions sont simples et agréables.

- *La première mesure* est de prendre l'habitude d'ajouter systématiquement quelques gouttes de citron et une rondelle dans votre carafe d'eau à table, ou dans votre verre. C'est bon au goût, rafraîchissant, mais c'est surtout excellent pour la santé, et pas que pour la vitamine C. *Le citron augmente la quantité de citrate dans l'urine. Le citrate contribue à prévenir la formation de cailloux*[1]. De plus, avec une eau citronnée, vous aurez plus de plaisir à boire et augmenterez votre absorption de liquide.
- *Faites des tisanes de plantes « diurétiques »*, c'est-à-dire qui donnent envie d'uriner. J'ai parlé du pissenlit qui tient son nom de « pisse-en-lit » (voir «Le pissenlit soigne, nourrit et purifie» p.54), et qui mérite sa réputation. Mais nous connaissons tous les effets étonnants des asperges : l'eau de cuisson des asperges est particulièrement efficace. Avec le pissenlit et les asperges, les orties, le persil en infusion (infuser 2 g de persil dans 150 mL d'eau bouillante et boire 3 fois par jour) et la verge d'or (infuser 3 g d'herbe dans 150 mL d'eau bouillante) seront vos meilleurs diurétiques naturels.
- *Augmentez vos apports en potassium.* Le meilleur moyen de manger plus de potassium est de manger plus de légumes, épices et produits végétaux, en particulier les pommes de terre avec la peau, le concentré de tomate, le cacao, le café et la chicorée, les graines de cumin, le gingembre moulu, le poivre, le persil, les châtaignes, l'avocat, la banane et les abricots secs. Le potassium réduit l'excrétion de calcium (vous avez moins de calcium qui passe dans vos reins), ce qui a le double avantage de préserver votre masse osseuse tout en réduisant la formation de calculs rénaux. *À noter qu'il existe un complément alimentaire* très intéressant pour prévenir les calculs rénaux, le citrate de potassium : comme son nom l'indique, il contient à la fois du citrate… et du potassium.

- *Réduisez votre consommation d'aliments riches en oxalate.* La plupart des calculs rénaux sont formés d'oxalate de calcium. L'oxalate est une substance qui se lie au calcium pour le faire cristalliser. Vous réduirez votre risque de calculs rénaux en diminuant votre consommation d'aliments riches en oxalate : les épinards, la rhubarbe, les bettes, la betterave et la fève de soja.

Contre les douleurs

Il existe – n'est-ce pas merveilleux ? – une plante qui a l'étonnante vertu de soulager les douleurs provoquées par les spasmes des uretères en cas de crise de colique néphrétique.
Il s'agit du pétasite officinal (*Petasites hybridus*). Prendre 7,5 à 15 mg de pétasite 2 fois par jour, pendant les repas.

Médecine chinoise

L'acupuncture est souvent recommandée en cas de calculs rénaux. Les preuves scientifiques de son efficacité sont cependant limitées.
Je préfère pour ma part miser sur une préparation à base de plantes chinoises, appelée Te Xiao Pai Shi Wan[2]. Il faut en prendre 6 à 8 comprimés, 3 fois par jour.
Consultez un praticien de MTC (médecine traditionnelle chinoise) pour qu'il vous prescrive cette préparation, et vous indique un endroit fiable pour vous la procurer près de chez vous.

Le Grand Huit

Enfin, je l'ai déjà mentionné, il y a cette étude très sérieuse sur le Grand Huit. Elle vient de sortir dans la revue médicale *The Journal of the American Osteopathic Association.* Les montagnes russes exercent une pression dans le ventre qui force les petits cailloux à passer, avant qu'ils ne deviennent trop gros et douloureux. Les personnes qui font régulièrement des tours ont donc moins de coliques néphrétiques que les autres !

Ces recherches, menées par des scientifiques de l'université du Michigan, ont fait suite à des témoignages de patients qui racontaient avoir été guéris après être allés à Disney World en Floride[3].

On suppose que les personnes qui pratiquent le trapèze acrobatique, la haute voltige, le saut à l'élastique, la Formule 1 et la moto de course bénéficient des mêmes effets !

C'est un encouragement à remettre du « piquant » dans nos vies. Jouer à Tarzan, ou à James Bond. Car il est évident que la station « vautré devant la télévision » ou « assis dans le fauteuil de ma voiture » toute la journée ne favorise *pas* la circulation des petites impuretés qui se coincent dans nos tuyaux.

À ma connaissance, aucune recherche scientifique n'a encore été de ce côté pour expliquer l'explosion des calculs rénaux depuis trente ans. Il serait temps de creuser cette piste.

Notes

1. Mayo Foundation for Medical Education and Research (Ed). Diseases & Conditions - Kidney Stones, MayoClinic.com.

2. Voir *http://www.passeportsante.net/fr/Solutions/PharmacopeeChinoise/Fiche.aspx?doc=te_xiao_pai_shi_wan_pc*

3. *http://www.telegraph.co.uk/science/2016/09/26/roller-coasters-could-be-a-cure-for-kidney-stones/*

Le grand mythe des pertes blanches

« *Hm... avez-vous des pertes blanches ?* » demande le médecin en fronçant les sourcils.

Petite accélération cardiaque, mains moites, boule dans le ventre... Dans le silence du cabinet, Alexandra entend le cliquetis du clavier de son gynécologue. Il consulte son « dossier médical » d'un air préoccupé (dossier qu'elle n'a jamais vu mais dont elle craint qu'il ne contienne des informations inquiétantes).

« *Oui* », répond Alexandra timidement, sur un ton légèrement interrogateur. Car elle ne sait pas si c'est un peu grave, grave, ou extrêmement grave. Mais elle est bien obligée d'avouer, elle a des écoulements bizarres. Et ce n'est pas toujours très propre ! Indice inquiétant supplémentaire, ces pertes blanches prennent chez elle des formes variées.

Comme le rhume, qui commence par une toux sèche, puis des écoulements variés, les pertes blanches d'Alexandra évoluent !

Elles ne sont pas toujours blanches, d'ailleurs.

Elles commencent par être d'apparence laiteuse, puis deviennent transparentes. Elles ressemblent alors à du blanc d'œuf, d'aspect visqueux et filant (en pinçant puis en relâchant les doigts, un fil se forme). C'est une impression désagréable de mouillé. Mais voilà qu'elles « caillent » ensuite, comme du lait. Elles disparaissent et c'est une sensation sèche qui s'installe, parfois accompagnée de picotements. Le problème semble résolu pour quelques jours. Mais déjà, ce sont les règles qui apparaissent (autre problème !). Et de nouveau, le cycle infernal reprend.

Alexandra se douche pourtant tous les jours et soigne son hygiène scrupuleusement. Elle change de sous-vêtements, a investi dans des gels lavants spéciaux, d'abord en supermarché puis, dès que ses moyens le lui ont permis, en pharmacie.

Néanmoins, malgré ses efforts, cette zone reste sale ; avouons même qu'elle sent parfois mauvais.

Cela tient peut-être aussi à l'excès de pilosité, qui ne simplifie pas les choses, et dégage elle aussi comme une odeur de transpiration pénible.

Bref, c'est un état général assez catastrophique. Il faudra bien un jour confier ce problème à la médecine pour en finir une fois pour toutes ! Comment voulez-vous séduire, être aimée, dans ces conditions ???

Alexandra est une femme, un être humain !!

En réalité, Alexandra n'a aucun problème. Bien au contraire.

Non seulement ses pertes blanches n'ont rien d'anormal, mais elles sont le signe que la mécanique merveilleuse, disons même miraculeuse, de sa féminité fonctionne ! Alexandra est une femme, un être humain, et c'est ainsi que la nature l'a faite.

Elle ne doit pas s'inquiéter, elle ne doit surtout pas se soigner. Son gynécologue devrait, des étoiles dans les yeux, la *féliciter*, pour ce qu'elle est, pour être si « aimable », au sens propre, justement.

Je ne sais pas s'il le fera. Mais je vais le faire pour lui.

Le plus grand drame de notre époque

Un des plus grands drames de notre époque est que les êtres humains sont convaincus de vivre l'âge d'or de la science, de la raison, un âge où on a le droit de tout dire, de tout penser. Ils se croient « informés ». Cette impression est renforcée par l'extrême liberté (ou l'extrême grossièreté) avec laquelle on parle dans les médias, sur Internet, dans les écoles même, de sexualité.

Derrière cette pseudo éducation faussement libérée, la réalité est que nous sommes cloîtrés dans une forme d'obscurantisme scientifique dramatique.

J'oserais dire que nos ancêtres, prétendument si « coincés », étaient mieux informés que nous. Vivant dans des fermes, avec des animaux, les enfants voyaient bien, dès le plus jeune âge, comment fonctionne la nature, pour de vrai (et non sous la forme théâtrale et sordide des mises en scènes pornographiques qu'ils voient trop souvent, trop jeunes, sur leurs smartphones).

Et c'est là que je reviens au grand mythe des pertes blanches.

Les sécrétions ne sont plus honteuses quand on sait ce qu'elles révèlent

Les véritables pertes blanches sont constituées de sécrétions vaginales et de cellules mortes.

Ce sont elles qui font parfois des traces sur les sous-vêtements. Les sécrétions vaginales sont une sorte d'huile sécrétée par les parois du vagin. Cette huile se dépose sur les grandes lèvres pour protéger le vagin d'éventuels microbes. Le but de cette protection est d'empêcher tout microbe d'atteindre l'utérus de la femme, ce qui est nécessaire pour permettre une future grossesse : c'est un « vernis protecteur ».

Toutes les femmes observent ces pertes pratiquement toute leur vie. Les protège-slips portés en dehors des règles qui absorbent cette « huile » protectrice sont donc à déconseiller. Ils ne « nettoient » rien du tout. Au contraire, ils facilitent l'arrivée d'infections et de mycoses.

La nature fait bien les choses et les femmes peuvent se considérer comme tout à fait normales quand leurs sous-vêtements sont tachés.

Ces pertes blanches ne doivent pas être confondues avec la glaire cervicale, produite par des glandes du col de l'utérus.

Alexandra ne fait manifestement pas bien la différence.

Mais cette glaire cervicale n'a rien à voir avec un déchet, une substance honteuse ou sale. Au contraire, c'est l'« élixir de vie » de la femme.

Cette glaire joue un rôle capital pour, selon les moments :

- protéger l'utérus, empêcher tout corps étranger d'y pénétrer, y compris les spermatozoïdes lorsque ce n'est pas le moment ;
- accueillir, nourrir, *modifier* (très peu de personnes le savent) et guider la semence masculine pour féconder l'ovule, en période de fertilité.

Cette opération que l'on croit banale est d'une immense complexité, dont je vais donner un aperçu.
Elle est incroyablement méconnue, ignorée par nos scientifiques, et même par beaucoup de médecins.

La cause méconnue de l'infertilité

La plupart des jeunes filles n'en sont pas informées. Certaines femmes vivent toute leur vie sans en prendre conscience.
Cela provoque d'innombrables problèmes dont :

- des grossesses non désirées ;
- des problèmes de fécondité.

En effet, beaucoup de couples croient être stériles. En fait, ils ignorent que la période de fécondité de la femme est parfois très courte, parfois uniquement quelques heures par mois. Il leur suffirait de connaître les signes indiquant que la femme est féconde pour concevoir plus facilement un enfant, sans aucune intervention médicale et avec le plus grand… plaisir.
Pour cela, il faut bien comprendre ce qu'est la glaire cervicale.

La glaire cervicale : un élixir de vie

La glaire cervicale est un liquide visqueux, sans vraiment de couleur. C'est un liquide sécrété par les cellules du col de l'utérus sous l'action des œstrogènes.
Son rôle est de faciliter aux spermatozoïdes le passage du col de l'utérus et de l'utérus, de faciliter leur mobilité en leur fournissant des réserves énergétiques pour survivre dans les organes génitaux féminins le temps de parvenir à l'ovule. Enfin, la glaire *modèle* la tête des spermatozoïdes en vue de la fécondation de l'ovule.

La glaire est un « élixir de vie », selon l'expression de Pryska Ducœurjoly, spécialiste de la méthode symptothermique[1] :
« *C'est grâce à cet élixir de vie que les spermatozoïdes peuvent survivre dans les cryptes cervicales, situées à l'entrée de l'utérus. Ils se nourrissent de ce lait très nutritif en attendant l'arrivée de l'ovule. Sans cette glaire cervicale (c'est son nom), impossible pour eux de rester en vie plus de quelques heures*[2] *!* » explique-t-elle.
La glaire cervicale est un liquide vraiment incroyable. Quand on l'observe au microscope, on s'aperçoit qu'elle est capable de se modifier au moment de l'ovulation pour prendre la forme de *canaux microscopiques* qu'empruntent les spermatozoïdes pour aller du vagin à l'utérus.
En même temps, la glaire compense l'acidité du vagin, ce qui permet aux spermatozoïdes de survivre jusqu'à cinq jours au lieu de trente minutes en temps ordinaire. La glaire leur fournit les nutriments nécessaires à leur survie et l'énergie qu'il leur faut pour le voyage périlleux et épuisant du col de l'utérus jusqu'aux trompes de Fallope.
Sans elle, pas de fécondation.
Toutes les femmes devraient apprendre à repérer cet élixir. C'est cela qui leur permet de maîtriser leur fertilité, en toute liberté, en toute indépendance (pas besoin de pharmacie, ni de carte de crédit !!).

Non, vous n'êtes pas malade !

Un picotement indique simplement que vous n'avez pas de sécrétion de glaire cervicale : les spermatozoïdes qui auraient le malheur de s'aventurer dans le vagin ne survivraient pas plus de quelques heures.
On peut reconnaître une sécrétion de type mycosique avec le « test du verre d'eau » : celle-ci se liquéfie rapidement dans l'eau alors que la glaire cervicale, surtout très fertile, s'agglutine dans l'eau et coule au fond du verre.

Les problèmes

Bien entendu, comme avec toute partie de notre corps, il peut y avoir des problèmes avec ces sécrétions : des champignons peuvent s'installer, des bactéries…

Tout peut s'infecter, les pertes blanches peuvent devenir jaunes, vertes, elles peuvent brûler la peau.

La plupart des couples actuels souffrent de démangeaisons provoquées par des mycoses (principalement le *candida albicans,* dans cette zone). Il faut alors traiter. Ces problèmes n'ont rien à voir avec les sensations tout à fait normales de l'état de la glaire qui varie durant le cycle[3].

Mais ne vous inquiétez pas : vous vous rendrez parfaitement compte toute seule dès qu'il y aura une « maladie », exactement comme vous n'avez pas eu besoin qu'un médecin vienne vous signaler que vous étiez malade le jour où vous avez attrapé la grippe.

« *La prochaine fois que votre médecin vous demande si vous avez des pertes blanches, demandez-lui ce qu'il entend par là. Et sentez-vous libre de lui répondre : «Oui, docteur, comme toutes les femmes» !* » conclut Pryska Ducœurjoly.

On ne saurait mieux dire.

Ces pertes sont le signe que votre cycle féminin fonctionne normalement. Elles peuvent aussi, quand vous savez les analyser, vous indiquer le moment précis où la glaire cervicale va permettre la conception d'un enfant, ce qui ne se produit que deux jours (et parfois moins) par mois.

C'est un moyen majeur, et tout à fait méconnu, de favoriser la fécondité.

Notes

1. Voir le numéro 60 de *Néosanté,* octobre 2016.
2. *http://pryskaducoeurjoly.com/actu/1805/le-grand-mythe-des-pertes-blanches*
3. Voir magazine *Plantes & Bien-Être* sur le traitement du *candida albicans,* mai 2016.

Guérir par la médecine holistique

J'ai déjà dit du bien de la médecine conventionnelle (voir « Les bienfaits de la médecine conventionnelle », p.342).
Permettez-moi de vous parler de ses problèmes, de ses limites.
La médecine conventionnelle est organisée comme une armée engagée dans une lutte à mort contre les maladies.
Elle agit comme si les maladies étaient une sorte *d'armée étrangère* cherchant par tous les moyens à attaquer l'humanité.

- D'une part, il y aurait les « bons » petits êtres humains, qui ne demandent qu'à vivre en bonne santé.
- D'autre part, il y aurait les méchants microbes, virus, tumeurs, gènes défectueux et germes infectieux en tout genre qui chercheraient à les rendre malades.

À coups de vaccins et de médicaments, elle prétend construire autour des gens un bouclier de défense qui les protégerait de tous les dangers, y compris des conséquences de leurs propres actes.
Son but rêvé est d'appliquer des solutions globales, universelles, qui minimisent la participation des individus à leur santé tout en les protégeant au maximum.
La médecine est envisagée comme un grand Combat entre les forces du Bien et du Mal. Le Mal, ce sont les maladies. Le Bien, dans sa vision, ce sont les médicaments.

Les dommages collatéraux de la médecine conventionnelle

Mais de même que les « bonnes intentions » de l'armée américaine provoquent presque toujours des bains de sang et des dommages collatéraux à n'en plus finir, justifiant sans cesse de nouvelles interventions, la médecine conventionnelle a aussi de terribles effets pervers.
Dans les deux cas, la cause est identique : les « experts » de l'armée ont été incapables de tenir compte du *facteur humain* et des *mentalités et des désirs des populations supposées bénéficier de leur intervention.*

Oubli de la dimension humaine de la médecine

La médecine conventionnelle a fini par oublier qu'elle traite des êtres humains qui ont aussi des émotions, une « psyché » (esprit), des problèmes personnels qui, souvent, sont le principal obstacle à leur guérison, mais qui sont *les meilleurs alliés de la médecine* lorsqu'elle en tient compte.
En effet, maintenant qu'ont été vaincues la plupart des maladies infectieuses, les pires maux dont souffre l'être humain lui sont infligés *par lui-même* ou par ses semblables, de façon involontaire mais encore plus souvent de façon *volontaire.*
Le tabac, l'alcool, le sucre, la malbouffe, l'absence d'activité physique, les drogues en tout genre et la pollution *sont devenus les principaux facteurs qui rendent l'humanité malade physiquement.*
Viennent ensuite les *relations personnelles, professionnelles et sociales toxiques,* qui entraînent leur cortège de dépressions, solitudes, suicides, violences, traumatismes divers, anorexies, boulimies, maladies sexuellement transmissibles, et qui, comme par hasard, vont en général de pair avec une *baisse des défenses immunitaires et un plus grand risque infectieux* (on parle aujourd'hui du retour de la tuberculose, de la syphilis, de la gonorrhée en France). La médecine conventionnelle voudrait idéalement « prendre en charge » les patients de façon purement « médicale », en pratique avec des médicaments et des opérations. Et transférer les problèmes humains aux assistantes sociales et aux psychologues.

C'est évidemment une illusion dont les conséquences sont catastrophiques.
Catastrophiques car cette médecine ne serait plus qu'un emplâtre sur une jambe de bois, refusant de voir et traiter *les véritables causes du mal-être et des maladies.*
Ces causes se situent au niveau des êtres humains eux-mêmes, de la façon dont ils vivent, des choix qu'ils font.
La solution est à chercher dans *la relation humaine et le travail sur le sens de la vie.*

« Pourquoi souhaitez-vous guérir ? »

Bien des praticiens de médecine conventionnelle ont une impression d'absurde dans leur travail.
Pendant leurs études, une grande partie de leur temps est consacrée à remplir des QCM (questionnaires à choix multiples). La faculté de médecine leur enseigne, de plus en plus, à prendre des décisions thérapeutiques selon des « arbres décisionnels » standardisés. Dans les deux cas, c'est leur mémoire, et non leur intelligence, qu'on sollicite.
Une fois en activité, ils se retrouvent à faire un travail extrêmement répétitif, ce que beaucoup supportent mal.
Surtout quand il s'agit de prescrire :

- des médicaments anti-cholestérol à des personnes qui mangent trop gras ;
- des médicaments anti-diabète à des personnes qui mangent trop sucré ;
- des antibiotiques à des personnes qui ont manqué aux règles les plus fondamentales de l'hygiène ;
- des somnifères à des personnes qui ont perdu le sens du jour et de la nuit ;
- des antidépresseurs à des personnes dont la vie part à la dérive et qui ont toute raison d'être déprimées ;
- des bisphosphonates (médicaments contre les os fragiles) à des personnes qui ne font pas assez de sport, et dont les os, comme les muscles, s'étiolent naturellement.

Ou encore de diagnostiquer :

- des maladies cardiaques et des cancers du poumon à des fumeurs invétérés ;
- des cirrhoses à des gens qui boivent trop ;
- de l'hypertension à des personnes qui mangent trop et bougent trop peu.

Ils ont l'impression d'être parfois poussés à faire des choses absurdes, et *ils ont raison.*

Pour certains malades, la médecine est un piège dangereux

« Il faut bien faire quelque chose », se disent-ils pour faire taire leurs doutes. « On ne peut quand même pas laisser nos patients dans cet état. » Mais la vérité, même si elle est dure à entendre, est que pour tous ces patients, la médecine, les « médocs », sont pour eux un piège. Ce piège leur donne l'illusion qu'ils peuvent continuer à vivre sans faire des changements qui seraient pourtant urgents et indispensables.

Les moyens de la médecine sont utilisés pour éviter les remises en cause et les changements de mode de vie qui, seuls, pourraient ramener les patients à la santé vraie.

La médecine joue alors contre l'intérêt réel des malades. Certains vont jusqu'à accuser les médecins d'être parfois, dans ces conditions, comme des « dealers en blouse blanche[1] », protégés par la loi et financés par la Sécurité sociale.

L'image est excessive, mais il est vrai que le système médical semble devenir fou. Il déclenche des flots d'achats et de consommation de médicaments en s'aveuglant volontairement sur la cause du problème.

Les médicaments chimiques ne sont pas la solution.

Il y a à la base un problème humain massif. Notre système de santé fondé sur ce pilier qu'est la consultation médicale de douze minutes à vingt-cinq euros remboursée par la Sécurité sociale n'est pas une réponse adaptée et réaliste.

Si nous poursuivons ainsi, les dépenses de santé vont continuer à s'envoler sans apporter le moindre mieux-être réel et de long terme à la population.

Cette inflation des dépenses de santé s'accompagne d'un service de plus en plus dégradé, où il n'est plus question que de « pénurie de médecin », « déserts médicaux », « file d'attente aux... urgences » (peut-on continuer à utiliser ce terme « urgence », quand on attend en moyenne quatre heures avant de voir une infirmière ?).
D'où l'urgence d'une *injection massive de médecine naturelle et holistique dans notre système de santé.* J'estime que c'est la seule issue possible pour échapper à la catastrophe collective.

Injecter massivement de la médecine naturelle dans notre système de santé

La médecine « naturelle » que nous défendons à *Santé Nature Innovation*, ce n'est pas une médecine qui rejette le progrès médical, et qui affirmerait (contre toute évidence) qu'une tuberculose se soigne mieux avec les remèdes traditionnels (qui consistaient à percer le poumon du malade, et à l'attacher dans un lit au soleil).
La tuberculose, ça ne se soigne *pas* avec des vitamines. Ça se soigne avec l'isoniazide, la rifampicine, l'éthambutol et le pyrazinamide, les antibiotiques qui ont remplacé la streptomycine, et qui sont *presque toujours efficaces en première ligne.*
Notre médecine naturelle, c'est une médecine qui prend chaque patient pour un être humain à part entière, capable de comprendre ce qui lui arrive, de réfléchir sur les causes, d'envisager plusieurs traitements, pour faire des choix intelligents. Un être humain qui assume sa liberté et ses responsabilités.
Cela veut dire que la bonne santé n'est pas recherchée en avalant des médocs, mais en comprenant le fonctionnement et les besoins de son corps, et en adaptant sa vie, son alimentation, ses activités, son métier, et même ses relations et ses loisirs, aux exigences d'une vie saine.
Tout cela, évidemment, demande un investissement important. Il faut prendre le temps de lire, de réfléchir, ce qui est souvent long, et fatigant (cette lettre en est la preuve, et bravo à vous d'être arrivé

jusque-là !). Il faut accepter de ne pas toujours comprendre du premier coup.
C'est la raison pour laquelle nous publions de nombreuses parutions, avec, souvent, des points de vue et approches différentes.
La voie de l'ouverture, du dialogue, de la recherche est la voie la plus sûre vers le progrès. C'est la seule façon d'avoir, parfois, de bonnes surprises. Laisser ouvertes les écoutilles. Rester attentif. Actif. Engagé.

Note

1. *http://www.annecoppel.fr/chapitre-18-medecins-ou-dealers-en-blouse-blanche/*

Arthrose du genou : stopper l'engrenage

L'arthrose du genou n'est pas provoquée par « l'usure du cartilage ». Ce n'est pas un pneu de voiture !

Les choses sont plus compliquées. Mais je vais les expliquer de façon simple et brève.

Et vous verrez : quand vous aurez compris le vrai mécanisme de l'arthrose du genou, vous comprendrez – tout naturellement – comment *une solution naturelle, à base de simples vitamines et nutriments, permet de soulager, voire même d'inverser l'arthrose du genou.*

Ne tombez pas dans le piège des anti-inflammatoires

Pourquoi ne pas se contenter de simples médicaments anti-inflammatoires ?

Les personnes qui ont essayé vous répondront.

Au départ, les anti-inflammatoires soulagent la douleur. Mais leur action diminue avec le temps et ils provoquent de graves effets secondaires : saignements gastro-intestinaux, porosité intestinale qui augmente le niveau d'inflammation dans l'organisme.

De plus, de nouvelles études ont révélé que les anti-inflammatoires *accélèrent* subrepticement la destruction de vos cartilages[1].

Une étude a montré que 47 % des personnes prenant un anti-inflammatoire non stéroïdien contre l'arthrose du genou ont vu leurs problèmes empirer, contre 22 % dans le groupe placebo. Dans une autre étude sur 635 personnes souffrant d'arthrite au genou et prenant du diclofénac, le risque de développer de l'arthrose de la hanche a plus que doublé, et celui d'arthrose dans l'autre genou, *triplé*, par rapport au groupe placebo[2].

Le processus est d'autant plus sournois, qu'au début, vous avez l'impression d'aller mieux. En réalité, dans la profondeur de vos genoux, votre arthrose empire.

À l'inverse, les nutriments anti-arthrose dont je veux vous parler permettent :

- *de réduire significativement* les douleurs causées par l'arthrose ;
- *de réduire significativement* le risque de séquelles liées à l'arthrose ;
- et ils peuvent *même contribuer à faire repousser votre cartilage,* un effet qu'aucun médicament chimique ne peut vous laisser espérer (au contraire, comme vu plus haut, les médicaments les plus souvent utilisés contre l'arthrose, les AINS, accélèrent la destruction du cartilage).

C'est la lumière au bout du tunnel pour les 9 à 10 millions de personnes de plus de 50 ans qui sont touchées par l'arthrose en France.

76 % d'entre elles se retrouvent handicapées à cause de leurs douleurs. L'urgence pour elles serait d'agir *le plus vite possible.* Le but est d'éviter que, dans six mois, deux ans, dix ans, elles ne finissent en chaise roulante, ou immobilisées sur un lit d'hôpital.

Et je vais vous donner tous les détails utiles pour y arriver, patiemment.

La véritable cause de l'arthrose (récemment découverte)

L'arthrose est un problème articulaire qui a longtemps été attribué à une usure du cartilage, cette substance blanche et légèrement élastique qui couvre les extrémités de vos os, leur permet de glisser les uns contre les autres sans frottement douloureux, et d'amortir les chocs.

Mais au début des années 2000, des chercheurs américains se sont aperçus que l'arthrose n'est *pas* causée par une usure du cartilage. Si c'était le cas, les sportifs seraient beaucoup plus touchés que le reste de la population, alors que c'est l'inverse.

L'origine réelle du problème, ce sont des *cellules du cartilage qui se mettent à faire « n'importe quoi »*. Au lieu de remplacer le vieux cartilage et de fabriquer du cartilage neuf, elles font l'inverse !

Normalement, votre cartilage est constamment renouvelé. Vous avez pour cela des cellules spéciales, appelées *chondrocytes.* Elles « digèrent » constamment le vieux cartilage et fabriquent des briques neuves afin que votre cartilage soit toujours bien épais, bien élastique, bien irrigué, bien protecteur.

Je suis désolé car le mot « chondrocyte » est compliqué. Mais je suis obligé de vous demander de vous en souvenir, car je vais le réutiliser de nombreuses fois.

Retenez bien dans un coin de votre mémoire : les *chondrocyte*s sont ces cellules essentielles qui vous débarrassent de votre vieux cartilage et vous fournissent les matériaux pour en produire du nouveau. C'est grâce à eux que vos articulations peuvent rester bien flexibles, bien élastiques pendant des décennies.

Mais lorsque nos chondrocytes sont maltraités, ils deviennent fous, et vous allez voir que les conséquences sont terribles.

Avant de passer aux mauvaises nouvelles, je dois vous indiquer comment prendre soin de vos chondrocytes, et cela vaut même, et surtout, si la maladie a déjà commencé.

Comment prendre soin de vos chondrocytes

Pour éviter que l'arthrose ne commence ou s'aggrave, il faut prendre soin de vos chondrocytes.

Pour cela, vous devez commencer par l'alimentation. Les chondrocytes se situent dans votre cartilage. Or, le cartilage a une particularité : il n'est pas irrigué par des vaisseaux sanguins.

Cela veut dire que les cellules du cartilage ne reçoivent *pas d'oxygène* ni de *nutriments* par le sang, comme les autres cellules du corps.
Leur nourriture se trouve dans le liquide synovial, un liquide qui ressemble à du blanc d'œuf et dans lequel baigne l'articulation.
Pour oxygéner et nourrir vos chondrocytes, vous devez faire pénétrer votre liquide synovial dans votre cartilage. Et pour cela, il faut que vous *bougiez régulièrement.* Car le cartilage est un peu spongieux (comme une éponge). Chaque fois que vous pressez dessus, un peu de liquide synovial circule en dedans et en dehors. C'est ainsi que vos chondrocytes sont nourris et oxygénés.
Les problèmes commencent lorsque :

- *Nous bougeons trop peu* : télévision, travail de bureau, voiture, sédentarité. Nous ne sollicitons pas assez nos articulations. Les chondrocytes manquent alors d'oxygène et de nourriture, s'affaiblissent, tombent malades.
- *Nous compressons excessivement notre cartilage :* les personnes en surpoids écrasent leur cartilage. Comme une éponge mouillée sur laquelle on aurait posé un dictionnaire, notre cartilage s'écrase, expulse le liquide synovial et, à nouveau, les chondrocytes souffrent, manquent d'oxygène et de nourriture, et risquent de devenir fous.

C'est pourquoi il est important, pour prévenir l'arthrose du genou, de faire fréquemment de l'exercice physique modéré, et de rester aussi proche que possible de votre poids idéal.
Mais nous avons vu que cela ne suffit pas forcément. Car il faut aussi éviter les coups et l'inflammation chronique.

Protéger vos chondrocytes des coups et de l'inflammation

Notre cartilage est fait pour « encaisser » de fortes pressions fréquentes.
Vous pouvez sauter, danser, courir sans craindre de l'abîmer, bien au contraire. Toutefois, le cartilage n'est pas fait pour être écrabouillé violemment. En cas d'entorse, de chute à ski, au football ou au rugby,

d'accident de voiture, de vélo ou de roller, le choc est tel que le cartilage s'écrase et reste durablement abîmé.

Là encore, les chondrocytes souffrent et peuvent tomber malades. Ils se mettent alors à faire « n'importe quoi ».

Les personnes qui ont eu dans leur jeunesse un accident de ce type courent de forts risques de souffrir d'arthrose. Il est particulièrement important qu'elles suivent les conseils contre l'arthrose que je donnerai plus loin. Plus elles commenceront tôt, plus l'effet sera fort, jusqu'à éviter toute douleur gênante.

D'autre part, les chondrocytes sont très vulnérables aux substances inflammatoires, qui les rendent malades. Lorsqu'une intolérance alimentaire, un excès de poids, un mode de vie malsain, un stress chronique, ou toute autre cause provoquent chez vous une inflammation chronique, vos chondrocytes souffrent et risquent de devenir fous.

À noter enfin que, *lorsque nous vieillissons,* l'activité de nos chondrocytes diminue naturellement.

Tous ces phénomènes sont graves. Bien plus graves que la simple douleur passagère qu'ils provoquent au début.

Le terrible secret des chondrocytes devenus fous

En effet, un chondrocyte devenu fou ne cesse pas seulement de faire son travail. Il se met, tel un forcené, à :

- tuer les autres chondrocytes ;
- attaquer les cellules saines de cartilage ;
- empêcher les nouvelles « briques » de cartilage d'être fabriquées et mises en place.

C'est la terrible vérité. Aussi choquant que cela puisse paraître, les chondrocytes, cellules normalement programmées pour renouveler le cartilage, *se mettent à faire le contraire quand elles deviennent folles : elles détruisent le cartilage existant, et empêchent le nouveau de se reformer.*

Un cercle vicieux se met alors en place : plus l'arthrose s'aggrave, plus vous avez d'inflammation.

Et plus vous avez d'inflammation, plus vos chondrocytes deviennent fous, et aggravent votre arthrose !!

Erreur à ne pas commettre

Vous comprenez pourquoi la plus grave erreur est alors de prendre des antidouleurs.
Ils vous empêchent de *ressentir le grave problème qui se produit dans vos articulations.*
Mais jour après jour, le travail de sape se poursuit. Et plus le temps passe, plus les chondrocytes fous s'emballent et crachent des substances inflammatoires, accélérant leur besogne de destruction !
Et tenez-vous bien : ce sont bientôt *toutes les autres parties de l'articulation qui sont attaquées.* Vos tendons, vos os, le liquide synovial lui-même – qui, en temps normal, permet de lubrifier l'articulation – *s'enflamment sous l'effet des substances inflammatoires qui se concentrent.*
D'où les rougeurs, les gonflements, la douleur qui finit par être *paralysante.*
L'arthrose n'est PAS un problème anodin.
Vous devez tout faire pour la prévenir, ou la maîtriser si elle s'est déjà déclenchée.

Des enjeux considérables pour votre avenir

Ceci est tellement important que je dois préciser *les conséquences pour votre avenir* si vous ne faites rien.
Une fois encore, excusez-moi mais je suis obligé d'utiliser des termes techniques. Au lieu de fabriquer du nouveau cartilage, comme ils le font habituellement, vos chondrocytes devenus fous :

- *détruisent le cartilage existant,* en sécrétant des métalloprotéinases, bien au-delà de leur travail normal qui consiste à vous débarrasser du vieux cartilage. Même les cellules saines et neuves sont attaquées ;
- *empêchent la formation des briques* qui permettent de renouveler le cartilage ; ces briques sont le collagène et les protéoglycanes ;
- *attaquent les autres parties de l'articulation* (tendons, os, liquide synovial) en produisant des substances inflammatoires agressives, les leucotriènes et les cytokines.

Maintenant que vous avez entendu cela, vous comprenez l'importance cruciale d'un mode de vie sain, d'une activité physique régulière mais sans excès ; l'importance de conserver votre poids idéal. Il faut tout faire pour éviter que le cercle de l'inflammation ne se mette en route.
Et si ce processus est déjà enclenché chez vous, alors il faut :

- stopper l'inflammation avec un produit naturel bien supporté par l'organisme ;
- apporter à vos articulations les « briques » de cartilage que vos chondrocytes ont cessé de produire.

Le plan de bataille est donc clair !
Entrons maintenant dans le détail de ce que vous devez faire.

Stopper l'inflammation dans vos articulations

Première étape, donc, *éteindre l'incendie qui s'est déclenché dans vos articulations.*

- Si vous bougez trop peu, reprenez une activité physique régulière pour relancer la circulation du liquide synovial dans votre cartilage.
- Si vous êtes en surpoids, soulagez vos articulations des genoux en perdant vos kilos en trop. La première mesure pour cela est de réduire votre consommation de farineux, féculents et sucreries. C'est sans doute là le conseil le plus important dans cette lettre.
- Si votre arthrose s'est déclenchée à cause d'un accident qui a touché vos articulations dans le passé, ou à cause de l'âge, passez directement à l'étape suivante.

La nutrition anti-arthrose

Les données scientifiques s'accumulent sur le rôle de la nutrition dans l'inflammation. Pour limiter votre niveau d'inflammation et donc votre risque d'arthrose :

- mangez plus de fruits et de légumes. Riches en antioxydants, ils aideront eux aussi à diminuer l'inflammation causée par les radicaux libres ;
- consommez autant que vous le pouvez des épices aux propriétés anti-inflammatoires : ajoutez chaque fois que vous en avez l'occasion du poivre, du curcuma, de la cannelle et du gingembre à votre cuisine ;
- augmentez vos apports en acides gras oméga-3 (huiles d'olive et de colza, graines de lin, sardines, thon, saumon, maquereau), diminuez vos apports en oméga-6 (huiles et margarines de tournesol, de maïs et de pépins de raisin). Les oméga-3 sont anti-inflammatoires, les oméga-6 sont pro-inflammatoires.

À noter que les oméga-3 issus d'huile de poisson ne sont pas seulement anti-inflammatoires. Ils bloquent aussi le fonctionnement des substances qui digèrent le cartilage, appelées aggrécanases.
Une fois toutes ces mesures prises, tournez-vous vers la reine des plantes anti-inflammatoires.

La plante anti-inflammatoire qui fait des flammes

La reine des plantes anti-inflammatoires est une plante originaire du désert du Kalahari, en Afrique.
Ses propriétés médicinales semblent avoir été découvertes par les différents peuples d'Afrique australe qui l'ont utilisée en décoction pour traiter les problèmes digestifs, les rhumatismes, l'arthrite, et pour réduire la fièvre.
Son nom est l'harpagophytum, ou « griffe du diable ». Et comme il l'indique, elle « fait des flammes » contre l'arthrose.
Des études scientifiques ont montré qu'elle a la capacité unique de réduire le niveau de cytokines, les agents d'inflammation[3]. Une étude publiée en 2003 montre une forte réduction de la douleur et des symptômes de l'arthrose chez 75 patients traités avec de l'harpagophytum.

La douleur régresse de 25 à 45 % alors que la mobilité augmente d'autant[4]. De plus, comme les oméga-3, elle *inhibe les enzymes qui digèrent le cartilage.*

Ces propriétés exceptionnelles de l'harpagophytum en font l'outil incontournable de toute personne souffrant de problèmes d'arthrose.

Aussi efficace que le Vioxx, mais sans les effets indésirables

Il n'y a vraiment aucune raison de priver vos articulations douloureuses d'harpagophytum, une plante qui semble avoir été créée rien que pour elles.

Certains lecteurs se souviendront que l'industrie pharmaceutique avait inventé, au début des années 2000, des antidouleurs de nouvelle génération, les Coxib (Vioxx). Ils furent précipitamment retirés du marché quand on s'est aperçu qu'ils provoquaient des maladies cardiaques. Malgré tout, le Vioxx était vraiment efficace contre les douleurs.

Eh bien, les études ont montré que l'harpagophytum est au moins aussi efficace que les Coxib, mais avec bien moins d'effets indésirables[5] !

Une étude validée en 2007[6] a montré que, sur 259 patients, une dose de 480 mg d'harpagophytum permettait de réduire de manière significative (24 %) les effets de l'arthrose.

Les briques de cartilage que les chondrocytes ne fabriquent plus.

Une fois que vous avez stoppé l'incendie et éteint l'inflammation, vous avez gagné une bataille, *mais vous n'avez pas (encore) gagné la guerre* contre l'arthrose.

Tout le travail reste à faire : *reconstruire votre cartilage.*

Ceci est impossible si vous n'apportez pas à vos articulations les « briques » que vos chondrocytes fous ne sont plus capables de fournir.

Et vous avez encore une chance inouïe sur ce point.

Vous trouvez aujourd'hui des substances naturelles dont il est prouvé scientifiquement que, quand vous les avalez, elles se retrouvent dans le liquide synovial de vos articulations, « toutes prêtes » à pénétrer dans votre

cartilage et servir à le reconstruire, et ainsi suppléer (remplacer) le travail des chondrocytes.
Ces substances naturelles sont au nombre de trois. Ce sont vos trois « armes » contre l'arthrose.

Arme n° 1 contre l'arthrose : la substance naturelle qui reconstruit le cartilage endommagé

Votre arme n° 1 contre les dégâts articulaires provoqués par l'arthrose s'appelle le sulfate de glucosamine.
Il se trouve naturellement dans la carapace de certains crustacés pêchés sur les plateaux océaniques.
La découverte du sulfate de glucosamine a été un choc pour la communauté scientifique mondiale. Il contribue à reconstruire le cartilage endommagé et à rendre ses qualités lubrifiantes au liquide synovial, une tâche que l'on croyait impossible jusque-là.
Mais l'une après l'autre, les études ont confirmé que le sulfate de glucosamine *atténue les symptômes de l'arthrose.* Ses effets se font sentir après deux à six semaines de traitement. À long terme également, il diminue la progression de l'arthrose.
C'est un avantage décisif par rapport aux médicaments AINS, dont on a vu qu'ils *accélèrent* la progression de l'arthrose. La biodisponibilité du sulfate de glucosamine dans l'intestin est de 90 %, ce qui signifie qu'il est très bien assimilé par l'organisme.
Le spécialiste de l'arthrose, le Dr Veroli, recommande dans ses livres *1 500 mg par jour de sulfate de glucosamine.* Selon lui, l'effet peut se faire sentir après seulement deux semaines.
À cette dose, selon certaines études, la glucosamine peut être plus efficace que le paracétamol pour soulager les symptômes de l'arthrose, et toujours sans les effets indésirables.
Mais il est recommandé aux personnes souffrant des articulations de prendre de la glucosamine sur le long terme.
Deux études cliniques menées sur des personnes souffrant d'arthrose du genou ont montré que la prise quotidienne de 1 500 mg de sulfate

de glucosamine pendant trois ans permet de bloquer la progression de la maladie[7,8].

Il n'est donc pas étonnant que la Ligue européenne contre les rhumatismes EULAR (The European League Against Rheumatism) recommande l'utilisation du sulfate de glucosamine dans les compléments alimentaires[9].

Arme n° 2 : reconstituer la matrice du cartilage et l'hydratation qui assure souplesse et flexibilité

Votre deuxième arme naturelle contre l'arthrose est le sulfate de chondroïtine.

Le sulfate de chondroïtine est un composant de la *matrice du cartilage* et il contribue à son *hydratation,* ce qui est une fonction essentielle si vous voulez que votre cartilage soit souple et élastique et qu'il permette à vos articulations de fonctionner sans douleurs.

Le sulfate de chondroïtine aurait un effet supplémentaire par rapport à la glucosamine : sa présence réduirait l'activité d'une enzyme qui détruit le cartilage, l'enzyme hyaluronidase.

Mais les recherches récentes indiquent surtout que *glucosamine et sulfate de chondroïtine* sont complémentaires. Selon Jacqueline Lagacé, spécialiste québecoise d'immunologie et ancienne directrice d'un laboratoire de recherche à la faculté de médecine de l'université de Montréal :

« *On estime que la prise de ces deux produits améliore l'état des arthrosiques dans environ 80 % des cas*[10]. »

Selon le site de référence passeportsante.net :

« *L'association glucosamine-chondroïtine est pertinente puisque les mécanismes d'action de ces deux molécules sont différents et complémentaires.* »

Selon une toute récente étude clinique internationale, l'étude « *The Moves* »[11], réalisée en 2014, les effets conjugués de la chondroïtine et de la glucosamine sont comparables à ceux obtenus avec des anti-inflammatoires – sans les effets indésirables.

Le Dr Veroli recommande une dose de sulfate de chondroïtine de 1 200 mg par jour. Ce n'est toutefois qu'après quatre à huit se-

maines de traitement que l'effet se fait sentir, soit un peu plus que la glucosamine.
Attention toutefois : la glucosamine et la chondroïtine ne conviennent pas à tous les patients.
On estime généralement qu'*elles ne sont efficaces que chez environ 80 % des personnes.* Donc, une personne sur cinq n'obtiendra pas le soulagement espéré.

Réduire la douleur de 82 %

Mais je vous ai réservé le meilleur pour la fin : votre « arme n° 3 » est un produit naturel qui, dans une étude en double aveugle (l'étalon or de la recherche scientifique), a montré une réduction de 82 % de la douleur chez les patients arthrosiques après six semaines.
Il s'agit du méthyl-sulfonyl-méthane (MSM).
Le MSM est un produit qui renforce votre production naturelle de sulfate de chondroïtine, de sulfate de glucosamine et d'acide hyaluronique, les substances qui donnent leur élasticité aux articulations.
Selon le site lanutrition.fr, qui fait autorité en matière de substances naturelles pour soigner :
« *Grâce au soufre qu'il renferme, le MSM contribuerait à maintenir en bon état les tissus conjonctifs (tendons, derme profond, collagène, cartilage, etc.). Le soufre est crucial à l'action du glutathion, un neutralisateur de radicaux libres très puissant, nécessaire pour la formation et la restauration de la matrice cellulaire du cartilage.* »
Une étude publiée en 2011 démontre l'effet du MSM dans le cas de patients souffrant d'arthrose[12].
Attention, le taux de MSM dans l'organisme baisse lui aussi fortement avec l'âge.
Il est donc conseillé aux personnes âgées souffrant d'arthrose d'en prendre sous forme de complémentation nutritionnelle, d'autant qu'une étude clinique a montré que, en association à la glucosamine (dont nous avons parlé précédemment), les résultats semblent meilleurs que lorsque chaque produit est pris séparément.

Des produits non toxiques qui exercent d'autres bienfaits

Comme le sulfate de glucosamine et le sulfate de chondroïtine, le MSM *n'est pas toxique et ne présente pas d'incompatibilité avec les médicaments.* Il doit toutefois être pris quotidiennement sur une période prolongée pour exercer tous ses bienfaits. Les effets se font ressentir dès trois semaines environ.

Il produit en outre d'autres bienfaits au niveau de l'organisme : il diminue le niveau d'allergie en bloquant les récepteurs dans les muqueuses de façon à ce que les allergènes ne puissent plus s'y fixer. Il agit positivement sur la digestion, réduisant les problèmes de diarrhée, de constipation et d'hyperacidification.

Le MSM agit lui aussi en synergie avec le sulfate de glucosamine : lors d'un essai clinique randomisé en double aveugle, 118 patients souffrant d'arthrose ont pris soit de la glucosamine, soit du MSM, soit une combinaison de glucosamine et de MSM, soit un placebo. Après douze semaines de traitement, les participants auxquels on avait administré *les deux produits en même temps* ont éprouvé la plus grande diminution de l'indice de douleur[13].

Comment se soigner sans se ruiner

Fort bien, me direz-vous, mais quel budget faut-il pour se procurer tous ces produits hyperspécialisés, qui doivent forcément être très coûteux ??

Il est vrai qu'on ne trouve malheureusement pas de sulfate de glucosamine, de sulfate de chondroïtine, ni de MSM dans les rayons des supermarchés. Ce sont des substances qui restent aujourd'hui confidentielles (en Europe) et dont la fabrication, le transport et le stockage nécessitent d'importantes précautions pour ne pas les dénaturer.

Des petits malins s'amusent à en vendre sur Internet, parfois à des prix bradés. Mais quelles garanties offrent-ils vraiment sur la qualité, l'authenticité et le caractère non frelaté des produits que vous recevrez dans votre boîte aux lettres ? Aurez-vous le courage (l'audace !) de les avaler les yeux fermés ?

Il faut de plus se souvenir que le sulfate de glucosamine est fabriqué à partir de crustacés. Les personnes allergiques aux crustacés ne doivent donc jamais prendre de glucosamine, une mise en garde qui n'est évidemment pas toujours clairement affichée.

Concernant le sulfate de chondroïtine, c'est encore pire : les différences de qualité entre les compléments alimentaires sont énormes. La chondroïtine pure de bonne qualité exige un procédé de production très coûteux et complexe. Alors, pour réaliser des marges substantielles, iI arrive que les fabricants ajoutent du *cartilage moulu* dans leur produit et le commercialisent sous le nom de « chondroïtine ». En 2007, de nombreux fabricants néerlandais ont été montrés du doigt lors d'un test en laboratoire : *cinq compléments sur sept ne contenaient aucune chondroïtine mais étaient composés de cartilage moulu.*

Quant au MSM, les qualités sont là aussi très variables et je recommande un produit obtenu *par distillation* et non par cristallisation. La cristallisation implique l'utilisation de solvants impurs, laissant potentiellement des sous-produits toxiques (ex. : métaux lourds, ou hydrocarbures chlorés). Le MSM pur doit également être très sec avec une teneur en eau inférieure à 0,1 %. (titrage méthode Karl Fischer). Se méfier des fabricants qui affirment que leur MSM est « pur à 99,9 % », mais qui ne se réfèrent pas à des tests de pureté volatile. Ces derniers tests se font par chromatographie en phase gazeuse à haute résolution, une méthode quantitative très spécifique qui détermine la pureté volatile du MSM.

Concernant l'harpagophytum, veillez à choisir un produit à teneur garantie en iridoïdes totaux, la substance active contre l'inflammation. Sa concentration devrait être d'au moins 20 mg pour profiter des bienfaits de manière optimale.

Il est donc particulièrement risqué d'acheter ces produits à l'aveuglette. Je vous recommande de consacrer beaucoup de soin au choix de vos produits en boutique bio, et même de privilégier *l'achat en pharmacie* si vous avez une bonne pharmacie près de chez vous, ouverte aux produits naturels et dirigée par une personne vraiment compétente dans ce domaine.

Concernant l'achat sur Internet, je recommande le produit Formule Articulations de Cell'Innov qui contient à la fois *tous les composants les plus efficaces* (harpagophytum, sulfate de glucosamine, sulfate de chondroïtine, MSM), sous des formes respectant les critères ci-dessus, et *dans les doses exactes* correspondant à leur meilleure efficacité.
Ce produit a manifestement été élaboré sur la base de la plus récente littérature médicale.
En prenant chaque jour six comprimés du produit Formule Articulations de Cell'Innov, vous avez exactement 1 500 mg de sulfate de glucosamine, 1 200 mg de sulfate de chondroïtine, 500 mg de méthyl-sulfonyl-méthane (MSM) et 63 mg d'extrait d'harpagophytum titré à 40 % d'iridoïdes totaux (25,2 mg). Cela correspond aux préconisations faites ci-dessus.

Mise en garde importante

Attention, l'efficacité de ces substances anti-arthrose n'est pas garantie à 100 %. Comme dit plus haut, certaines personnes ne réagiront pas. Et bien entendu, plus votre arthrose est avancée, plus il sera long et incertain de faire disparaître les douleurs et de retrouver votre souplesse intacte.
De plus, gardez toujours à l'esprit qu'une meilleure alimentation est le premier pilier de tout traitement. Et que la prise de compléments alimentaires anti-arthrose sera plus efficace si vous la complétez par la prise de vitamine D, d'oméga-3 et d'un bon multivitamines.
Toutefois, ces mesures font partie de l'hygiène de base quels que soient votre mode de vie et vos éventuels problèmes de santé.

Notes

1. *http://www.rhumatologie.asso.fr/*
2. Wegener T, Degenerative diseases of the musculoskeletal system--overview of current clinical studies of Devil's Claw (Harpagophyti radix), wien Med Wochenschr, 2002;152(15-16):389-92.
3. Fiebich BL : Inhibition of TNF-alpha synthesis in LPS-stimulated primary human monocytes by Harpagophytum extract SteiHap 69. Phytomedicine. 2001 Jan;8(1):28-30.
4. Wegener T : Treatment of patients with arthrosis of hip or knee with an aqueous extract of Devil's Claw (Harpagophytum procumbens DC.). Phytother Res 2003, 17(10):1165-1172.

5. Chrubasik S : A randomized double-blind pilot study comparing Doloteffin and Vioxx treatement of low back pain. Rheumatology (Oxford). 2003, 42(1) : 141-148.
6. Effectiveness and safety of Devil's Claw tablets in patients with general rheumatic disorders. Author: Warnock M, McBean D, Suter A, Tan J, Whittaker P. Source: Phytother Res. 2007; 21(12):1228-33.
7. Reginster JY, Deroisy R, Rovati LC, Lee RL, Lejeune E, Bruyere O, Giacovelli G, Henrotin Y, Dacre JE, Gossett C. Long-term effects of glucosamine sulphate on osteoarthritis progression: a randomised, placebo-controlled clinical trial.Lancet 2001 Jan 27;357(9252):251-6.
8. Pavelka K, Gatterova J, Olejarova M, Machacek S, Giacovelli G, Rovati LC. Glucosamine sulfate use and delay of progression of knee osteoarthritis: a 3-year, randomized, placebo-controlled, double-blind study.Arch Intern Med 2002 Oct 14;162(18):2113-23.
9. Zhang W, Doherty M, Leeb BF, et al. EULAR evidence-based recommendations for the diagnosis of hand osteoarthritis : Report of a task force of ESCISIT. Ann Rheum Dis 2009;68:8-17.
10. http://www.thierrysouccar.com/sante/info/arthrose-la-chondroitine-et-la-glucosamine-sont-elles-efficaces-1016
11. *http://www.businesswire.com/news/home/20140613005013/en/#.VCLUHmo19WE*
12. Efficacy of methylsulfonylmethane supplementation on osteoarthritis of the knee: a randomized controlled study. Debbi EM1, Agar G, Fichman G, Ziv YB, Kardosh R, Halperin N, Elbaz A, Beer Y, Debi R.
13. Meta-Analysis of the Related Nutritional Supplements Dimethyl Sulfoxide and Methylsulfonylmethane in the Treatment of Osteoarthritis of the Knee Sarah Brien,1 Phil Prescott,2 and George Lewith1, 1Department of Primary Medical Care, University of Southampton, Aldermoor Health Centre, Aldermoor Close, Southampton, Hindawi Publishing Corporation, Evidence-Based Complementary and Alternative Médicine 2009.

Le grand retour des végétariens

Léonard de Vinci était végétarien. Il ne comprenait pas pourquoi ni *comment* les hommes acceptaient de se transformer en « cimetières à animaux », en absorbant tous ces animaux morts, dans leur assiette :

« *Homme, si vous êtes vraiment, comme vous le décrivez, le roi des animaux – j'aurais dit plutôt le roi des brutes, la plus grande de toutes ! –, pourquoi prenez-vous vos sujets pour satisfaire votre palais, pour des raisons qui vous transforment en une tombe pour tous les animaux ? [...] La Nature ne produit-elle peut-être pas en abondance des aliments simples ? Et si vous ne pouvez pas vous contenter de tels aliments simples, pourquoi ne préparez-vous point vos repas en mélangeant entre eux ces aliments [d'origine végétale] de façon sophistiquée*[1] ? »

Mais cela faisait *très longtemps* que les philosophes s'interrogeaient sur le bien-fondé, et la moralité, de manger des animaux.

Le premier végétarien dont on se souvienne

Le philosophe pré-socratique *Pythagore* (c'est-à-dire ayant vécu avant Socrate, donc avant le Ve siècle av. J.-C., à Athènes), dont on se souvient surtout aujourd'hui pour ses apports aux mathématiques, est le premier à avoir prôné le végétarisme. Pour lui, manger des animaux était réservé aux dieux, à qui on offrait des victimes en sacrifices sanglants.

L'alimentation des simples mortels devait se composer de légumes. Ses disciples furent appelés les « légumistes ». Ce furent les premiers végétariens dont on se souvienne (car peut-être certains hommes préhistoriques, ou certains ancêtres de l'homme, étaient-ils herbivores, mais cela reste du domaine de la supposition).

Se contenter de légumes et de fruits, renoncer à la viande, au poisson, et parfois également aux œufs et aux produits laitiers, avait à l'origine une connotation morale, ou sacrificielle.

Ainsi les civilisations et les groupes sociaux qui prônent la retenue, la maîtrise de soi, une certaine forme de rigueur et de sobriété, ont-ils plus eu tendance à être végétariens.

Un acte moral

Chez les chrétiens, les jours de pénitence (vendredi, Carême, Avent) étaient marqués par l'interdiction de manger de la chair (animale). On mangeait donc « végétarien » ces jours-là, afin de se sanctifier, de progresser moralement et spirituellement.

Saint Benoît, qui fonda l'ordre monastique des Bénédictins en 529, imposa à ses moines un régime végétarien. L'ordre de la Trappe, dès sa fondation au XVIe siècle, s'opposa rigoureusement à la consommation de la viande, des œufs et des autres aliments d'origine animale. Aujourd'hui, l'Église adventiste du septième jour recommande fortement le végétarisme à ses membres.

Chez les hindous, les sikhs, les bouddhistes, le végétarisme est également associé à l'esprit de non-violence. Plus de 30 % de la population de l'Inde actuellement est végétarienne, sous la forme hindoue qui exclut les œufs. Aujourd'hui, le débat fait rage !

Faire du bien en se faisant du bien

En Occident, le végétarisme est à la fois défendu comme l'option la plus éthique pour la planète, mais aussi directement pour la santé humaine, manger végétarien étant présenté comme *meilleur* pour la santé, indépendamment des bienfaits pour l'environnement.

S'il est possible d'être vertueux tout en se faisant du bien, il faudrait être bien bête pour dire non.

Or, sur le plan de la nutrition scientifique, le régime végétarien se défend très bien actuellement – même si on n'en parle pas beaucoup en Europe, et particulièrement peu en France, où les végétariens restent très minoritaires par rapport à nos voisins.

Dr Dean Ornish, la star californienne du régime végétarien

Le Dr Dean Ornish n'est pas très connu en Europe, mais c'est le Montignac, ou le Dr Cohen, de l'Amérique.

Il y a trente ans, il connut son heure de gloire lorsqu'il utilisa un régime végétarien et pauvre en graisses pour traiter ses patients souffrant de maladies cardiovasculaires.

Toutes les vedettes de Hollywood se précipitaient chez lui. Vous vous en souvenez, c'était les années 1980 quand on nous expliquait de fuir toutes les graisses animales, de manger notre salade sans vinaigrette, notre pain sans beurre, du pain complet, des produits 0 %, de manger de la margarine végétale.

Le Dr Ornish était à la pointe de ce mouvement : chercheur à l'université de Californie, il fut l'un des pionniers du « *Lifestyle Heart Trial* », une étude clinique rigoureuse, de long terme, qui montra que des changements des habitudes de vie pouvaient améliorer l'état de santé des personnes atteintes de maladies coronaires de manière spectaculaire, sans recours à la chirurgie ni aux médicaments anticholestérol.

Son régime consiste à manger beaucoup de fruits, de légumes et de céréales complètes, avec une supplémentation en vitamine B12 et en oméga-3.

Viandes, graisses, alcool, sucres simples et produits laitiers doivent être évités au maximum.

Le régime végétarien est riche en facteurs nutritionnels protecteurs contre les maladies coronariennes (des artères qui irriguent le cœur), dont : les antioxydants, les fibres solubles, les folates, les vitamines et les provitamines (caroténoïdes et flavonoïdes), et un bon rapport d'acides gras oméga-6/oméga-3.

Ce régime est aussi pauvre en cholestérol, graisses saturées et acides gras trans.

Au sujet du gras

Je reconnais que le Dr Ornish paraît un peu « dépassé » sur le sujet des graisses et du cholestérol.

Les études les plus récentes montrent que les graisses saturées et le cholestérol ne sont pas un poison, qu'ils ont au contraire un rôle important à jouer dans l'organisme, notamment pour la fabrication des hormones.

Dans un article publié dans l'*American Journal of Clinical Nutrition*, des chercheurs ont analysé 21 études qui ont suivi près de 350 000 hommes et femmes pendant vingt-trois ans. Ils ont constaté que ceux qui mangeaient le plus de graisses saturées n'avaient pas plus de risques que les autres de succomber d'un infarctus, de maladies cardiaques ou cardiovasculaires[2].

Le problème de ce régime est avant tout qu'il est difficile à tenir sur le long terme. Les personnes souffrent de la faim, se lassent de manger des aliments qui manquent de goût. La graisse est très importante pour retenir et mettre en valeur les arômes et parfums. Vous vous en apercevez quand vous vous renversez de la viande en sauce sur vos vêtements.

Cependant, les recherches et les débats sont loin d'être terminés sur ce sujet. En ce qui me concerne, je pense qu'un régime sans graisse et riche en légumes peut être salvateur et même incontournable en phase d'attaque pour les personnes souffrant d'un fort surpoids, d'obésité et de problèmes cardiaques.

Avec le régime Ornish, les études ont montré une forte amélioration du poids, une baisse de la pression artérielle, un ralentissement du rythme cardiaque au repos, et une meilleure qualité de vie, dont un meilleur moral.

Mais ce qu'avait compris le Dr Ornish de très important, et les végétariens également, c'est que le régime alimentaire seul ne suffit pas. Pour être efficace pour la santé, il doit s'accompagner d'une bonne gestion du stress, d'exercice physique modéré et de *soutien émotionnel.*

Avec le régime, le soutien émotionnel

Pour le Dr Ornish[3], la plus grave menace pour les patients en surpoids, obèses, malades du cœur ou diabétiques est d'abord... le risque de solitude et d'isolement.

« *La médecine actuelle a tendance à se focaliser sur les aspects physiques et mécaniques : médicaments, opérations chirurgicales, gènes, microbes, cellules, molécules,* explique-t-il. *Cependant, aucun facteur n'a plus d'impact sur la qualité de vie, le risque de maladie, et le risque de décès précoce, que la solitude et l'isolement : ni le régime, ni le tabac, le sport, le stress, la génétique, les médicaments, la chirurgie.* »

Selon le Dr Dean Ornish, l'amour et l'intimité – notre capacité à nous connecter avec nous-même et avec les autres – sont à la racine de notre bien-être et notre meilleur rempart contre la maladie. Si nous en manquons, c'est ce qui ultimement nous rendra triste, malheureux et malade. Mais avec du soutien et de l'amour, nous pouvons guérir.

« *Si un nouveau médicament avait une telle efficacité, tous les médecins du pays le recommanderaient pour tous leurs patients. Ce serait une faute professionnelle de ne pas le prescrire. Et pourtant, à de rares exceptions près, nous, les médecins, n'apprenons pas grand-chose pendant nos études sur la puissance de guérison de l'amour et de l'intimité.* »

Les maladies spirituelles et émotionnelles du cœur

Le Dr Ornish estime que la plus grande épidémie en Occident, ce ne sont pas les maladies physiques du cœur, mais également ce qu'il appelle « les maladies spirituelles et émotionnelles du cœur ».

Le profond sentiment de solitude, d'isolement, d'aliénation et de dépression qui est si répandu dans notre culture correspond à l'effondrement des structures sociales qui nous procuraient autrefois du sens et le sentiment d'être relié à une communauté. Il estime que c'est là la cause de la maladie, du cynisme et de la violence dans notre société.

Nous sommes des créatures sociales, faites pour vivre ensemble. Les personnes, les sociétés et les cultures qui ont appris à prendre soin les uns des autres, à cultiver l'amour mutuel et à nourrir les relations interpersonnelles riches sont celles qui ont pu perdurer pendant des centaines de milliers d'années.

Dans notre culture, l'idée de consacrer du temps à prendre soin des autres et à animer une communauté est devenue de plus en plus rare, au point de mettre notre survie en danger.

C'est pourquoi son programme « végétarien », qui commence donc par éviter de heurter les animaux, inclut également la consigne, pour ceux qui le suivent, de :

- passer plus de temps avec leurs amis et leur famille ;
- améliorer leurs capacités de communication ;
- participer à des échanges en groupe, avec les autres personnes qui suivent le régime Ornish pour des raisons de santé ;
- travailler sur le pardon (reconnaître ses fautes, apprendre à demander pardon, obtenir la réconciliation) ;
- développer son esprit de service, d'altruisme et de compassion avec ceux qui souffrent ;
- suivre une psychothérapie ;
- pratiquer la méditation ;
- s'engager dans des activités communautaires.

Il s'agit donc d'un programme global pour améliorer la santé mais aussi la joie de vivre et retrouver ainsi du sens dans l'existence.

Et comme vous pouvez l'imaginer, je soutiens cette démarche à 1 000 % !

Notes

1. Leonardo da Vinci, Quaderni d'Anatomia II 14 r.
2. Patty W Siri-Tarino, Qi Sun, Frank B Hu, et al., Meta-analysis of prospective cohort studies evaluating the association of saturated fat with cardiovascular disease, *http://ajcn.nutrition.org*
3. *https://www.ornish.com/proven-program/love-support/*

Novembre

Cueillette d'automne

Mon potager est le grand projet de ma vie. Les légumes biologiques, cultivés par mes soins, sont la seule garantie réelle de ce qui entre dans les assiettes de mes enfants (et dans leur sang, leurs cellules, leur cerveau...).

Ramassés et consommés aussitôt, leur teneur en antioxydants, vitamines et minéraux est maximale. Leur goût merveilleux. Et leur texture ! Nous sommes début novembre mais nous allons encore nous régaler ce midi de « Roses de Berne », une variété de tomates anciennes. Elles produisent depuis mi-août. Leur peau est fine, leur chair douce et dense, juteuse, sucrée et très parfumée. Ce sont les meilleures tomates pour les salades. Quel régal quand elles sont encore tièdes de soleil.

On en trouve (rarement) dans les marchés, à des prix insultants. Il est vrai qu'elles sont intransportables, souvent déjà fendues sur le pied.

Néanmoins, malgré tout mon attachement à mon jardin, je vais vous faire une confidence : je fais des infidélités à mes laitues, mes chicorées, mes carottes. Elles ne m'intéressent plus !

Je préfère m'approvisionner *directement dans la nature.*

Ma récolte de saison

J'ai pris mon panier ce matin car c'est la saison des *rampoutches,* de délicieuses racines sauvages qui abondent en cette saison autour de chez moi. Dans mon potager même, pousse du pourpier que je prépare en salade.

Mais la saison d'automne est idéale pour se mettre à la cueillette sauvage. La nature est moins exubérante. On trouve plus facilement les classiques :

Orties

Je vous ai parlé de ma recette de soupe aux orties (voir p.294), et de tous les usages de cette plante merveilleuse. C'est le moment d'en profiter.
L'avantage énorme de l'ortie est que vous n'avez aucun risque de la confondre avec une autre plante.

Le pissenlit

Tout le monde sait reconnaître aussi le pissenlit.
J'ai déjà expliqué que la meilleure saison pour les consommer est le printemps (voir « Le pissenlit soigne, nourrit et purifie » p.54), quand les pousses sont jeunes et tendres. Mais vous trouvez encore beaucoup de pissenlits en ce moment : choisissez les jeunes feuilles qui apparaissent au centre de la rosette, moins coriaces et moins amères que les feuilles âgées. Préparez-les avec beaucoup d'ail et des lardons. On peut aussi le faire sauter à la poêle.
La racine de pissenlit est également comestible : on la récolte en septembre/octobre, pour des usages médicinaux (tisane, sirop).

Le plantain

Je vous ai vanté les vertus pour la santé du plantain (voir « Mangez cette « mauvaise herbe » » p.12), qu'on trouve très facilement dans les jardins et au bord des chemins.
Sa saveur de champignon relevée d'une pointe d'amertume est étonnante : mêlez les jeunes feuilles crues, en salade, avec d'autres ingrédients (épinards, tétragone, salade) pour tempérer son goût marqué. Les feuilles plus âgées sont très bonnes cuites, utilisées comme des légumes.
Pour réduire leur amertume, les blanchir une première fois à l'eau bouillante avant de les apprêter (sautées avec d'autres plantes sauvages d'automne, ou encore en gratin, en tourte, en soufflé...).

L'égopode

Considérée comme le cauchemar du jardinier, c'est une terrible mauvaise herbe qui se développe en lançant de longs rhizomes (racines) dans toutes les directions.

Elle est en général combattue à coup de Roundup. Car très peu de personnes savent qu'elle est en fait l'un des meilleurs légumes sauvages de nos régions. Très parfumées, les feuilles adultes peuvent être récoltées jusqu'en octobre : on les cuit après en avoir ôté le pétiole et on les utilise dans de nombreux plats (tartes salées, gratins...). Pour goûter à l'égopode crue, en salade, il faudra patienter jusqu'au printemps (les jeunes feuilles tendres se cueillent en avril/mai). Attention à une possible confusion avec la petite ciguë (le pétiole de l'égopode présente une section triangulaire et il est creusé en gouttière sur le dessus). Elle était d'ailleurs autrefois cultivée tant comme plante potagère que comme médicinale, contre la goutte (accumulation douloureuse d'acide urique).

Vous trouverez aussi de la doucette, des poireaux sauvages, du chénopode Bon-Henri, de la consoude (très développée en ce moment), de la bardane et des carottes sauvages.

Donc, la prochaine fois que vous partez aux champignons ou aux châtaignes, profitez-en pour faire le plein de ces autres cadeaux de la nature.

Le magicien des plantes mondialement connu

Les jeunes l'ont oublié, mais nous avions dans les années 1970, en Languedoc, un ramasseur de plantes *mondialement connu.* Il fut baptisé, dans la presse anglo-saxonne, le « magicien des plantes » (*the magic-plant man*).

Il s'appelait Ludo Chardenon et il était né dans les basses Cévennes en 1915.

Jeune enfant, il est initié aux secrets des simples par sa grand-mère. À 14 ans, il fait ses premiers mélanges et ses premières macérations dans l'huile, le vin et l'alcool.

Au décès de sa grand-mère, il reçoit en héritage les cahiers d'école dans lesquels elle avait noté toutes ses connaissances, transmises depuis des temps immémoriaux (Ludo Chardenon affirmait qu'elles pouvaient remonter à l'époque des Grecs et des Romains).

Il court alors la campagne à la recherche des espèces les plus rares et les plus précieuses. Il passe son diplôme d'herboriste et devient fournisseur des pharmacies et herboristeries de tous les environs : Anduze, Nîmes, Alès, Avignon, Carpentras.

Mais c'est alors qu'éclate la Seconde Guerre mondiale. En 1941, le maréchal Pétain promulgue le fameux décret qui supprime la profession d'herboriste. Curieusement, ce décret restera en vigueur après l'armistice (et ce jusqu'à nos jours) tandis que la plupart des décisions de Vichy seront annulées.

Ludo Chardenon commence donc une vie itinérante au cours de laquelle il ira distribuer ses plantes, et diffuser ses secrets, sur les marchés cévenols et provençaux : Alès, Arles, Salon, Saint-Gilles, Lunel, Le Grau-du-Roi, Marsillargues, Saint-Ambroix, les Saintes-Maries-de-la-Mer, etc.

Pédagogue né, il acquiert en quelques années une réputation locale. C'est à lui qu'on s'adresse pour savoir où et comment cueillir les plantes, connaître leurs modes de conservation (qui varient selon les espèces), leurs vertus médicinales.

C'est une science. Il faut savoir, par exemple, qu'une plante se cueille après la rosée mais avant les chaleurs ; qu'il faut la sécher à l'abri du soleil dans un local bien aéré, en la remuant tous les jours ; que les racines de bourdaine ne peuvent pas être utilisées si elles n'ont pas séché pendant un an ; qu'une fois le séchage terminé, il faut les conserver dans des sachets en papier pour qu'elles puissent respirer et ne pas moisir ; et mettre ces sachets dans des boîtes en carton ; enfin, placer celles-ci dans un endroit sec.

Ludo Chardenon aimait à raconter, avec son accent chantant, comment il avait vu sa mère et sa grand-mère, en peu de jours, *venir à bout d'eczémas rebelles* avec telles plantes en tisane et telles autres macérées dans de l'huile ; comment elles faisaient pour réduire ou *éliminer les rhumatismes*, les ulcères, les brûlures, les varices.

Les années 1950 voient l'essor du tourisme en Provence et l'arrivée de clients étrangers qui découvrent Ludo. Sa réputation dépasse les frontières. Et voici qu'en 1971, un célèbre écrivain anglais passe par hasard à Arles un jour de marché.

Cet écrivain, Lawrence Durrel, est le frère du fameux naturaliste Gerald Durrel, et il souffre depuis des années d'un mal que les médecins ne parviennent pas à guérir.

Ludo Chardenon lui prépare une tisane et une huile. En dix jours, Lawrence Durrel est *complètement guéri*. Enthousiasmé, il commande d'autres plantes, pour ses amis. Il rend visite à Ludo dans sa ferme, lequel l'invite à manger une viande cuite sur un feu de sarments, après avoir longuement macéré dans de l'huile d'olive brute aromatisée avec huit herbes choisies par ses soins, et un bon vin de pays

fortifié selon une recette de sa grand-mère (plantes ajoutées dans le vin pour y macérer).
Lauwrence Durrel visite son jardin, son atelier de séchage des plantes. De retour à Londres, il envoie à l'*International Herald Tribune* (un des plus grands journaux américains) un article intitulé « Le magicien des plantes » (*The Plant-Magic Man*). Une avalanche de courriers lui parvient du Japon, du Guatemala, d'Écosse, du Kenya, d'Australie, pour lui commander des plantes.
La télévision française, *Le Midi libre*, la presse britannique, s'emparent du sujet.
Ludo Chardenon est abasourdi. Il a le plus grand mal à répondre à tous.
Mais la justice française s'en mêle : « exercice illégal de la pharmacie », « charlatanisme » ! Des voisins et des médecins peut-être jaloux de son succès lui envoient les huissiers.
Ludo n'est pas préparé. Aucune recette dans les cahiers de sa grand-mère n'indique comment se défendre contre la maladie de la réglementation ! À reculons, il découvre avec consternation le monde de l'administration tatillonne et des arguties juridiques.
Malgré les procès qui s'enchaînent, il persiste dans l'œuvre de sa vie : *aider son prochain grâce aux trésors de la nature.* Il parvient même à retourner dans son village natal, Sommières, pour y installer ce qu'il appellera *Le Paradis des plantes*, un conservatoire de plantes et de savoirs médicinaux anciens, avec des séchoirs et un grand jardin où il cultive les plantes qui ne poussent pas à l'état sauvage dans la région. On y trouve plus de deux mille plantes, notamment l'ache, l'angélique, la mauve, la bourrache, la guimauve, l'armoise, la chélidoine, la germandrée, le capillaire, la matricaire...
Lorsque des visiteurs lui demandent : « Où sont toutes ces plantes ? Nous ne les avons pas vues », il les emmène à l'entrée de son petit domaine, les fait asseoir au bord de la route et leur montre, sur le talus, là où leurs yeux ne voient que de l'herbe commune, plus de dix espèces utiles.
On trouve encore, chez les bouquinistes, des souvenirs de Ludo Chardenon. *Le Paradis des plantes*, lui, a fermé définitivement en 2011.

J'ai réussi, pour ma part, à mettre la main sur *une centaine de ses précieuses recettes de tisanes et de macérations huileuses.*

J'ai décidé de vous donner celle que sa grand-mère conseillait *contre l'eczéma.*

« *Voici une recette retrouvée d'un herboriste très réputé d'autrefois, contre l'eczéma (si tu connais une herboristerie).*

D'abord, la tisane :

- *10 g de bardane (racines)*
- *10 g de fumeterre (plantes coupées)*
- *20 g de houblon (cônes)*
- *10 g de lavande (fleurs)*
- *5 g de pensée sauvage (plantes coupées)*
- *20 g de salsepareille (racines).*

Dans 1/2 litre d'eau, mettre trois pincées de trois doigts de ces plantes mélangées. Faire bouillir pendant 4 minutes, puis laisser infuser 15 minutes, et passer.

Boire deux tasses par jour de cette tisane (chaude ou froide, sucrée ou non), 20 jours par mois et ce pendant 3 mois.

Par ailleurs, composer l'huile suivante :

- *fleurs de lavande ;*
- *huile d'olive vierge.*

Emplir aux 3/4 de fleurs de lavande un bocal en verre. Compléter avec l'huile d'olive jusqu'à ce que le bocal soit presque plein. Mettre le bocal à chauffer au bain-marie pendant deux heures à petit feu. Laisser refroidir dans le bain, soutirer et filtrer. Mettre en bouteille et conserver à l'obscurité.

Étendre régulièrement un peu de cette huile jaune sur les parties du corps atteintes d'eczéma. »

Si vous souffrez de ce pénible problème, je vous recommande vivement d'essayer ce traitement !

Avez-vous besoin d'hiberner ?

Avec le changement d'heure, la chute du thermomètre, les jours qui raccourcissent, nous sommes nombreux à nous sentir :

- fatigués ;
- déprimés ;
- trop gros ;
- malades (rhume, gastro, mal de tête...).

Si vous étiez un ours, une marmotte, un loir, vous ne seriez pas surpris.
Mais chez l'homme, il est admis que nous ne sommes *pas faits pour hiberner.*
Mais qui l'a décidé ?
Et qui sait s'il n'est pas *absolument normal de vivre au ralenti* quand les jours raccourcissent et qu'il fait froid ?

On a oublié comment vivaient nos ancêtres

Les hommes occupent les zones froides du globe terrestre depuis des dizaines de milliers d'années. L'Alaska fut colonisée il y a au moins 5 000 ans, mais la Sibérie il y a plus de 10 000 ans.
Ce sont des zones où la nuit polaire s'abat de longs mois.
Comment vivaient les hommes autrefois ?
Ils faisaient des trous dans la terre, recouverts de branchages et de feuilles. Les femmes, les enfants et les vieux *se mettaient au fond du trou,* vers le mois d'octobre ou novembre selon les régions.

Ils attendaient que tout gèle autour d'eux et que la neige s'accumule.

Et puis… l'attente commençait.

Pendant des mois.

Ils n'avaient *pas les fourrures efficaces des Esquimaux*, permettant de résister au gel et au blizzard. Hors de question donc de s'aventurer à l'extérieur. Cela n'aurait de toute façon servi à rien pour toute personne incapable de chasser.

Seuls les hommes valides sortaient, pour essayer de trouver de la nourriture.

Je vous laisse imaginer ce que les autres faisaient dans le trou, six mois durant :

- comment ils calmaient les bébés…
- comment ils occupaient les enfants turbulents…
- comment ils géraient les adolescents en crise…
- comment ils luttaient contre l'humidité, la boue…
- plus tous les problèmes liés à la boisson, la nourriture, l'hygiène, les maladies, sans Butagaz, ni lampe frontale, ni même un simple Tupperware, par moins 20 ou moins 40 °C !

Il n'est pas étonnant dans ces conditions que les vieux aient inventé des légendes. Basées sur d'anciens souvenirs, des histoires sans doute réelles mais perdues dans la nuit des temps, ils racontaient aux enfants des épopées pour leur transmettre leur savoir, les distraire, les rassurer, tandis que hurlaient dehors les vents déchaînés et les bêtes sauvages affamées.

À partir du mois de février, quand leurs maigres provisions étaient depuis longtemps épuisées, *l'enjeu était de rester en vie malgré la famine.* Faire en sorte qu'un maximum de membres de la tribu survivent jusqu'au retour du printemps.

Physiologie humaine

Il n'est pas impossible que nous ayons gardé dans notre horloge biologique des souvenirs de cette époque pas si lointaine.

Pour certains d'entre nous plus que pour les autres. Après tout, ces temps anciens ont duré incomparablement plus longtemps que le petit siècle de l'ère de l'électricité.

Je vous parle des temps préhistoriques. Mais au XIXe siècle, c'est-à-dire il y a très peu de temps, la quasi-totalité de l'humanité dans nos contrées a continué à redouter l'hiver. L'hiver était la saison du sommeil, et de la mort. Chaque soir, la nuit qui tombait faisait naître des terreurs dans le cœur des hommes. Dans des cabanes mal isolées, ils redoutaient les assauts du froid, et les histoires de loups (et de loups-garous) ne faisaient rire personne.
Soyons donc indulgents avec nous-mêmes si nous sentons que l'arrivée de l'hiver modifie nos humeurs.

Chez l'homme, une forme d'hibernation observée scientifiquement

Sur le plan médical, on sait qu'un phénomène très semblable à l'hibernation existe chez l'homme.
Il s'agit du refroidissement corporel volontaire qui se produit en cas de noyade dans l'eau froide, par exemple, et qui autorise une réanimation même après un arrêt cardiaque prolongé.
En médecine, la préservation des tissus par le refroidissement est aussi mise à profit pour les transplantations, que ce soit pour le transport des organes ou pour le receveur dans le cas d'une transplantation cardiaque, qui nécessite une interruption provisoire de la circulation sanguine.

L'hiver approche : ne faites pas comme si de rien n'était

Je suis convaincu, pour ma part, que nous avons besoin, en hiver, de ralentir notre rythme, de nous réchauffer au coin d'un bon feu qui crépite, ou sous la couette – même si nous avons le chauffage central et des lampes électriques partout.
Je suis convaincu que notre régime alimentaire doit s'adapter.
Nous suivions tous d'antiques traditions, il y a peu, de biscuits de Noël, tisanes de Noël, vin et autres menus de Noël.
À base de cannelle, d'anis étoilé (badiane), de clous de girofle, de muscade, gingembre, miel, pain d'épice, d'orange et d'écorces d'orange, de vanille, de cardamome, de confiture d'airelles, de noix, noisettes et châtaignes,

bouillons ou même gibiers, volailles (oie, dinde ou chapon grillé) et certains poissons fumés, nous préparions *toutes sortes de biscuits, gâteaux et mets particuliers.*

Chacun avait son importance : pour le moral (chaque senteur était associée à l'esprit de la saison) mais aussi, très certainement, pour aider et soutenir l'organisme à combattre le froid, les infections, la fatigue, le ralentissement du métabolisme, grâce à des apports en nutriments, antioxydants et vitamines.

Réfléchissez-y.

Prendre un complément de vitamine D est important. Mais ce n'est *pas* la seule chose utile à faire en hiver.

- Ne jetez plus jamais d'os sans avoir fait de bouillon.
- Passez chez l'herboriste faire vos provisions de fleurs de coquelicot, eucalyptus, de racines de guimauve, de sureau, de bourgeons de pin et de sapin, de fleurs de bourrache, pour faire vos tisanes d'hiver.
- Vérifiez que vous avez votre huile essentielle de thym, de ravintsara, de menthe poivrée, de citron et de pin sylvestre (le minimum syndical).
- Faites vos réserves de miel et surtout de propolis.
- Pensez au chocolat : les vertus antidépressives du cacao ne sont certainement pas étrangères à la tradition d'offrir des « Saint-Nicolas » en chocolat le 6 décembre dans les pays du Nord et en Alsace.

Ce sont les indispensables à avoir l'hiver. Vous résisterez mieux au froid, aux infections, et vous constaterez certainement un moindre besoin de dormir… et de déprimer.

Purifiez-vous avec l'hysope

Dans un des passages les plus dramatiques de l'Ancien Testament, le roi David surprend Bethsabée, la femme d'un de ses généraux, se baignant nue dans une fontaine.

Ébloui, il entreprend de la séduire. Il y parvient. Mais Bethsabée tombe enceinte, tandis que son mari est à la guerre !

David sait qu'il va être découvert. Il fait tuer son général sur le champ de bataille, pour s'en débarrasser.

Il ne fut cependant pas débarrassé de *sa mauvaise conscience.*

Selon les textes, il se tourna alors « vers l'Éternel » et lui demanda de le « purifier avec l'hysope ».

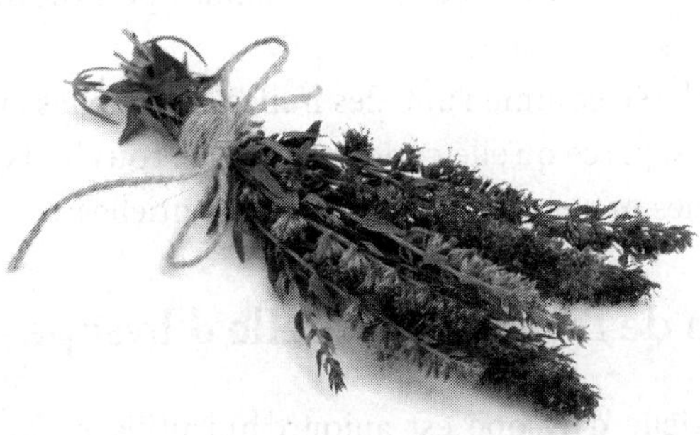

« Asperge-moi avec l'hysope »

Or l'hysope est une plante, et pas n'importe laquelle. C'est une plante médicinale extrêmement puissante, utilisée dans l'Antiquité et au Moyen Âge en Europe. *Jusque dans les années 1960, dans toutes les églises du monde*, les prêtres commençaient les offices en aspergeant les fidèles d'eau bénite purificatrice, tandis que ceux-ci répétaient en boucle :
« *Asperge-moi, Seigneur, avec l'hysope et je serai pur, plus blanc que neige...* »

L'hysope redécouverte

Ces rites ont pratiquement disparu aujourd'hui. Mais l'hysope, elle, existe toujours. Elle a toujours les mêmes vertus qu'à l'époque du roi David. L'hysope fait partie des « simples », ces plantes que l'on cultive dans les jardins de plantes médicinales. Elles tiennent ce nom du fait qu'elles peuvent, à elles seules, guérir, par opposition aux potions, mélanges et autres mixtures.
Elle produit une huile essentielle très puissante, entre autres. Les Romains s'en servaient contre la peste et comme désinfectant pour les petites plaies. C'est une plante qui mesure 60 centimètres et qui a une tige « poilue » avec des petites feuilles pointues et des fleurs bleues, violettes et blanches.
Elle est considérée comme l'une des huiles essentielles antivirales les plus puissantes, parce qu'elle contient presque tous les types de composés chimiques présents dans les huiles essentielles.

Utilisation de l'huile essentielle d'hysope

L'huile essentielle d'hysope est aujourd'hui utilisée pour traiter les problèmes liés aux systèmes respiratoire et digestif. Elle peut aussi servir à soulager les douleurs articulaires, les douleurs dentaires et les douleurs au tympan.

Elle contribue à réguler la tension artérielle et a un effet calmant contre l'anxiété. Ses principaux composants sont les monoterpènes (cis-pinocamphone, trans-pinocamphone et bêta-pinène) et les sesquiterpènes (germacrène et élémol).
En aromathérapie, les pinènes et les monoterpènes fonctionnent comme décongestionnants et sont souvent utilisés pour fluidifier le mucus dans les membranes du système respiratoire.

Usages de l'huile essentielle d'hysope

L'huile essentielle d'hysope exerce une action antibactérienne et antifongique (contre les champignons) contre certaines souches d'organismes pathogènes (qui provoquent des maladies).
Une étude a constaté une forte activité antimicrobienne contre le staphylocoque doré, l'*Escherichia coli*, le *Candida albicans* et le staphylocoque pyogène[1].
Elle a aussi montré une puissante activité contre le virus de l'herpès[2].
L'huile essentielle d'hysope peut également être utilisée pour combattre :

- les problèmes de peau liés à l'âge, comme les rides et la peau distendue ;
- les crampes, spasmes musculaires et douleurs abdominales aiguës ;
- les rhumatismes, l'arthrose, la goutte et les inflammations articulaires ;
- la perte d'appétit, les maux d'estomac, les indigestions et les flatulences ;
- l'hypotension (tension artérielle trop basse) ;
- les cycles menstruels irréguliers et la ménopause ;
- les problèmes respiratoires comme le rhume, la toux et la grippe.

Comment appliquer l'huile essentielle d'hysope

L'huile essentielle d'hysope peut être utilisée de nombreuses façons. Elle peut être appliquée sur la peau ou inhalée avec un diffuseur à huiles essentielles.

Voici des indications précises pour vous en servir :

- *pour soulager la fatigue, le stress, et contribuer à atténuer tous les types de douleurs* : ajoutez deux gouttes d'HE (huile essentielle) d'hysope dans votre bain chaud. Cela vous aidera aussi à dormir, si besoin est ;
- *diminuer les douleurs en huile de massage* : mettez trois gouttes d'huile essentielle d'hysope dans 3 mL d'huile de massage (huile d'amande douce par exemple, huile vierge de noix de coco), et massez la zone douloureuse. Frottez ce mélange sur votre estomac pour soulager l'inconfort intestinal provoqué par l'indigestion et les gaz ;
- *en cas de fièvre* : mettez deux gouttes d'HE d'hysope dans 1 mL d'huile de noix de coco et massez la plante des pieds ;
- *pour les voies respiratoires encombrées* : utilisez l'HE d'hysope en inhalation, ou appliquez deux gouttes mélangées à 1 mL d'huile de massage sur votre poitrine pour un effet expectorant ;
- *cicatrisation et prévention des cicatrices* : ajoutez deux gouttes d'HE d'hysope à votre crème ou lotion et appliquez sur la plaie.

Mesures de sécurité

Certains composants de l'hysope comme le pinocamphone sont agressifs et peuvent provoquer des allergies. Pour déterminer si vous avez une hypersensibilité à l'hysope, appliquez d'abord une goutte sur une zone affectée et surveillez l'apparition d'un effet indésirable.

Utilisez-la toujours diluée dans une autre huile (amande, olive, noix de coco, noyau d'abricot). Ne pas utiliser chez les épileptiques. Prudence chez les enfants et les femmes enceintes. D'une façon générale, les huiles essentielles sont des produits actifs à employer avec précaution, de préférence après consultation d'un aromathérapeute.

Plus au sujet du roi David

Pour la petite histoire, le chant dans lequel le roi David parle de l'hysope est resté très célèbre.

Le roi David, qui était juif, l'a prononcé en hébreu. Mais en traduction latine, il commence par « *Miserere mei...* », un texte mis en musique à la Renaissance par le compositeur italien Gregorio Allegri et que vous avez certainement déjà entendu.
Si vous ne vous en souvenez pas, tapez sur Google : « Miserere d'Allegri ».
Vous tomberez sur des milliers d'enregistrements. C'est l'œuvre la plus connue de la musique baroque, notamment parce que le chanteur doit pousser un cri déchirant au moment du « Aie pitié de moi » (*Miserere mei !*). La note semble vraiment traverser l'espace pour monter jusqu'aux cieux.

Notes

1. KIZIL, Süleyman et al. Chemical Composition, Antimicrobial and Antioxidant Activities of Hyssop (Hyssopus officinalis L.) Essential Oil. Notulae Botanicae Horti Agrobotanici Cluj-Napoca, [S.l.], v. 38, n. 3, p. 99-103, dec. 2010. ISSN 1842-4309.
2. Denys J. Charles, Antioxidant Properties of Spices, Herbs and Other Sources, p.355.

Retour historique sur les plantes sauvages

La cueillette de plantes sauvages pour se nourrir paraît incongrue et dépassée. Pourtant, ce n'est qu'à une date toute récente, à l'échelle de l'histoire de l'humanité, que nous avons commencé à manger des légumes cultivés. Il y a 4 000 à 5 000 ans seulement, en Europe occidentale, 10 000 ans dans le Croissant fertile (actuelle Syrie, Irak). Nous aurions donc passé 5 000 ans à manger des végétaux domestiqués, contre 5 millions d'années (mille fois plus) des herbes sauvages… La cueillette devrait donc faire partie de nos réflexes les plus profonds, ne serait-ce que pour notre survie. Et pourtant, à quelle vitesse avons-nous perdu tout souvenir de ces gestes indispensables ! Alors permettez-moi de me glisser dans la peau d'un professeur ennuyeux pour faire un petit « retour historique » sur les plantes sauvages dans notre alimentation et nos pharmacies. Installez-vous confortablement dans un fauteuil si vous le pouvez. Le récit est librement adapté et résumé du livre de Bernard Bertrand, célèbre herboriste et auteur de *Cueillettes sauvages*, aux éditions Plume de Carotte, que je vous invite à vous procurer si ce n'est pas encore fait.

Nos instincts originels ne sont pas aussi éloignés que nous le pensons

Nos instincts vitaux originels ne sont pas aussi éloignés que nous le pensons.

Jusqu'au milieu du XIXe siècle, nous avons continué à pratiquer la cueillette, parallèlement à l'agriculture.
L'agriculture est restée longtemps archaïque et ses rendements faibles. Ce n'est qu'au XXe siècle qu'elle est parvenue à couvrir tous les besoins de certaines populations (en Occident), se trouvant même localement en surproduction (Europe, Amérique du Nord).
Autrefois, les accidents de culture étaient fréquents : météo, guerres, maladies. Les récoltes étaient régulièrement détruites ou pillées.
Au cours des siècles, le même scénario se répète, immuablement : c'est, à chaque fois, grâce aux herbes sauvages que les populations, ou une partie d'entre elles, survivent jusqu'à la récolte suivante.
Dans ces moments de grande difficulté, l'homme fabriquait de la farine avec diverses écorces. Il concoctait des soupes de lichen, du potage avec de la paille. Dans les cas les plus extrêmes, il tentait de mâcher, comme dans *Lucky Luke,* le vieux cuir tanné des chaussures pour tromper sa faim. Et ce n'est pas une blague[1].
Le célèbre agronome Parmentier rédigea en 1771 une première thèse pour prévenir les crises alimentaires : *Recherches sur les végétaux nourrissants qui, dans les temps de disette, peuvent remplacer les végétaux ordinaires.* Il y cite les racines d'aristoloche, arum (plusieurs espèces), bardane, fumeterre bulbeuse, bryone, mandragore, pivoine, renouée bistorte, renoncule bulbeuse.
Sauriez-vous les reconnaître si vous en aviez besoin un jour ? Et transmettre cette connaissance élémentaire à vos enfants et petits-enfants ?

Assurer la jonction

Mais même en temps de paix, un phénomène de disette se produisait chaque année aux *transitions saisonnières,* en particulier aux mois de mars et avril.
Ces mois sont les pires de l'année. Les réserves de l'hiver sont épuisées, mais les premières récoltes (premiers oignons, pois, épinards) ne sont pas encore sorties. Les variétés tardives de fruits qui dépassent Pâques sont rares, elles ne peuvent suffire à alimenter des familles souvent nombreuses, vivant sur de petits lopins de terre.

Les réserves de céréales sont épuisées, et il faut résister à la tentation de manger la part réservée pour les semences. C'est aussi le cas des légumineuses, comme les haricots.
C'est alors que les « dons de la nature », les plantes sauvages, gratuites, accessibles à tous quand on sait où les chercher, permettent de traverser ces disettes passagères.

La mauvaise réputation

Dès le milieu du XIXe siècle cependant, on observe des symptômes d'un rejet de la nature : les nourritures sauvages sont jugées « *tout juste bonnes à être données aux poules et aux cochons* ».
À cette époque, en effet, ces animaux de ferme vivaient des productions spontanées, mauvaises herbes, déchets considérés comme immangeables ou médiocres par rapport aux produits issus des cultures, fruits du labeur du paysan et de son savoir-faire, et donc alimentation noble.
Chicorées sauvages, laiterons, orties, pissenlits furent principalement utilisés pour nourrir les lapins et engraisser les canards, oies et cochons. Rares étaient ceux qui en mangeaient par goût.
La rupture totale sera consommée après la Seconde Guerre mondiale et l'avènement de l'agriculture scientifique, chimique et mécanisée. C'est le triomphe de l'ingénieur agronome, formé dans les hautes écoles des préfectures et, de préférence, à Paris, puis dépêché par le ministère de l'Agriculture aux quatre coins du pays pour « éduquer » les paysans « ignorants » et les faire entrer dans l'ère moderne et glorieuse de l'agro-industrie.
Tous ceux qui, par tradition, perpétueront les gestes de cueillette sauvage seront alors montrés du doigt, accusés d'être de piètres cultivateurs.
Côté médical, ce fut encore pire, avec l'invention du « *délit d'exercice illégal de la médecine et de la pharmacie* ». Tout herboriste, tout guérisseur habitué à utiliser, recommander ou, pire encore, vendre des herbes médicinales se retrouvait dans le collimateur de la justice – qui ne s'est pas privée de « faire le ménage ».

« S'ils en sont réduits à ça, c'est qu'ils sont incapables de passer leur diplôme de médecin ! » devint le lieu commun. Le sous-entendu était à peine voilé : « *Ce sont des bons à rien.* »

Une terre nue est une terre propre

Il n'en fallait pas plus pour que les plantes des périodes difficiles soient considérées comme de mauvaises plantes. Cela justifiera la chasse aux mauvaises herbes qui sera ouverte après guerre, avec son dramatique corollaire : le recours irréfléchi aux herbicides.

Il faudra des années d'empoisonnement des cours d'eau et des nappes phréatiques, d'érosion des sols, de disparition des espèces indigènes d'abeilles, de coccinelles, d'escargots, pour qu'enfin les populations finissent par se poser des questions et comprendre que, peut-être, une tragédie silencieuse était en train d'avoir lieu.

À force de consommer des aliments insipides, chargés de poisons et de métaux lourds, de constater des cancers, des maladies auto-immunes et neurodégénératives (Parkinson, sclérose en plaques, Alzheimer), certains citoyens ont fini par ne plus accepter d'être les dindons de la farce.

Un incontestable engouement pour les savoirs ethnobotaniques et ethnopharmaceutiques a eu lieu.

Ce sursaut de conscience citoyenne a provoqué un regain d'intérêt inattendu pour les disciplines « douces » qui semblaient, il y a peu, condamnées à disparaître.

Renouveau inattendu

On voit, par exemple, en Corse le retour de la soupe aux herbes corses, désormais enseignée dans de nombreux stages et qui se généralise dans les festivités locales. Le principe en est simple : aux légumineuses sèches cultivées (fèves, haricots), la cuisinière ajoute une belle variété de plantes sauvages, comme la bourrache, la menthe aquatique, le plantain, le pourpier, le mouron, le chénopode, l'armoise, la blette sauvage, l'oseille et l'ortie blanche.

Aujourd'hui, les adeptes de la cuisine sauvage sont nombreux, ils se retrouvent lors de stages de plus en plus pointus. Il ne faut jamais oublier non plus que le monde ne se limite pas à l'Europe, et encore moins à la France.

En Pologne, en Roumanie, en Ukraine, en Russie, la cueillette sauvage continue à faire partie du quotidien de nombreuses populations rurales, et pas seulement pour les myrtilles, les framboises et les champignons.

En Afrique, ainsi que chez les derniers peuples qui survivent dans les rares jungles préservées d'Amazonie, de Bornéo et d'Océanie, l'exploitation des ressources naturelles, gratuites et renouvelables reste la base du mode de vie.

Plus près de chez nous, il suffit de fréquenter les marchés locaux des pays méditerranéens, au printemps, pour s'apercevoir que beaucoup sont abondamment et régulièrement approvisionnés en herbes sauvages (herbes à pots et à salades). Le fameux mesclun, ce mélange de salades sauvages et cultivées, les tourtes et les soupes aux herbes, dites paysannes, sont des recettes vivaces. Il n'y a, d'ailleurs, pas *une* recette de ces salades, soupes ou tourtes aux herbes : on utilise ce qu'on a sous la main, l'opportunisme de situation est ici la règle.

Néanmoins, ces pratiques traditionnelles régressent évidemment sous le coup des efforts d'uniformisation des comportements et de la réglementation.

Tout ce qui est gratuit semble condamné à disparaître de notre société. Les pissenlits qui poussent sur la pelouse ne sont soumis ni à une redevance alimentaire ni à la taxe sur la valeur ajoutée (vous savez, la très fameuse TVA).

Une bulle de liberté

Réaliser une soupe aux orties ou une tourte aux blettes sauvages, croquer des asperges ou des poireaux sauvages, c'est non seulement se faire plaisir, mais c'est aussi revendiquer le droit de s'alimenter comme on l'entend.

Ce n'est donc pas un geste anodin. C'est une forme de résistance au consumérisme exclusif qui tente de s'imposer comme la seule règle d'échange possible entre membres de nos communautés.
Les plantes sauvages, pour se soigner comme pour s'alimenter, sont à même de satisfaire ceux qui refusent la généralisation d'habitudes alimentaires standardisées et mondialisées dont le fast-food est la caricature.
Ainsi, tenter de reconquérir ce qui peut l'être de notre autonomie constitue une bulle de liberté individuelle appréciée par un nombre croissant d'individus.

Réveiller nos sens endormis

Cueillir des herbes sauvages peut aussi être motivé par une recherche de goûts, odeurs et textures plus riches, variés et intéressants que les produits souvent insipides, trop salés, sucrés ou chimiques de nos supermarchés.
Les plantes sauvages offrent des chemins de traverse originaux pour surprendre nos papilles et nos amis.
La saveur sucrée (douce), la plus agréable pour nos sens, se trouve dans les mûres, fraises des bois, framboises et myrtilles des montagnes, mais pas seulement. Dans nos Pyrénées, la racine du bizarrement nommé « trèfle des Alpes » offre une douce saveur de réglisse, comparable à celle du polypode, une petite fougère abondante sur les vieux murs ou les rochers, dont le goût rafraîchissant en surprendra plus d'un. Les racines charnues (betteraves, carottes et panais sauvages) sont le siège d'une importante fabrication de sucre. Il faut aussi parler des fleurs, naturellement sucrées puisque riches en nectar, ce concentré naturel de sucre avec lequel les abeilles font leur miel. Les cœurs de tiges de nombreuses graminées sont également succulents : du dactyle de la canne à sucre aux pousses de bambou.
Certaines plantes sont acides, comme l'oseille, au point d'être impropres à la consommation. L'acidité est, en effet, une défense naturelle pour la plante, antibactérienne.

Mais l'homme a su en profiter en faisant fermenter les fruits acides pour en faire des vinaigres, ou en provoquant une fermentation acide des feuilles, qui se conservent alors de longs mois (lactofermentation). Ainsi la choucroute ou les préparations équivalentes à base de plantes sauvages comme la berce. À dose normale, la saveur acide stimule la digestion, mais de nombreux acides sont néfastes pour la santé : acide oxalique, par exemple, qui favorise la formation de calculs rénaux, acide phytique qui empêche l'absorption des minéraux. C'est pourquoi il ne faut pas en abuser.

La saveur amère agit de façon puissante et positive sur le foie et la vésicule biliaire. Elle stimule la digestion. De plus en plus souvent exclue des préparations modernes, on peut la réintroduire grâce aux plantes sauvages : ajout de plantes goûteuses à nos salades (roquette, cardamine), nos plats cuisinés (épilobe), voire à nos boissons (gentiane).

La saveur piquante, elle, nous est apportée par la moutarde, les crucifères, la roquette sauvage. Cette saveur indique la présence de composés soufrés, aux propriétés désinfectantes. Parmi les autres sauvageonnes piquantes, il faut signaler la saveur épicée des orpins (poivre des pauvres). Les aliments piquants jouent un rôle bénéfique dans le transit intestinal et agissent favorablement sur la sphère pulmonaire.

Il existe ensuite de nombreuses saveurs secondaires : salée, aillée, anisée, mentholée, qui souvent se combinent. C'est tout l'art gastronomique que d'équilibrer ces saveurs pour en profiter au mieux.

Qualités nutritionnelles des sauvageonnes

D'une manière générale, les plantes sauvages sont riches en principes actifs et nutritifs. Ainsi un crambe maritime, ancêtre de nos choux cultivés, est-il plus riche en magnésium et en vitamine C qu'un chou de Milan. Les choux cultivés non pommés, génétiquement plus proches de nos espèces sauvages, contiennent deux fois plus de magnésium qu'un chou cabus et trois à quatre fois plus de vitamine C.

Les feuilles de mauve, de consoude, d'amarante ou de chénopode, abondantes dans nos jardins, sont aisément qualifiées d'épinards sauvages, parce qu'elles se consomment « à la manière de ». Mais elles contiennent trois à quatre fois plus de protides que l'épinard cultivé. L'onagre, la berce, l'oxalis et le plantain sont trois à six fois plus riches en calcium que les pois cassés, les lentilles ou les haricots verts. Et pour rester dans les clichés, rappelons que l'ortie, l'amarante, la mauve et la prêle contiennent des doses de fer assimilable deux à trois supérieures à celle contenue dans l'épinard.

Quelles parties de la plante récolter ? Quand le faire ?

Les feuilles doivent être jeunes et tendres, les racines celles de l'année, les fruits à complète maturité. La plante ne doit être ni souillée ni nécrosée d'aucune façon.

Maintenant, on trouve dans la nature, comme dans les jardins, tout le panel des organes comestibles des plantes : feuilles, fleurs, fruits, racines, tubercules, et rien ne remplace une pratique régulière de la cueillette.

C'est pour cela qu'au-delà d'un intérêt de surface, il est nécessaire, pour vraiment découvrir les plantes sauvages, alimentaires et médicinales, d'investir un minimum de temps et d'attention.

Certes, cet effort est en contradiction avec l'esprit du « tout, tout de suite » qui caractérise notre époque. Il faut accepter d'écouter, d'être attentif, et d'être accompagné par un maître compétent... On voudrait tout savoir en dix minutes, un quart d'heure tout au plus, avec un « Powerpoint » et quelques diapos. Ce n'est malheureusement pas possible.

Il va falloir lire, étudier, puis pratiquer. Sortir dans la nature. Faire preuve d'esprit d'observation et de patience. Apprendre – c'est capital – à distinguer les plantes comestibles et/ou médicinales de toutes les espèces qui leur ressemblent, qui se confondent avec elles... mais qui sont toxiques.

Mais en même temps, rien de plus passionnant et utile que de découvrir ce monde illimité et merveilleux des plantes. Vous le savez, c'est toute ma vie, ou presque.

Note

1. Voir, par exemple, les récits d'Abel Hugo dans *Histoire générale de France*, depuis les temps les plus reculés.

Bio : une nouvelle arnaque !

Une incroyable vidéo circule sur Internet.
Deux étudiants farceurs se sont rendus dans un grand salon professionnel consacré à l'alimentation bio.
Ils ont fait déguster aux experts des nuggets, des hamburgers, des croquettes de poisson et des salades, en racontant qu'il s'agissait d'une « *réinterprétation des classiques McDonald's avec des produits frais, biologiques, de fabrication artisanale* », etc.
Résultat : *une avalanche de compliments* et un enthousiasme débordant.
Pire encore, *des professionnels de la gastronomie, du goût, des textures,* goûtent leurs produits et déclarent qu'ils ont une complexité exceptionnelle de saveurs, que les tomates sont incroyablement sucrées, que la viande est juteuse et parfaitement cuite, etc.
Problème : il s'agissait de simples produits McDonald's, achetés quelques minutes plus tôt au McDrive du coin !
Nos deux étudiants avaient rempli leurs sacs de sport de menus Big Mac et autres. Puis, ils les avaient savamment découpés, arrangés sur des plateaux, piqués dans des cure-dents (comme dans les dégustations).
Vous pouvez voir la vidéo en cherchant « Serving McDonalds to food experts? » sur YouTube. Attention : elle a été réalisée en Hollande, et les sous-titres sont en anglais (je n'ai pas trouvé de sous-titres français). Elle a été vue plus de 6 millions de fois !
Moralité : d'une part, bien sûr, se méfier des imposteurs du « Big Bio », qui valent à peine mieux que ceux de « Big Pharma ».

Mais aussi : cette vidéo est une saine piqûre pour rappeler que manger biologique est *d'abord un moyen de protéger l'environnement*, même si on se fait aussi du bien.

Le bio, c'est d'abord un cadeau pour l'environnement

Pourquoi « d'abord un cadeau pour l'environnement » ?
Parce que si, par ailleurs, nous faisons des choix qui abîment inutilement l'environnement, *tous nos achats de nourriture bio ne compenseront pas tout le tort que nous aurons fait à la nature.*
Ainsi, par exemple :

- *lorsque nous prenons l'avion* pour partir en vacances à des milliers de kilomètres, alors qu'il nous reste tant de choses tout aussi intéressantes à découvrir dans notre propre région ;
- *lorsque nous augmentons notre chauffage* de 2 ou 3 °C, alors qu'il suffirait d'ajouter des sous-vêtements chauds, un pull, des pantoufles confortables et, éventuellement, un bonnet sur la tête (oui, je sais, ça paraît ridicule, mais nous perdons 30 % de notre chaleur par la tête ! C'est pourquoi tout le monde portait des chapeaux autrefois, et des bonnets de nuit ; cela faisait moins d'émissions de CO2 que le chauffage central) ;
- *lorsque nous faisons carboniser* notre nourriture, détruisant ainsi sa qualité nutritive et produisant des émanations toxiques, alors qu'elle aurait été *meilleure au goût et meilleure pour la santé* crue ou cuite à basse température ;
- *lorsque nous optons une nouvelle fois pour une pièce de bœuf,* plutôt que pour une bonne soupe de légumes et d'herbes sauvages, un bon plat de lentilles, de choux marinés, de poireau-vinaigrette à l'huile d'olive, ou une robuste tourte aux blettes, qui nous auraient bien plus fait plaisir et changés du quotidien ;
- *lorsque nous allumons notre moteur diesel* pour faire un kilomètre alors qu'il fait beau temps et qu'une promenade à pied nous aurait fait tant de bien, qu'elle nous aurait donné l'occasion

d'observer tant de choses en chemin, et peut-être permis de faire des rencontres...

Nous faisons évidemment un tort bien plus grand à la planète que ce que nous croyons compenser en achetant quelques amandes bio.

Manger bio ne doit pas être un prétexte

Tout cela pour dire que manger bio ne doit jamais nous servir de prétexte pour faire les mauvais choix dans les autres domaines. L'un ne compensera jamais l'autre.

La bonne conscience ne s'achète pas si facilement.

Les personnes qui s'efforcent de vivre sobrement, d'éviter les déplacements inutiles et les gaspillages en tout genre, n'ont de leçon à recevoir de personne, même si leurs moyens financiers ne leur permettent pas par ailleurs de manger bio.

Si ça se trouve, avec leur petit budget, elles contribuent *bien plus à la sauvegarde de la planète* qu'un millionnaire qui achète tout bio mais circule dans tous les sens et consomme à tout-va.

Surtout si les produits « bio » qu'il mange arrivent par avion d'Asie, d'Amérique latine, d'Afrique, de Roumanie ou d'Espagne, principaux fournisseurs de denrées bio sur le sol français !

Le monde bientôt à court de chocolat

Je ne veux pas vous faire peur, mais nous pourrions bientôt tomber à court de chocolat ! Le changement climatique, les nouvelles maladies, la déforestation, le développement urbain dans les pays tropicaux *menacent la production mondiale de cacao.*

Le cacaoyer (arbre à cacao) est délicat. Il ne pousse que dans une zone étroite, à 20° autour de l'équateur. Il a besoin de 1,5 à 2,5 mètres de pluie par an pour se sentir bien[1].

Or, la demande de cacao a *explosé ces vingt dernières années.* Les ventes de chocolat en Inde ont doublé en trois ans. La Chine est en forte progression : les Chinois ne mangent encore que 120 g de chocolat par an en moyenne, mais avec 1,4 milliard d'habitants, cela représente 170 000 tonnes[2].

Chez nous, moins les Français ont le moral, plus ils mangent de chocolat. Les ventes ont bondi de 17 % en cinq ans. Nous avons consommé l'année dernière plus de 400 000 tonnes de chocolat[3] !

Résultat des courses : le prix du cacao flambe, les approvisionnements se tendent et les amateurs se font un sang d'encre ! Les fabricants recourent aux stratégies les plus sournoises pour *diminuer la teneur en cacao* de leurs produits !

Ainsi avons-nous appris avec consternation que même Toblerone, qui n'avait jamais changé l'aspect de ses barres depuis plus d'un siècle, a décidé de les modifier pour économiser sur les ingrédients[4] !

Toblerone a changé la forme de ses barres de chocolat pour en réduire le poids. La barre classique passe ainsi de 170 g à 150 g. Le prix reste, bien sûr, le même.
Pour ma part, le chocolat (noir) fait partie de mes plaisirs quotidiens. C'est d'abord pour le goût, bien sûr, mais cela rajoute à mon bonheur de savoir que :

- le chocolat noir de bonne qualité est excellent pour la santé : il est riche en théobromine, qui améliore la circulation des fluides, en particulier du sang. Le cerveau, mieux irrigué, fonctionne mieux. Cela pourrait expliquer pourquoi les consommateurs de chocolat ont de meilleures fonctions cognitives (mémoire, concentration, vitesse d'apprentissage, organisation, raisonnement), selon une nouvelle étude[5] ;
- il protège le cœur et les artères, selon une célèbre étude publiée dans la revue *Circulation*[6]. C'est sans doute aussi dû à la théobromine (circulation des fluides), mais aussi à la richesse du chocolat noir en polyphénols, des antioxydants protecteurs ;
- c'est aussi un excellent stimulant naturel : comme le café, le chocolat vous rend plus alerte, sans aucun des effets secondaires des excitants comme le tabac, l'alcool et les médicaments psychostimulants. Les médecins s'en servent pour combattre le syndrome de fatigue chronique[7] ;
- enfin – c'est très peu connu, mais documenté scientifiquement –, le chocolat nettoie les dents et aide à dormir ! Il combat les caries, la plaque dentaire, et renforce mieux les dents que le fluor[8,9]. Il est idéal donc d'en manger deux carrés le soir, au coin du feu. Pour les dents, il faut évidemment du chocolat à très haute teneur en cacao (80 % ou plus).

L'histoire fabuleuse du cacao

Le cacaoyer pousse à l'état sauvage dans le détroit de l'Orénoque, au Venezuela. Mais les Espagnols l'ont découvert parce qu'il était consommé par les Mayas, dans l'actuel Mexique.

Il était consommé pour ses vertus énergisantes, en particulier par les soldats avant les batailles.

Les Hollandais installèrent les premières plantations de cacao dans leurs colonies en Indonésie (Java).

Ils construisirent des usines à chocolat à Amsterdam. Tout le monde connaît encore aujourd'hui le célèbre cacao hollandais Van Houten.

Leurs voisins belges réagirent vite : ils créèrent de grandes plantations de cacao au Congo belge. D'où les fameux chocolats belges Leonidas, Godiva, Côte d'Or, etc.

Mais aujourd'hui, ce sont les Suisses qui sont les plus connus pour le chocolat. Les Suisses n'ont pas de colonies, mais ils ont des vaches.

En fait, on raconte qu'ils ont développé l'industrie du chocolat pour écouler leurs excédents de lait. Le chocolat au lait fut créé par un certain Henri Nestlé[10], qui habitait au pied des montagnes de la Gruyère, remplies de vaches laitières et en surproduction permanente de lait ! Ils fabriquent aujourd'hui le chocolat au lait par milliers de tonnes (Lindt, Toblerone, Frey, Favarger, Milka) et l'exportent dans le monde entier. Les Suisses sont, de plus, les plus gros consommateurs du monde (12 kg par an et par personne).

J'insiste, cependant, sur l'importance qu'il y a à choisir du chocolat noir, à 70 % de cacao ou plus ! Ce chocolat de haute qualité vient essentiellement d'Afrique (Ghana et Côte d'Ivoire), et il va devenir de plus en plus difficile à trouver.

Les spécialistes annoncent de grandes difficultés d'approvisionnement d'ici 2030. Alors profitez-en avant !

Notes

1. *https://fr.wikipedia.org/wiki/Cacaoyer*
2. *http://www.doctissimo.fr/nutrition/news/chocolat-le-palmares-des-pays-les-plus-gourmands*
3. *http://www.rtl.fr/actu/conso/la-consommation-de-chocolat-en-france-a-augmente-de-17-en-cinq-ans-7774721775*
4. *http://www.wsj.com/articles/mind-the-gap-toblerone-customers-feel-short-changed-by-shape-change-1478612997*
5. « Chocolate intake is associated with better cognitive function : the Maine-Syracuse Longitudinal Study », Appetite, 2016 May 1, 100 : 126-132.
6. Roberto Corti, Andreas J. Flamer, Norman K. Hollenberg, et al., Cocoa and Cardiovascular Health, http://circ.ahajournals.org
7. *http://www.medicalnewstoday.com/articles/84141.php*

8. Kargul B, Özcan M, Peker S, et al., Evaluation of human enamel surfaces treated with theobromine: a pilot study, Oral Health Prev Dent, 2012;10(3):275-82
9. *http://askthedentist.com/chocolate-good-for-teeth/*
10. *https://www.bluewin.ch/fr/infos/suisse/2014/7/1/pourquoi-la-suisse-est-elle-le-pays-du-chocolat---.html*

L'effort physique minimal pour rester en bonne santé

Vous le savez : la pratique régulière du sport est indispensable à l'entretien de sa santé. Mais sans chercher à décrocher une médaille d'or aux JO ni à ressembler à Arnold Schwarzenegger, vous vous demandez peut-être bien : « Quelle est la quantité minimale de sport qui me permettra de rester en bonne santé ? »

Autrement dit : « sans chercher les performances ni à améliorer ma silhouette, que dois-je faire *au minimum* pour ne pas attraper de maladies provoquées par le manque d'activité physique ? »

Grâce à une nouvelle étude scientifique, nous approchons enfin de la réponse à cette question cruciale et lancinante.

La réponse est, semble-t-il : *quatre minutes.*

Cette étude, qui a été publiée récemment dans la revue médicale PLos One, a été réalisée par des scientifiques norvégiens, de l'université norvégienne de Science et Technologie, à Trondheim[1].

Elle a établi que la façon la plus profitable de se maintenir en bonne santé était de faire des « intervalles d'exercice à haute intensité ».

Un nouvel OVNI dans le paysage : « les intervalles d'exercice à haute intensité »

Cette expression bizarre est tirée de l'anglais : *High Intensity Interval Training* (HIIT). C'est une méthode d'entraînement qui consiste à alterner des pé-

riodes courtes d'effort intense avec des temps de récupération également très brefs. Vous pouvez monter des marches, courir, sauter à la corde, nager, pédaler, aussi vite que vous le pouvez, pendant un temps très court (quelques minutes au maximum) puis vous reposer le même temps.
Il faut répéter cette séquence quatre à sept fois, ce qui ne fait en tout qu'une très courte période totale d'exercice.
Ces dernières années, un grand nombre d'études sur le sujet ont montré que s'entraîner de cette façon pouvait être aussi efficace, sur le plan physiologique, que les longues séances d'endurance.

La vie privée des singes

Mais quand on y réfléchit, est-ce si étonnant ? L'homme appartient à l'ordre des primates, qui regroupe les grands et les petits singes (ainsi que les lémuriens mais, désolé pour eux, ils sont hors sujet aujourd'hui). Or, vous souvenez-vous de votre dernière visite au zoo ?
Contrairement aux singes que l'on voit dans les documentaires animaliers à la télévision, et qui sont filmés actifs, car c'est à ce moment-là que c'est intéressant, les singes dans les zoos ou dans la nature sont pratiquement toujours assis, couchés, ou encore vautrés ou suspendus, à se balancer tout doucement...
Vous êtes là, vous les observez... Rien ne se passe. Vos enfants s'impatientent.
Ils crient pour les faire bouger. Ils tapent contre les vitres, lancent des cailloux ou un bout de sandwich (plus rarement des bananes : s'ils en ont, ils préfèrent les manger eux-mêmes).
Mais le brave chimpanzé, l'orang-outang ou le gorille, s'en moque. Il a l'air d'estimer qu'il n'est pas payé pour faire le singe, justement.
Après quelques minutes, vous décidez de continuer votre chemin vers l'enclos des castors où, espérez-vous, il y aura plus d'action.
Mais à peine avez-vous tourné le dos qu'une clameur s'élève. Des cris stridents, des oh et des ah !
C'est le singe qui, on ne sait pourquoi, s'est réveillé. Tout est allé très vite. En quelques secondes, il est monté à dix mètres de hauteur. Vous n'avez que le temps de l'apercevoir se rattraper à une corde, faire deux

pas en équilibre sur une branche vertigineuse… puis s'accroupir à nouveau dans un coin.

La foule est traversée d'un frisson de joie. Tous les visages se sont éclairés.

Mais le spectacle est déjà fini. L'épisode vous a toutefois remotivé pour attendre. Les enfants sont à nouveau intéressés par les singes. Tout le monde espère que l'événement va se reproduire sous peu.

Une minute passe. Puis deux. Puis cinq. Toujours rien. Vous commencez à vous demander si, par hasard, vous ne seriez pas tombé sur *le seul moment de la journée où le singe aura bougé…*

Vous reprenez votre visite du zoo.

Les êtres humains sont pareils

Certes, certains de nos ancêtres ont développé des techniques de chasse consistant à « courser » des animaux pendant des heures et des heures dans la savane, jusqu'à épuisement de la bête. Les Hottentots de Namibie et d'Afrique du Sud (désert du Kalahari) ont ainsi développé des capacités incroyables d'endurance.

Mais en général, l'homme n'est pas comme ça. Lui aussi, il aime surtout traîner, faire la sieste. Assis dans un café, il fume, joue plus au moins aux cartes, attend que le temps passe… C'est dans ses gènes !

Si vous lui en donnez le choix, il préfère (en général) s'asseoir dans son canapé devant la télé… prendre sa voiture, plutôt que de marcher… s'asseoir sur un télésiège plutôt que de remonter la piste les skis sur le dos…

On peut trouver ça triste, mais c'est comme ça.

D'un autre côté, l'homme est capable de réagir au quart de tour en cas de danger ou s'il est motivé. Annoncez-lui qu'il a gagné au loto et il se dresse comme un ressort.

Criez « Au feu ! » ou expliquez-lui qu'un trésor est caché en haut d'un réverbère, il partira en courant et réalisera peut-être d'étonnantes prouesses physiques.

La semaine dernière, mon petit dernier, Lucien, 2 ans, s'est réveillé à 5 h 30 du matin. Alors que tout le monde dormait, il a escaladé la barrière que nous avions posée pour l'empêcher de tomber dans l'escalier, et il est descendu vers la cuisine (ou plutôt vers le frigo).

Malheureusement pour lui, le rez-de-chaussée de la maison était sous alarme, pour la nuit.
Elle s'est déclenchée quand il est arrivé en bas des marches. Toute la famille a été réveillée d'un coup et nous nous sommes tous retrouvés sur le palier du premier étage. Nous n'avons eu que le temps de voir arriver Lucien qui littéralement *volait sur les marches*, puis *franchir d'un bond la barrière (un mètre de haut !)*, tant il était terrorisé par la sirène qui hurlait derrière lui.
Jamais nous n'aurions pensé que ce petit bonhomme fût capable d'un tel saut. Un champion !
Mais nous connaissons tous des mères de famille qui ont surpassé les exploits des rugbymen pour rattraper un petit en train de basculer dans le vide ou de traverser une route passante.
Tout cela pour dire que nous, êtres humains, sommes faits pour les efforts *brefs et violents.*
Et il n'est pas étonnant que, finalement, la science découvre que c'est ce qu'il y a de meilleur pour nous maintenir en bonne santé.

Se remettre au sport sans douleur

Les exercices à haute intensité ne sont pas recommandés si vous n'avez plus fait de sport depuis des années, surtout si vous êtes cardiaque. Allez-y doucement au début. Reprenez une activité physique douce.
Mais dans un second temps, quand vous commencerez à retrouver votre forme, ces exercices seront plus efficaces que l'endurance pour maintenir et améliorer votre santé.
« *Une des principales raisons pour renoncer au sport est que les gens pensent ne pas avoir le temps* », explique Arnt Erik Tjonna, en post-doctorat à l'université norvégienne de Science et Technologie, qui a dirigé l'étude[2].
Avec ses collègues, il a rassemblé vingt-six personnes en surpoids et sédentaires, afin de tester sur elles les exercices d'intervalles à haute intensité de quatre minutes.
Après un bref échauffement, ils leur ont demandé de courir à 90 % de leur rythme cardiaque maximal – un effort intense, où « vous

ne pouvez pas prononcer des phrases entières, mais seulement des mots » –, pendant quatre fois quatre minutes, avec trois minutes de repos en marchant doucement, et ce trois fois par semaine pendant dix semaines.

À la fin du programme, les hommes avaient augmenté leur capacité d'endurance de 10 % de plus que ceux qui avaient fait de simples exercices d'endurance, beaucoup plus longs et pénibles.

Leur métabolisme et leur santé cardio-vasculaire s'étaient améliorés : moins de sucre dans le sang (glycémie), une pression artérielle moindre, même s'ils n'avaient pas beaucoup perdu de graisse corporelle.

« *Il ne s'agit pas d'un régime amincissant* », a expliqué le Dr Tjonna. « *Le but est d'être en meilleure santé lorsque vous n'avez pas le temps de faire plus.* »

Une bonne nouvelle, en somme.

Notes

1. Tjønna AE, Leinan IM, Bartnes AT, et al., Low- and high-volume of intensive endurance training significantly improves maximal oxygen uptake after 10-weeks of training in healthy men, PLoS One, 2013 May 29;8(5):e65382.
2. *http://well.blogs.nytimes.com/2013/06/19/the-4-minute-workout/*

La mort est déjà dans votre côlon

Avez-vous déjà entendu dire que « la mort commence dans le côlon » ? L'adage vient du scientifique russe Élie Metchnikoff, prix Nobel de médecine en 1908 pour ses travaux sur l'immunité. Il pointait le *lien très étroit* entre intestins et maladies.

Les bouleversements de notre mode de vie ont abouti à une effrayante *intoxication de nos intestins* et donc de notre corps tout entier. Les trois facteurs principaux en sont :

- le stress et le manque d'activité physique ;
- les médicaments, toxines et polluants que nous avalons, respirons ou nous injectons ;
- une nourriture mal supportée par nos intestins, entraînant inflammation du tube digestif et porosité intestinale, source d'innombrables maux.

Mais votre corps ne reste pas passif face à ces agressions.

Au contraire, il ne cesse de vous envoyer des signaux de détresse ! Diarrhées, constipation, douleurs abdominales, flatulences et mauvaise haleine, maux de tête, insomnie et fluctuations d'humeur sont, entre autres, ses façons de vous crier « AU SECOURS ! ».

Déjà le médecin grec Hippocrate l'avait compris il y a 2 500 ans, et les dernières recherches en nutrition ne font que le confirmer encore et encore : *vous ne pouvez être en bonne santé que si votre flore intestinale est saine.*

Une chercheuse du MIT pointe le risque de cancer

Dans la revue scientifique *Nature*, Susan Erdman, microbiologiste au MIT (Massachusetts Institute of Technology), fait part de ses inquiétudes quant à l'évolution du microbiote humain (« microbiote » est le nom savant de la flore intestinale).
Elle explique comment l'alimentation industrielle et les antibiotiques ont bouleversé nos populations microbiennes.
Ces bouleversements provoquent une inflammation chronique des intestins qui, selon elle, pourrait expliquer la hausse du risque de *cancer du sein, des ovaires et de la prostate*[1].

Le Dr Natasha Campbell établit un lien entre flore intestinale et problèmes psychologiques

En Grande-Bretagne, le Dr Natasha Campbell travaille depuis plusieurs décennies sur les liens entre désordres intestinaux et problèmes psychologiques de tous ordres : autisme, hyperactivité, dyspraxie, mais aussi dépression et schizophrénie.
Elle rappelle que le psychiatre français Philippe Pinel (1745-1828), père de la psychiatrie moderne, avait conclu dès 1807 que :
« *Le siège de la folie se trouve communément au niveau de l'estomac et des intestins*[1]. »
En naturopathie, on a coutume de rappeler que « tripes » est l'anagramme du mot « esprit » (les deux mots s'écrivent avec les mêmes lettres).
Pourtant, la majorité des psychiatres n'accordent toujours aucune importance au système digestif de leurs patients !

Risque multiplié d'accident cardiaque

Rappelons, en outre, que l'inflammation chronique accroît le risque de maladies cardiaques.

Selon le cardiologue Jean-Claude Tardif, directeur de l'Institut de cardiologie de Montréal :
« *Le risque que les personnes atteintes d'une maladie inflammatoire fassent un infarctus est cinq à dix fois supérieur, selon leur état. Toute forme d'inflammation circulante peut augmenter le risque de subir un problème cardiaque*[2]. »
C'est, bien sûr, le cas pour l'inflammation de l'intestin, qui va de pair avec les désordres intestinaux.
Les facteurs d'inflammation abîment l'intérieur de nos artères. Ils provoquent à long terme de l'athérosclérose. Au niveau du cœur, c'est le risque d'infarctus (crise cardiaque). Au niveau des artères carotides et du cerveau, c'est le risque d'AVC (attaque cérébrale pouvant provoquer amnésie, handicap ou mort).
Une mauvaise flore intestinale serait donc liée aux deux premières causes de mortalité (cancer et maladies cardiaques).

Plus de 200 maladies liées à des problèmes de flore intestinale

Mais au-delà, plus de deux cents maladies sont liées à un *déséquilibre de la flore intestinale.* Selon une synthèse d'études scientifiques[3], c'est le cas :

- des maladies *digestives* chroniques comme la constipation, la maladie cœliaque, la perméabilité intestinale, le syndrome du côlon irritable, la maladie de Crohn ;
- des maladies *inflammatoires* (y compris les allergies) ;
- des maladies liées au *métabolisme* comme le diabète, l'hypertension, l'obésité ;
- des maladies de la *peau* comme l'acné, l'eczéma, les dermatites, l'herpès, le psoriasis ;
- des maladies *infectieuses* comme les diarrhées, rhume, grippe, gastro, infections au clostridium difficile ou à *H. pylori* ;
- des *cancers,* en particulier celui du côlon.

Rétablir le contact avec la terre et la nature

Le meilleur moyen de restaurer une bonne flore intestinale consiste à rétablir le contact avec la nature, la terre, les produits naturels, qui sont naturellement porteurs des bonnes bactéries.

Il faut éloigner de nous les désinfectants, antibiotiques et autres bactéricides qui détruisent notre flore (dont le chlore dans l'eau de boisson)[4]. Il faut manger bio et éviter les aliments inflammatoires (gluten, produits laitiers, bonbons, nourriture industrielle).

Nous devons, en particulier :

- veiller à laisser nos enfants marcher à quatre pattes à l'extérieur, sans leur laver les mains toutes les cinq minutes avec des lingettes désinfectantes ;
- avoir des animaux domestiques : les enfants élevés avec un chat ou un chien dans la maison ont moins d'allergies[5] ;
- éviter les contacts avec l'eau de Javel et les solutions hydro-alcooliques pour ne pas détruire nos équilibres microbiens ;
- manger chaque semaine des aliments fermentés non stérilisés (choucroute, cornichons, kéfir bio) ;
- manger des aliments du jardin – si vous avez la chance d'en avoir un –, cultivés bio, sans trop les nettoyer ;
- et, pour ceux qui en ont les moyens financiers, prendre des probiotiques pour réensemencer notre tube digestif. Les probiotiques sont des bactéries ayant un effet favorable prouvé sur la santé.

Il va sans dire que vous ne voulez pas introduire dans votre corps des bactéries pathogènes comme l'*E. coli* ou la salmonelle, ni des levures comme le *Candida albicans*. Ce qu'il faut pour votre santé, ce sont des souches bactériennes « probiotiques ».

Quelles sont les souches bactériennes de probiotiques

Prendre des probiotiques sous forme de complément alimentaire est le moyen le plus efficace et le plus direct de réensemencer notre côlon (gros intestin) avec les bonnes espèces bactériennes.

Je n'ai toutefois cité cette solution qu'à la fin, car elle est réservée aux personnes qui en ont les moyens.
Les probiotiques, en effet, coûtent cher. Leur mode de fabrication et de conservation est compliqué.
C'est triste à dire, mais c'est encore un facteur majeur d'inégalité devant la santé.
Pour concevoir des probiotiques qui aient des bienfaits réels pour la santé, il faut d'abord isoler des souches bactériennes répondant à une liste rigoureuse de critères. Il faut qu'elles soient :

- d'origine humaine ou issues d'aliments fermentés traditionnels ;
- résistantes aux sucs gastriques et sels biliaires, sans quoi elles sont détruites par la digestion ;
- capables d'adhérer aux voies intestinales pour ne pas être évacuées avec les déchets alimentaires ;
- capables de s'implanter à la place des bactéries mauvaises pour la santé ;
- capables de stimuler l'immunité ;
- capables de produire des substances antimicrobiennes ;
- ne présenter aucun risque pour la santé ;
- pouvoir être produites et conservées dans un état stable.

Ces critères sont si nombreux que *peu de souches bactériennes* les respectent.

Les souches de probiotiques aux effets scientifiquement reconnus

À l'heure où je vous écris, différentes souches de bactéries ont été identifiées scientifiquement, de façon rigoureuse, comme respectant les critères ci-dessus... Mais seulement cinq biotypes bactériens ont été particulièrement éprouvés par des tests cliniques.
Il s'agit du *Lactobacillus acidophilus,* du *Lactobacillus casei,* du *Lactobacillus plantarum,* du *Bifidobacterium* et du *Streptococcus thermophilus.*
Ces différentes souches peuvent être prises séparément ou de manière combinée. Elles peuvent réguler la flore intestinale en influençant la production de certaines substances microbiennes (toxines). Elles em-

pêchent l'implantation de bactéries pathogènes. Elles améliorent la digestion et aident à moduler la réponse immunitaire.

Ces facteurs contribuent à réduire l'inflammation chronique des voies digestives et à prévenir les infections et les maladies graves[6,7].

Une bonne digestion est aussi la garantie d'une plus grande énergie.

Les probiotiques ont été testés avec succès contre le syndrome de fatigue chronique[8].

Notons enfin que, dans cette dernière étude, il a été établi qu'une dose de 10 milliards de probiotiques par prise quotidienne est le minimum. Mais l'effet ne devient notoire qu'à partir de 25 milliards.

Important : le mode de fabrication

Tout aussi important que le type de souches bactériennes, il y a le *mode de fabrication* des probiotiques.

Vous allez comprendre pourquoi les probiotiques, bien que nécessaires pour une bonne santé dans les conditions de la vie moderne, *restent toutefois des produits hautement techniques et donc coûteux.*

Une fois la bonne souche bactérienne identifiée, elle doit être conservée à -80 °C.

Pour en produire les quantités nécessaires en supplémentation nutritionnelle, il faut des fermenteurs, qui sont des sortes de « réacteurs » énormes de 2 à 3 000 litres. On introduit dans ces réacteurs la souche bactérienne qui aura été préalablement repiquée et inoculée dans des fioles de capacité croissante.

La culture en réacteur dure moins de 24 heures. Des conditions extrêmement précises de température, acidité, aération et agitation doivent, bien sûr, être réunies.

En fin de fermentation, les bactéries sont récupérées en les faisant tourner à très haute vitesse (centrifugation). On obtient ainsi une « pâte bactérienne » très concentrée.

Il faut alors la faire sécher avec grande précaution pour maintenir un maximum de bactéries en vie. Cette technique s'appelle la « lyophilisation » : on congèle la pâte bactérienne et elle est mise sous vide, ce qui permet à la glace de s'évaporer directement sans passer par l'état liquide. L'eau est directement extraite sous forme gazeuse selon le phénomène de la « sublimation ».

Cette phase peut durer entre un et trois jours. À son terme, le produit se présente sous forme de gâteau sec : pratiquement toute l'eau a été extraite.

On peut alors réduire ce gâteau en poudre bactérienne, appelée « culture pure », qui permettra de fabriquer le produit fini (gélule, poudre ou autre produit contenant des probiotiques).

Indispensable : maintenir un maximum de bactéries vivantes !

Les probiotiques sont des produits vivants : quoi que vous fassiez, les bactéries meurent avec le temps.

Tout ce que vous pouvez faire est de ralentir leur vitesse de disparition.

Elles meurent plus lentement si la lyophilisation a été très bien faite.

Elles meurent aussi plus lentement si elles sont conservées à une température proche de 40 °C.

À cette température, les bactéries lactiques auront une courbe de décroissance de 2 à 3 % du nombre de bactéries initiales par mois. Ce taux de décroissance est de 10 à 15 % lorsque ces mêmes bactéries sont maintenues à une température ambiante (entre 20 et 25 °C)[9].

Les bactéries ont aussi besoin d'être protégées de l'oxygène. Certaines souches, enfin, plus résistantes, survivent plus longtemps.

En apportant un soin particulier à la fabrication (lyophilisation maximale, sélection des souches et protection contre l'oxygène), *les meilleurs probiotiques parviennent à un taux de survie de 40 % après 24 mois à 25 °C,* alors que ce pourcentage est de 25 % après 6 mois pour les bactéries lactiques non protégées.

Probiotiques : la santé à deux vitesses

Vous comprenez pourquoi je parlais d'un facteur d'inégalité devant la santé.

La plupart des citoyens n'en ont pas conscience, mais :

- d'un côté, il y a la petite élite bien informée qui a les moyens d'acheter les nouveaux compléments alimentaires de probiotiques bien dosés, à 10 milliards de probiotiques ou plus par dose ;
- de l'autre, la masse des personnes qui se font vendre des probiotiques absolument inutiles, souvent à bas prix, mais de toute façon toujours beaucoup trop chers pour leur efficacité, qui est de zéro.

Ce que 99,9 % des gens ignorent, c'est que des millions de bactéries probiotiques ne représentent *rien* par rapport à la quantité nécessaire. Cela ne peut pas avoir d'effet sur votre santé. Les bactéries, d'ailleurs, n'atteindront probablement jamais votre côlon. Elles ne pourront pas s'y implanter, et encore moins avoir un effet quelconque sur votre santé. C'est pourquoi les autorités de santé ont toujours lutté énergiquement contre les vendeurs de probiotiques qui tentent de faire croire (allégations) que leurs produits ont un effet sur la santé.

De nombreuses personnes ont essayé les probiotiques et se sont convaincues que ça ne marchait pas. Leur produit était « tout simplement » mille ou dix mille fois sous-dosé…

Mais pour le fabricant, la différence est capitale : produire de prétendus « probiotiques » qui contiennent cent millions de bactéries ne coûte que quelques centimes.

Il est facile alors de faire une énorme « culbute », si vous trouvez un client prêt à payer 10 ou 20 euros pour ça. Par contre, commercialiser des probiotiques contenant plus de 10 milliards de bactéries par dose est un défi. Car la plupart des gens estimeront que le prix en est trop élevé. Elles croiront faire une « affaire » en trouvant des probiotiques moins chers ailleurs. Grave erreur…

Probiotiques de nouvelle génération

J'ai parlé de « nouveaux » probiotiques ci-dessus. Pourquoi ?

Parce que les produits les plus avancés ne contiennent plus seulement des probiotiques, mais également des prébiotiques qui vont nourrir les probiotiques en place dans l'intestin.

Le terme de « prébiotique » a été introduit récemment, en 1995, par Gibson et Roberfroid[10]. Ils doivent être distingués des probiotiques, car ce ne sont pas des micro-organismes.

Ce sont des fibres, que vous ne digérez pas mais qui sont très appréciées des bactéries dans le côlon. Elles passent dans votre estomac et rejoignent l'intestin, où elles permettent aux bactéries de proliférer.

Les prébiotiques sont considérés comme des *facteurs de croissance des probiotiques.* En d'autres termes, leur présence multiplie le nombre et les effets des probiotiques présents dans le côlon.

Les plus utilisés actuellement sont l'*inuline* et les *fructo-oligo-saccharides.* Ils sont efficaces, mais les meilleurs prébiotiques sont ceux que l'on trouve dans le lait maternel. Ils protègent les nourrissons de la diarrhée et renforcent leur immunité à un stade du développement où ils restent très fragiles. On les appelle les « *galacto-oligo-saccharides* ».

Ils réduisent la quantité de bactéries néfastes et germes pathogènes tels que le clostridium et l'*E. coli.*

Ils accroissent l'absorption des minéraux, en particulier du calcium, stimulent les enzymes bactériennes détoxifiantes, favorisent l'excrétion des sels biliaires et font baisser la production de composés néfastes tels que les phénols et les indoles.

Ils atténuent la constipation, réduisent le risque de diarrhées et de maladies inflammatoires intestinales. Les galacto-oligo-saccharides exercent un effet à partir de 300 mg par jour.

Les produits contenant à la fois des pro- et des prébiotiques sont parfois appelés « symbiotiques ».

Lorsqu'ils contiennent les bonnes souches bactériennes, dans des quantités suffisantes, vous avez, réuni en une seule prise, un concentré de bienfaits pour vos intestins et votre santé en général.

Un choix restreint de produits de qualité

En pharmacie, vous trouverez facilement le probiotique *Lactibiane Référence* de Pileje. La version haut de gamme (30 sachets à 20 milliards de bactéries) vous coûtera, selon les pharmacies, au moins 50 euros. Je précise que ce produit ne contient pas de prébiotiques.

Sur Internet, vous pouvez trouver des produits plus compétitifs au niveau du rapport qualité/prix.

Je recommande habituellement le *symbiotique Microflore Balance.* Ce produit contient trois des meilleures souches de probiotiques connues à ce jour (*Lactobacillus acidophilus, Lactobacillus casei* et *Streptococcus thermophilus*).

Il contient, en outre, 300 mg de *prébiotiques galacto-oligo-saccharides* (soit ce qu'on trouve dans le lait maternel, soit là aussi la dose recommandée par les études scientifiques).

Surtout, Microflore Balance est remarquable de par son dosage extrêmement élevé, qui permet de ne prendre qu'une seule gélule par jour : *25 milliards de bactéries* par gélule. Un étui de 30 jours coûte 29,90 euros. Le prix est dégressif si vous en prenez plusieurs étuis.

Mais j'ai récemment découvert un laboratoire suisse spécialisé qui fait encore mieux : il s'agit des laboratoires Olliscience. Leur symbiotique Probioneo contient :

- *5 souches probiotiques* de haute qualité et dosées à *30 milliards de bactéries* (*Lactobacillus acidophilus, Lactobacillus plantarum, Bifidobacterium longum, Bifidobacterium breve, Streptococcus thermophilus*) ;
- *2 sources de fibres prébiotiques* (inuline + fructo-oligo-saccharides).

Tout cela en une seule gélule par jour. Ce produit est légèrement plus cher que Microflore Balance, puisqu'il coûte 31,90 euros pour un étui de 30 jours. Mais son prix démarre à 24,90 euros par étui quand vous en prenez plusieurs.

Dernière précision importante : les probiotiques sont toujours à consommer le matin à jeun avec un grand verre d'eau tiède.

Les produits en gélule sont généralement « gastro-résistants », c'est-à-dire que la gélule passera dans l'intestin et se dissoudra en arrivant dans le côlon. Cela permet d'éviter que des bactéries soient tuées en route.

En principe, vous commencez à observer des effets bénéfiques au bout de six semaines.

Notes

1. Nature, 19 novembre 2015, Vol. 527, S117.
2. Inflammation chronique et maladie cardiovasculaire – Un lien de plus en plus évident, par Guy Sabourin, Survol, septembre-octobre 2012.
3. *http://www.greenmedinfo.com/substance/probiotics*
4. *http://www.acteurdemasante.com/gare-a-lexces-de-proprete-a-la-maison/*
5. Mark Holbreich, Jon Genuneit, Juliane Weber, et al., Amish children living in northern Indiana have a very low prevalence of allergic sensitization, www.jacionine.org.
6. Paquette I. Étude et évaluation d'une matrice protéique pour la protection de bactéries probiotiques. Mémoire de maîtrise en sciences et technologies des aliments. Québec, Canada, 2013.
7. Sherman P.M., Ossa J.C. & Jonhson-Henry K. « Unraveling mechanisms of action of probiotics ». Nutrition in Clinical Practice, 2009, Vol. 24 (1) : 10-14.
8. A. Venket Rao, Alison C. Bested, Tracey M. Beaulne, Martin A. Katzman, Christina Iorio, John M. Berardi. A randomized, double-blind, placebo-controlled pilot study of a probiotic in emotional symptoms of chronic fatigue syndrome.
9. Informations provenant d'un fabricant, la société THT.
10. Gibson G.R., Roberfroid M.B. « Dietary modulation of the human colonic microbiota : introducing the concept of prebiotics ». J. Nutr., juin 1995, Vol. 125, n° 6, p. 1401-1412.

Décembre

Si nous avions une queue

Selon Esther Gokhale, une Américaine née en Inde et spécialiste de la posture, nous pouvons trouver la manière idéale de nous tenir debout en imaginant que nous avons une queue.

Si nous nous tenons mal, c'est-à-dire les épaules voûtées en avant, le bassin basculé vers l'arrière, il est facile d'imaginer que notre queue se mettrait sous nos fesses. C'est la *mauvaise posture.*

« *Dans notre espèce, le positionnement naturel de la queue, c'est derrière, le bassin antéversé. Si vous faites cela, vos vertèbres s'alignent correctement les unes au-dessus des autres, les muscles se relaxent et quand vous respirez, votre dos entier bouge, stimulant la circulation. C'est comme un petit massage qui se produit toute la journée et ça vous soigne* », explique-t-elle dans une conférence TED à l'université de Stanford, disponible en anglais sur Internet[1] et citée dans un très intéressant dossier paru chez notre confrère Néosanté (novembre 2016).

Depuis que j'ai lu cela, cela m'aide beaucoup pour trouver la bonne posture et épargner mon dos. Assis ou debout, je me souviens qu'en aucun cas il ne faut s'asseoir sur cette « queue » imaginaire, ni l'avoir entre les jambes. Sa position naturelle est de partir derrière soi !

Vous trouvez ainsi spontanément la position favorable à votre dos !

Le coccyx est ce qui nous reste de notre queue

Le coccyx est le dernier os de notre colonne vertébrale, vers le bas, sous l'os pelvien. Il résulterait de la soudure de plusieurs vertèbres

atrophiées et correspondrait à la queue de nos ancêtres : comme aux animaux que nous connaissons, elle leur aurait servi de balancier, de chasse-mouches et de protection naturelle des organes sexuels. Avec l'évolution, l'homme s'est mis à marcher sur deux jambes et cette protubérance a fini par régresser jusqu'à presque disparaître.
C'est cet os qui se casse quand nous tombons brutalement sur les fesses, au ski par exemple.
Pendant des semaines, on ne peut plus s'asseoir, c'est très douloureux.

Marcher avec dignité

Remarquez qu'une posture droite ne vous permettra pas seulement d'éviter le mal de dos. Selon le Dr David O'Hare, toujours cité par Néosanté, une posture droite induit un sentiment de dignité.
« *Vous envoyez un message de dignité à votre cerveau. Lui va le traduire en dignité de pensées, de sentiments, etc. La posture influence en effet le fonctionnement du système nerveux autonome.* »
Il existe d'ailleurs des *postures de vainqueur* universellement adoptées. C'est cette posture qu'adopte celui qui atteint le sommet d'une montagne, qui vient de marquer un but, ou le manager qui affiche des résultats en croissance : les mains sur les hanches, ou croisées derrière la nuque, ou encore les bras levés au ciel.
Ce sont des positions qui « étendent » le corps, le font paraître plus gros, à la manière des animaux qui gonflent leurs plumes ou leur jabot pour impressionner les adversaires (et les femelles).
Des chercheurs de Harvard ont demandé à des volontaires de mimer ces postures, et de leur mesurer leurs taux de testostérone et de cortisol (les hormones de la virilité et du stress). Résultat : après deux minutes de posture de domination, le niveau de testostérone des volontaires avait augmenté de 20 % et leur niveau de cortisol avait baissé de 25 % ! Ils se sentaient plus forts, et plus détendus, donc plus sûrs d'eux-mêmes !
La position voûtée, au contraire, serait facteur de stress, l'attitude d'une personne qui souffre sans pouvoir se défendre et qui est donc obligée de faire… le gros dos.

Quand je me promène en centre-ville, je m'émerveille souvent des efforts que chacun fait pour afficher son style, son appartenance.
Coiffure, accessoires, voiture : chaque chose peut être exploitée pour *envoyer des messages autour de soi*, se faire remarquer, afficher sa réussite, son originalité.
Même l'allure du chien – quand il y en a un – sa race et la façon dont son poil est taillé, en disent long sur le propriétaire.
Mais imaginez si les êtres humains avaient une queue !
Si nous avions une queue qui dépassait dans notre dos, faisait une belle courbure, puis remontait vers le haut, en panache, *ce serait un objet de fascination, d'envie, de rivalité, de jalousie, comme aucun autre.*

- Les parents devraient apprendre à leurs enfants à bien la tenir.
- Les adolescents s'inquiéteraient qu'elle soit trop courte, trop longue, trop fine, trop grosse, ou encore trop ou pas assez velue ; ils s'en serviraient pour se cacher derrière…
- Il y aurait des médecins spécialisés, des chirurgiens esthétiques experts pour modifier leur apparence, et certaines personnes dépenseraient des fortunes pour cela.
- Nous aurions inventé toutes sortes de manières de porter la queue, selon les modes, les époques, avec des tailles différentes et, bien sûr, des accessoires. Les riches y mettraient certainement des anneaux en or, avec des pierres précieuses.

Dans les livres d'histoire, nous apprendrions, avec stupéfaction, les coutumes de nos ancêtres concernant leur queue. Louis XIV, avec sa perruque poudrée, aurait certainement inventé aussi une manière excentrique d'habiller sa queue, et de la faire paraître plus longue et plus majestueuse.
Les militaires porteraient la queue raide et bien rasée.
Les hippies, les professeurs, prendraient un malin plaisir à laisser leur queue en bataille, traîner par terre.
Les artistes lui donneraient des formes bizarres, des couleurs recherchées.
Dans les salles de sport, les *body-builders* seraient occupés à soulever des poids toujours plus lourds avec leur queue.

Dans les rues, les magasins, au travail, chacun épierait, convoiterait, jalouserait l'apparence de cet appendice qui, assurément, enflammerait les imaginations. Sans doute la vie en société serait-elle encore plus amusante !!

PS : Concernant le mal de dos, voyez « Soignez votre lumbago sans médicaments » (p.91) et « Voici comment soulager sa sciatique naturellement » (p.122)

Note

1. Vidéo « Find your primal posture and sit without back pain: Esther Gokhale at TEDxStanford » accessible sur YouTube

L'amour médecin

Souvent je rencontre des personnes accablées de maladies compliquées, insensibles aux médicaments.
Je m'efforce alors de ne pas minimiser leur douleur, et surtout de ne pas « relativiser ».
Rien de plus facile, en effet, que d'évoquer la guerre, la pauvreté dans le monde, les famines, les souffrances des autres : « Tu vois, tu n'es pas si malheureux ! »
Sous une apparence d'évidence, cette réponse est ridicule et même un peu méchante.
En effet, qui sommes-nous pour juger de la souffrance des autres ? Même une personne en bonne santé et qui a, en apparence, « tout pour être heureuse » peut ressentir chaque nuit d'horribles angoisses, être envahie de désespoir le matin au point de ne pas réussir à sortir de son lit, souffrir d'un manque d'amour, de solitude ou, plus profondément encore, d'un abîme dans son âme dont elle ne voit pas le fond. Sans savoir pourquoi, ni les causes profondes de son mal, elle est rongée par la souffrance et c'est une cruauté d'aller lui dire que sa vie n'est pas si dure.
La première chose que j'essaye de faire est vraiment de montrer avec des mots, des gestes, que non seulement je comprends cette douleur, mais que je la ressens moi aussi, au moins en partie.
Ce sentiment vient naturellement, car c'est ainsi que nous sommes faits. Même devant la souffrance d'inconnus à la télévision, même dans des films où nous savons pourtant que ce ne sont que des acteurs… notre gorge se

noue, nos tripes se tordent, nous avons envie de faire quelque chose face à la douleur.

L'amour qui soigne

Et le miracle, c'est que cette envie procure déjà un soulagement à ceux qui souffrent. Un soulagement, et même parfois une joie et un début de guérison. Oui, je n'hésite pas à parler de miracle, car cette chose est incroyable quand on y réfléchit, et pourtant elle nous est tellement familière.
Combien de fois ai-je vu mes enfants se faire mal et réellement souffrir, crier dans un torrent de pleurs ! Leur maman accourt, ou bien c'est moi-même. Nous faisons la grimace, nous poussons des « oh » et des « ah » devant ce genou écorché, l'enfant nous regarde à travers ses larmes, voit que nous souffrons pour lui... Et déjà ses cris se changent en sanglots, ses larmes se tarissent... La douleur n'est plus aussi forte, la convalescence va bientôt commencer.
Il serait bien naïf, ou plutôt pessimiste, d'imaginer que la chose ne vaut pas aussi pour les adultes.
Ce n'est pas pour rien que, dès qu'il nous arrive malheur, nous appelons les personnes que nous aimons. Inconsciemment, nous savons que raconter notre malheur permet de partager notre douleur, au sens propre du mot « partager ». Nous « donnons » un petit peu de douleur à chaque personne autour de nous, si bien que la nôtre s'atténue et devient plus supportable.
Le livre de Julien Venesson, *Vaincre la sclérose en* plaques, représente un exemple magnifique de l'amour médecin. Julien raconte son aventure avec sa compagne Émilie, qui était gravement malade quand il l'a rencontrée. Elle découvre à ses côtés le désir, l'énergie et des approches thérapeutiques nouvelles pour vaincre la sclérose en plaques, réputée incurable. Et le miracle s'accomplit. Au bout de trois ans, tous les symptômes ont disparu, alors que les médecins lui promettaient tous une irrémédiable aggravation.
Grâce aux autres, le soulagement peut aller très loin : les personnes qui ont connu de grandes épreuves et qui ont eu la chance d'avoir pu en faire un livre, un documentaire ou un film à succès, faisant ainsi connaître au monde entier leur souffrance, peuvent déclencher tant de compassion

qu'elles-mêmes finissent par se « réjouir », d'une certaine façon, du malheur qui les a affligées mais qui leur a apporté tant de chaleur humaine.

C'est la force incroyable de la compassion.

D'où l'importance cruciale de veiller à exprimer autant que nous le pouvons notre compassion auprès des personnes souffrantes. Nous avons là en nous, souvent sans le savoir, un bien inestimable, un trésor que nous pouvons distribuer à pleines mains, sans que cela nous retire quoi que ce soit, bien au contraire.

Ne pas se laisser impressionner par l'indifférence apparente

Bien sûr, nous sommes aussi capables de faire comme si la souffrance des autres n'existait pas.

Ainsi, par exemple, des infirmiers transportant un grand brûlé peuvent-ils parler tout haut de leurs vacances, du dernier film, et même rire aux éclats.

Même si cela peut paraître choquant, il faut comprendre que cette indifférence apparente n'est possible que parce qu'ils font semblant d'ignorer la personne souffrante. S'ils devaient s'arrêter de parler et regarder « l'homme de douleur » droit dans les yeux, voir ses blessures, lui parler, alors il leur serait impossible de ne pas ressentir dans leur propre chair une partie de ses souffrances.

Les personnes qui travaillent dans les hôpitaux, les centres de soins palliatifs, les pompiers qui gèrent les accidents de la route et les soldats développent tous cette capacité de faire semblant, de « s'abs-traire » (se tirer hors) de la réalité, dans une certaine mesure.

Sans doute est-ce un « mal nécessaire » pour faire leur travail.

Sadiques et psychopathes

On parle beaucoup des « sadiques » qui prétendument tirent plaisir de la douleur des autres.

En réalité, ce « plaisir » n'a rien à voir avec le plaisir vrai que vous éprouvez, par exemple, blotti(e) dans les bras d'un être aimé devant un beau soleil couchant.

Le plaisir du sadique est un plaisir paradoxal, issu de la douleur qu'il inflige aux autres.
Reste enfin le cas à part des « psychopathes », qui font les *serial killers.* Ce sont des cas très particuliers de malades mentaux, bien identifiés par les psychiatres, à qui il manque une fonction cérébrale naturelle, exactement de la même façon qu'il peut manquer à quelqu'un la vision, la parole ou la mémoire.
Cette fonction qui leur manque est justement celle de la compassion, c'est-à-dire, étymologiquement, la capacité de souffrir avec les autres. Le psychopathe est capable, comme on le voit dans certains films horribles, de se faire un bon repas et de s'amuser franchement alors qu'il a juste à côté de lui une victime torturée. Mais ce n'est pas normal. C'est parce qu'il est malade.
Il faut se rassurer : le fait qu'existent des psychopathes ne prouve rien quant à ce que sont les autres êtres. La psychopathie est une anomalie mentale. Elle ne touche que moins de 1 % des personnes.

Conserver notre humanité

La vie moderne nous pose de terribles défis. Au volant de notre voiture, dans les transports en commun, la foule des grandes villes, nous croisons chaque jour des masses de personnes que nous ne reverrons jamais.
Il est normal et inévitable, dans ces conditions, de se « blinder », en restant dans le monde intérieur de ses pensées, sans s'intéresser à chaque personne qu'on croise.
Mais l'indifférence peut devenir effrayante.
Vous avez peut-être vu cette vidéo d'un garçon sur le quai du métro à Londres, tandis qu'un landau vient de tomber du quai juste à côté de lui. Les écouteurs enfoncés dans les oreilles, il laisse la maman se jeter sur la voie et essayer d'en retirer le landau. Il ne lui tend même pas la main pour l'aider alors qu'une rame de métro arrive[1] !
Un lecteur me racontait récemment :
« *J'allais prendre le métro à Paris avec une amie et nous avions en face de nous sur le quai opposé une personne apparemment allant vraiment mal, qui était prête à se jeter sur les rails. Personne ne réagissait. Mon amie est allée très vite faire arrêter*

le passage du métro, en face... Comment est-il possible d'être indifférent à ce point pour laisser un homme se tuer sans "prendre le risque" de réagir[2] ?»

Nous avons ce trésor de la compassion dans notre cœur. Mais nous sommes aussi capables d'enfouir ce trésor, tel un pirate sur une île déserte, au point qu'il n'apparaisse plus du tout à la surface de nos vies !

Faisons tout ce que nous pouvons pour ne pas « pirater » notre compassion, et la laisser agir au moins avec les personnes que nous connaissons, que nous avons connues et que nous pourrions connaître.

Notes

1. *http://www.dailymail.co.uk/news/article-2721963/Heartstopping-moment-child-pushchair-falls-TRACKS-London-Tube-train-rescued-mother-just-seconds-spare.html*
2. Voir les commentaires sur : *https://www.santenatureinnovation.com/lamour-medecin/#moz*

Le bienfait de la médecine qu'on oublie trop

Je suis allé hier au cimetière avec un oncle médecin. Nous voulions nous recueillir sur la tombe d'un ami décédé il y a sept ans.

Cet ami est mort d'un cancer. Il a enduré toutes les étapes du martyre : depuis l'effroi de la découverte de la tumeur, les brûlures de la radiothérapie, les épouvantables métastases jusqu'au cortège des nausées, des vomissements, un zona et des infections consécutives à la chimio.

Tandis que je me remémorais son courage (il ne s'était jamais plaint de ses douleurs), mon oncle me rappela combien nous avions vu se perfectionner les radios, les scanners, les IRM, les méthodes de diagnostic ces dernières décennies.

Et combien cela avait permis de mieux rassurer – et de soulager – les malades.

En effet, il y a là un phénomène positif et mystérieux :

Le simple fait de connaître l'origine de vos douleurs physiques permet de mieux les supporter. À l'inverse, quand on ignore leur cause, c'est très angoissant et cela redouble le supplice.

C'est là un des immenses bienfaits du progrès médical récent. Mieux savoir d'où vient notre douleur et *pourquoi nous avons mal.* Même si ça ne permet pas de soigner. Sans doute le fait de savoir avait-il beaucoup aidé notre ami dans sa lutte contre le cancer.

Pensons-y chaque fois que nous souffrons. Nous avons une chance énorme par rapport à toutes les générations qui nous ont précédées :

même si la médecine échoue et continuera d'échouer face à d'innombrables maladies, nous pouvons aujourd'hui, bien souvent, connaître la cause de nos douleurs et cela les rend moins inquiétantes.

Le besoin de comprendre nos douleurs

Ce qui nous caractérise en tant qu'êtres humains, c'est notre besoin de *comprendre.*

Dès que les choses prennent du sens, *nous allons mieux.* Parce que nous savons où nous allons.

Souvent, nous nous comparons à des singes qui se sont perfectionnés et qui sont devenus plus adaptables à leur environnement, pour coloniser de nouvelles régions du globe.

Mais le philosophe Fabrice Hadjadj répond à ce sujet :

« *La chose est douteuse. Car le comble de la perfection pour le primate serait dans l'agilité suprême à se déplacer de branche en branche ou dans l'aisance absolue pour se procurer des bananes… Par contraste, l'homme fait figure de grand inadapté : au lieu de vivre paisiblement selon son instinct, il cherche un sens, il déchiffre le monde comme une forêt de symboles, il cherche à pénétrer dans le secret de ce monde, l'étreindre dans son mystère et le boire à sa source*[1]. »

Eh oui ! Comme ce serait plus facile si nous n'avions pas cette « faim » de savoir, de comprendre.

Mais voilà. Nous sommes des « inadaptés ». Nous n'arrivons pas à nous contenter de vivre comme des animaux. *Il nous est impossible de profiter de la vie comme un cochon qui aurait « tout pour être heureux » dans sa porcherie.*

Imaginez…

Le cochon qui aurait tout pour être heureux

Ce cochon serait bien nourri.

Il vivrait dans une porcherie propre et bien chauffée, avec de nombreuses truies pour satisfaire ses instincts.

Il aurait la promesse de ne jamais souffrir : avant d'être transformé en charcuterie, on lui ferait une piqûre anesthésiante pour l'endormir afin qu'il ne sente rien au moment d'être égorgé.
Ce serait le plus heureux des cochons.
Mais nous, êtres humains, ne sommes pas comme ça ! Pour nous, une telle vie apparemment « confortable » représente le pire des cauchemars. Nous préférons à la limite ne pas vivre du tout plutôt que de vivre comme ça.
Ce qui prouve que, quel que soit notre « matérialisme » apparent, nous sommes en fait tous à la recherche de quelque chose d'autre pour être heureux.
Mais sans doute n'y a-t-il pas de réponse simple, toute faite, définitive.
Je ne vous en dis pas plus. A chacun de trouver en lui-même quelles sont, en vérité, ses vraies sources de joie.

Note

1. Fabrice Hadjadj, *Puisque tout est en voie de destruction*, Le Passeur, 2014, p. 34-35.

Table des matières

JANVIER

MARS

JUILLET

AOÛT

NOVEMBRE

DÉCEMBRE

Index

C

D

E

F

G

H

P

R

Cet ouvrage a été achevé d'imprimer en février 2017
sur les presses de Normandie Roto Impression s.a.s.
61250 Lonrai
N° d'imprimeur : 1700816
Dépôt légal : février 2017

Imprimé en France